临床疾病中医诊治实践

主 编 胡 科 郝 林 张鸿婷 涂元宝 郭琪钰

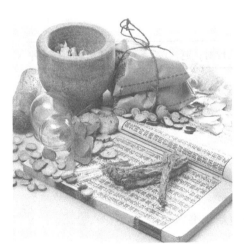
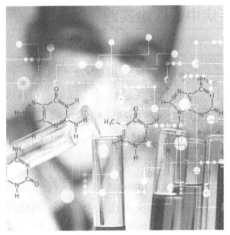

LINCHUANG JIBING
ZHONGYI ZHENZHI SHIJIAN

科学技术文献出版社
SCIENTIFIC AND TECHNICAL DOCUMENTATION PRESS
·北京·

图书在版编目（CIP）数据

临床疾病中医诊治实践 / 胡科等主编. — 北京：科学技术文献出版社，2018.4
ISBN 978-7-5189-4369-2

Ⅰ.①临… Ⅱ.①胡… Ⅲ.①中医诊断学②中医治疗法 Ⅳ.①R24

中国版本图书馆CIP数据核字(2018)第092647号

临床疾病中医诊治实践

| 策划编辑：曹沧晔 | 责任编辑：曹沧晔 | 责任校对：赵 瑗 | 责任出版：张志平 |

出 版 者	科学技术文献出版社
地　　址	北京市复兴路15号　邮编 100038
编 务 部	(010) 58882938，58882087（传真）
发 行 部	(010) 58882868，58882874（传真）
邮 购 部	(010) 58882873
官方网址	www.stdp.com.cn
发 行 者	科学技术文献出版社发行　全国各地新华书店经销
印 刷 者	济南大地图文快印有限公司
版　　次	2018年4月第1版　2018年4月第1次印刷
开　　本	880×1230　1/16
字　　数	400千
印　　张	13
书　　号	ISBN 978-7-5189-4369-2
定　　价	148.00元

版权所有　违法必究

购买本社图书，凡字迹不清、缺页、倒页、脱页者，本社发行部负责调换

前　言

随着健康观念和医学模式的转变，中医药越来越显示出其独特的优势。党的"十九大"报告中强调要坚持中西医的并重，扶持中医药和民族医药事业发展，这为中医药事业的发展指明了方向。中医学作为中医药学的重要组成部分，也被赋予了更深刻的内涵和更广阔的外延。中医"临病人问所变"，"切脉、望色、听声、写形，言病之所在"，诊治患者疾病，以人为本，司外揣内，见微知著，从而达到确切的诊断和辨证论治的目的。本书整理和发掘了中医学的宝贵财富，博采众长，广收博蓄，提炼精华，实践临床，顺应了中医药事业前进的步伐，提升中医队伍的服务水平，继承和发扬中医理论。目的是为中医临床工作者提供一本能够自修研读、借鉴参考的书，使读者真正能够做到开卷有益。

全书主要涉及临床常见病的中医诊疗方法，详细介绍其病因病机、辨证分型、治则治法、中医学的研究现状与发展趋势等，着重体现中医特色。在选择病种时，摒弃了面面俱到，精选了临床最常见的疾病种类，以达到浓缩精华、科学实用的目的。在编写过程中，我们参阅了大量相关教材、书籍及文献，反复进行论证，力求做到有理有据、准确使用，与临床紧密结合。"工欲善其事，必先利其器"我们期盼此书能够为制定中医决策提供参考和依据，成为广大中医临床医师可以依赖的工具书。

在即将付梓之际，对先后为此书付出努力的同志表示诚挚的感谢！尽管我们已尽心竭力，但唯恐百密一疏，愿专家、读者能加以指正，不胜期盼之至。

编　者
2018 年 4 月

目　录

第一章　中医内科疾病的病因病机	1
第一节　病因	1
第二节　脏腑、气血、津液、经络的主要病机	4
第二章　中医辨证	13
第一节　八纲基本证	13
第二节　八纲证之间的关系	16
第三节　六淫辨证	20
第四节　疫疠辨证	24
第五节　情志伤辨证	26
第六节　饮食劳逸伤辨证	28
第七节　外伤辨证	30
第八节　脏腑经络辨证	32
第九节　气血津液辨证	33
第三章　中医诊法综合应用	34
第一节　局部四诊合参	34
第二节　全身四诊合参	39
第四章　针灸推拿临床知识	43
第一节　治神守气	43
第二节　清热温寒	44
第三节　补虚泻实	45
第四节　标本缓急	47
第五节　三因制宜	48
第六节　同病异治与异病同治	49
第五章　脑系病证	50
第一节　癫狂	50
第二节　中风	59
第三节　痫病	72
第四节　眩晕	79
第五节　颤证	87
第六节　健忘	91
第七节　痴呆	93
第六章　心系病证	98
第一节　惊悸	98
第二节　胸痹	108
第七章　肺系病证	119
第一节　感冒	119

	第二节 咳嗽	123
	第三节 肺痈	127
	第四节 肺胀	130
	第五节 肺痿	133
	第六节 肺痨	135
第八章	脾胃系病证	140
	第一节 胃痛	140
	第二节 吐酸	143
	第三节 噎膈	144
	第四节 反胃	146
	第五节 呃逆	147
第九章	肝胆系病证	151
	第一节 胁痛	151
	第二节 黄疸	153
	第三节 积聚	156
	第四节 腹痛	159
	第五节 泄泻	162
	第六节 便秘	165
第十章	肾系病证	173
	第一节 淋证	173
	第二节 癃闭	176
	第三节 遗精	179
	第四节 阳痿	182
	第五节 水肿	185
	第六节 关格	190
	第七节 耳鸣、耳聋	195
	第八节 腰痛	199
参考文献		202

第一章

中医内科疾病的病因病机

第一节 病因

病因是引起疾病的原因。举凡可以破坏人体的生理状态、导致疾病发生的因素与条件，都属于病因的范畴。中医学的病因学说是根据长期医疗实践观察和经验积累而逐步形成的，其内容与中医的病机、辨证、诊断、治疗等紧密相连，成为中医理论体系中不可分割的重要组成部分。

病因的种类很多，有外感"六淫"，有内伤"七情"，还有饮食、劳逸、虫兽、外伤等。

一、时令与六淫

中医学非常重视人与自然的关系。《黄帝内经》说"夫阴阳四时者，万物之终始也，死生之本也。逆之则灾害生，从之则苛疾不起。"（《素问·六微旨大论》）指出时令气象的变化与自然界物候现象和人的生命现象存在着非常密切的关系。这一观点贯穿在整个中医理论体系中，也充分体现在病因学内。《黄帝内经》还对四时季节的多发病、流行病作了比较符合实际的记述。古人把一年之中季节性气候特点归纳和排列为风、寒、暑、湿、燥、火六气。随时而变化的六气，为自然界万物的生长变化提供了必要条件。而人类疾病的发生也往往与气候的变动因素有关，尤其是六气的太过或不及，常是疾病发生的重要原因。于是把异常的六气称为"六淫"。

六淫作为外感疾病的主要致病因素，常概称为外邪。由于六淫与气象、时令直接关联，所以六淫致病往往具有明显的季节性和地域性。六淫可单独致病，也可以数邪兼夹致病。

（一）风邪

《素问·风论》云："风者善行而数变。"指出风邪的主要特点是善动多变。凡机体受病时与风有关，或临床表现的症状符合上述风的特点者，均称之为风邪致病，或径以风为病名。兹将风邪致病特点分述如下。

1. 风邪四时皆可致病　故有"风为百病之长"之说。其具体内容包括自然界的风及来自大气中的多种外感疾病的致病因素。前者如"受风寒""汗出当风""卧出而风吹之"等；后者可由皮毛腠理或口鼻呼吸而侵入人体。外感风邪常兼夹寒热燥湿等外邪。

2. 风性动摇振掉　凡症状具有震颤、抽搐等特点者均属风的范围。例如，破伤风的主症是阵发性项背强直、角弓反张、口噤不开等，是风邪从皮肤伤处侵入人体所致，故以破伤风命名。炎暑时节出现高热、嗜睡、痉厥、抽搐等症状者，称为"暑风"。

3. 风性变动不居　如肌肉关节酸楚疼痛，呈游走性，发无定处，为风邪偏胜，称为"风痹""历节风"。又如皮肤瘙痒及皮疹突然发生，时有时无，隐现无定者，称为"风瘾疹"。诸如此类病证，其症状表现出流动多变的特点，认为是风邪所致。

4. 风性轻扬上浮　根据风的这一特性，凡症状多见于头面等人体上部者，则认为是风邪所致。例如，浮肿初起见于头面目下，有表证者称为"肾风"；兼有表证而肿势较甚者，称为"风水"。

（二）寒邪

寒邪致病多在冬季，也包括其他季节因气温骤降而致病者。且寒为阴邪，易伤阳气。凡临床表现具有寒冷、凝滞、收引、清澈等特点者，即是寒邪致病。兹将寒邪致病的特点分述如下。

1. **寒性凝滞**　如冻伤、饮食生冷，以及受寒着冷等，能使人气血凝滞，经脉流行不利而致病，皆属"伤于寒邪"引起。

2. **寒性收引**　寒邪所伤可出现一系列收引现象。如毛孔收引，可见肤起粟粒，无汗；肌肉收引，可见颤抖或痉挛；表层络脉收引，可见皮肤苍白，体表及四肢寒冷。而血脉与肌肉收引痉挛又可引起疼痛，所以寒邪常是疼痛的主要原因。

3. **寒性清澈**　《素问·至真要大论》说："诸病水液，澄澈清冷，皆属于寒。"表现为排泄物清稀者，皆属寒邪致病。如感冒初起，鼻流清涕，属"风寒"；兼见咳痰稀薄者，多为"寒邪肃肺"。

（三）暑邪

暑为夏令主气，暑邪致病有明显的季节性，暑天气候炎热、湿气熏蒸，故暑邪致病的特点是炎热与夹湿。

1. **暑性炎热**　暑病多见于夏季。且暑为阳邪，故暑病多见热象，常出现高热、面赤、口渴、咽干、汗多烦躁、脉洪数等症。

2. **暑多夹湿**　暑令天气炎热，溽湿熏蒸，故暑邪致病，常兼夹湿邪。暑湿的主要症状是身热起伏，汗出不畅，口渴不欲饮，困倦胸闷，纳呆，恶心呕吐，便秘或腹泻，舌苔厚腻，脉濡数等。

（四）湿邪

自然界潮湿之气以长夏梅雨季节最为突出。物质受潮则重滞黏腻，容易腐烂。人久居潮湿环境，每感胸闷不畅，困倦乏力。因此湿邪有潮湿、黏滞、重浊、固着等特性。凡受病与潮湿环境有关，及临床表现上述湿的特性者，均属感受湿邪。

1. **湿性潮湿**　如长夏梅雨季节，气候潮湿，坐卧湿地，水中作业，汗出沾衣等，均易感受湿邪。凡临床症状表现为水分较多，或湿润者，均为湿邪为患。如皮肤瘙痒，水液渗出者，称为"湿疹"；大便稀薄是"湿胜则濡泻"；咳嗽痰稀，痰声辘辘，胸闷气急者，为"痰湿阻肺"。

2. **湿性黏滞**　湿邪致病，其性黏滞而固着，一般病程较长，缠绵胶结，很难速愈。湿邪致病固着不移，且湿性趋下，所谓"伤于湿者，下先受之"（《素问·太阴阳明论》）。故久坐湿地，涉水行走，水中作业等，易感湿邪而为下肢痹症、下肢湿疹及湿性脚气等。

3. **湿性重浊**　湿邪容易阻碍气机，大多有舌苔厚腻垢浊的见症。其表现为肢体肿胀，重滞难举，困倦乏力者，为"湿阻经络"；小便黄浊，频数不利，以及妇女带下黏稠、气味腥臭、色秽黄浊者，为"湿热下注"。

（五）燥邪

燥与湿是相对的，为秋令主气。燥邪的主要特点为干燥。自然界空气中相对湿度低时即显得干燥，或见于久晴不雨，骄阳久曝，火热烘烤，称为"温燥""燥热"；或见于秋凉肃杀，称为"凉燥"；或见于风吹日久，干枯皱裂，称为"风燥"。以此类比，凡在干燥环境下受病及临床表现具有干燥枯萎等特点者，即为燥邪所伤。

外感燥邪多发于秋令干旱季节。在此期间，如症见发热头痛、无汗、皮肤干燥、口渴、咽燥、鼻干、口唇开裂、舌上少津、干咳无痰、大便秘结者，称为"秋燥"；具有舌红、鼻衄、音嘶等热性症状明显者，为"温燥"；其发于秋末，天气转凉，症见恶寒、舌苔薄白而干者，为"凉燥"。

（六）火邪

火乃热之极，两者程度不同，性质则一，都具有炎上与急迫的特性，故火邪致病，发病急，变化快。临床上呈现一派炽热、躁烦证候。火邪分为实火、虚火两类。实火起于外感，风、寒、暑、湿、燥邪入里均有可能化火；虚火发于内伤，多由七情内郁，脏腑失调引起。实火以心、胃、肝多见，虚火则多由伤阴耗津而生，五脏均可出现。

二、疫毒

疫的特点是具有一定的季节性或传染性。早在《黄帝内经》就有了"五疫之至，皆相染易，无问大小，症状相似"（《素问·刺法论》）的记载。宋代朱肱的《类证活人书》，进一步提出疫疠之气，是瘟疫的致病病原，该书认为"人感疫疠之气，故一岁之中，病无长少，率相似者，此则时行之气"。至明代吴又可的《温疫论》才明确指出："瘟疫之为病，非风、非寒、非暑、非湿，乃天地间别有一种异气所感"，"疫者，感天地之疠气"。所谓"异气"、"疠气"，又称"杂气"，都属于疫毒的概念。在当时的历史条件下，吴又可不可能看到疫毒的形态结构，但他确信疫毒是导致瘟疫的病原。尽管其"无形可求，无象可见，况无声复无臭"，"其来无时，其着无方"，"茫然不可测"。但这些疫毒之气确实客观地存在于自然界，人们一旦与之接触，通过口鼻进入体内，便感受而发生疫病。根据吴又可列举"异气""疠气"所致多种疾病来看，其临床表现是起病急，传变快，表证短暂，较快出现以高热、烦渴为特点的实热证；在热甚伤阴的情况下，极易逆变，出现痉、厥、闭、脱等入营入血的危证。

作为病因的毒，既与六淫、疫疠之气有密切的联系，又与其有不同之处。寓于六淫之毒，多无传染性；寓于疫疠之毒，则常具有传染性。论毒最早者为《黄帝内经》，该书认为偏胜之气为毒，并将其分为"寒毒""热毒""湿毒""燥毒"等类，其产生与气候有关，乃属六淫之毒，无传染性。此后晋之《肘后备急方》，隋之《诸病源候论》，唐之《备急千金要方》等，先后记载有"沙风毒""水毒""狂犬毒"等的致病特点，除有一定季节性外，并有特定传入途径的描述。此后进一步认识到如疫疹、疫痧、疫痢、疫疟、疫咳、疫喉，以及大头瘟、虾蟆瘟等，它们的病因都属于疫毒的范围。现代有人提出了"毒寓于邪，毒随邪入，热由毒生，变由毒起"的观点来解释温热病的演变，以解毒清热、解毒固脱等治则治疗温热病，丰富了中医病因的学术内容。

三、情志伤

喜、怒、忧、思、悲、恐、惊7种情志活动，在正常情况下，是人体精神活动的外在表现，若外界各种精神刺激程度过重或持续时间过长，则可导致人体的阴阳失调，气血不和，经脉阻塞、脏腑功能紊乱而发病。情志致病，主要引起五脏气机失调的病证。正如《灵枢·寿夭刚柔》所说："忧恐忿怒伤气，气伤脏，乃病脏。"所以七情致病一般有以下两大特点。

1. 情志致病损伤五脏　情志变动可以损伤内脏，其中首先是心。因为"心为五脏六腑之大主"，为"精神之所舍"，故《灵枢·口问》云："悲哀愁忧则心动，心动则五脏六腑皆摇。"另外，不同的情志变化，对内脏又有不同的影响，即"怒伤肝""喜伤心""思伤脾""悲伤肺""恐伤肾"，但五脏五志之说，显然受事物五行归类的影响，切不可过于机械硬套，应视具体患者和具体病情而定。一般说来，情志伤脏，常以心、肝、脾三脏的症状多见。

2. 情志变动影响气机　《素问·举痛论》云："百病生于气也。怒则气上，喜则气缓，悲则气消，恐则气下，寒则气收……炅则气泄，惊则气乱，劳则气耗，思则气结。"说明不同的情志变化，对人体气机活动的病机影响是不相同的，所导致的证候亦不相同。

情志因素影响气机的许多病证中，以肝气失调最突出，临床上最常见的是"郁证"。这是多种病证的综合概念。凡具有情志怫郁，气机阻滞，进而致血瘀、痰结、火逆等，多属于郁证范围。正如《丹溪心法》所说："气血冲和，万病不生，一有怫郁，诸病生焉。故人身诸病，多生于郁。"气机郁滞，日久不愈，或气病及血，或郁而生热，或津聚为痰结，或气升而火热，变化多端，而形成多种疾病。临床所见郁证，大多属于气机失常的疾患，但日久则可导致脏腑、气血、津液的多种病变。

四、饮食伤

人之生长发育，赖饮食之营养以维护，但饮食失宜也可以引起疾病。早在《素问·痹论》就指出："饮食自倍，肠胃乃伤。"饮食不节致病，多见于过食辛辣生冷、肥甘厚味，或暴饮暴食之后，也有偏食或摄入不足而致病者。若过食辛辣、肥甘厚味，则易生热、生湿、生痰，成为某些脏腑病证的原因；过食生冷，则常损及脾胃阳气，出现一派脾虚证候；暴饮暴食，常成食滞，使脾胃失运，出现食伤脾胃之证；偏食或营养摄入不足，常可引起如雀盲、脚气病等气血不足病证；误食有毒食物，则可导致不同特点的食物中毒症。

五、劳逸伤

过度而持久地进行某种劳动（包括体力和脑力劳动），超过人体所能承受的限度，则常由劳而倦，由倦而耗伤气血，影响脏腑功能，导致疾病。因此，中医将劳倦列为常见的内伤病因之一。正如《素问·宣明五气》云："五劳所伤，久视伤血，久卧伤气，久坐伤肉，久立伤骨，久行伤筋，是谓五劳所伤。"指出了持久地从事某种特殊的活动或单调的动作，可以造成某一器官或组织的过度疲劳，而发生疾病。同时也应注意"久坐伤肉，久卧伤气"。这说明过逸少劳亦有不利，也可为病。常见卧床过久，多坐少动的人，每多两足痿弱，肢体乏力，饮食减少。可见终日坐卧，则气血流动缓慢，肌肉筋骨活动能力减弱，脏腑功能活动降低，消化功能减退，抗病能力低下，从而发生各种疾病。因此，既要防止过度劳伤，也要避免久坐久卧，进行适量的活动，这样才会保持身体健康。

另一方面，劳伤还有一个意义，是指房劳过度。房劳过度，常会造成肾精亏损，从而产生腰痛、头目眩晕、耳聋耳鸣、干咳气短等一系列的肾虚症状。

（胡 科）

第二节 脏腑、气血、津液、经络的主要病机

一、脏腑的主要病机

五脏的病机变化，主要决定于它们所主的气、血、津、液、精等的生化关系，同时也为各脏自身生理特性所决定。

现将五脏和六腑的主要病机分述如下。

（一）心

1. 神明失主　"神"是人的精神和思维活动，是心的重要生理功能。心病则神明失其所主，于是出现失眠、多梦、健忘、神志不宁，甚至谵妄、昏迷等神志病状。它包括心神失养和邪气犯心两个方面。

（1）心神失养：心主宰神志活动，必赖气血以养。《灵枢·本神》说："心藏脉，脉舍神。"《素问·八正神明论》也说："气者，人之神。"如劳倦伤脾，气血化源不充，或思虑过度，血液暗耗，气血不足以养心，失眠、健忘等乃由之而生。《景岳全书·不寐》说："无邪而不寐者，必营气之不足也。营主血，血虚则无以养心，心虚则神不守舍。"当心暴失其养，神无所倚，即可发生神明涣散，意识模糊，乃至昏迷的重笃危象，可见于气脱血脱、亡阴亡阳的患者。

（2）邪气犯心：主要由温热、痰浊、瘀血等引起。邪气扰心，则神志不宁；心窍阻塞，则神机被遏。温病热入营血，内陷心包，邪热扰心，可见心烦不寐，时有谵语；若煎熬血液，热瘀互结，闭阻心窍，则神昏谵语与唇青色紫等热瘀征象并见。杂病多由痰热（火）所致。痰火扰心，表现为胆怯易惊、噩梦纷纭，甚至发生精神狂躁等神志不宁症状。心窍为痰浊所阻，神机不运，因而多寐嗜睡、呕吐痰涎，严重时可出现意识不清、神志痴呆诸症。

2. 血运不畅　心、血、脉三者的正常是保证血运畅通的前提条件，彼此互相影响。若心之推动无力，心失血养或脉络痹阻，都可使血运不利，从而出现有关的脉象改变和惊悸、怔忡、胸痹，甚至真心痛等病证。

（1）行血无力：心脏之所以能推动血液运行，全赖心气心阳的作用。《素问·平人气象论》所说的"心藏血脉之气"，即指此气而言。《素问·脉要精微论》说："脉者，血之府也。长则气治，短则气

病……代则气衰,细则气少,涩则心痛。"指出了脉"长"是气足的表现,"短"、"代"、"细"都是心气不足,行血无力的反映。"涩则心痛",系阳气虚弱,使血行凝滞,故出现脉来涩滞,甚至发生心痛。

(2) 血不养心:血赖心以行,心赖血以养。血虚不能养心,心中惕惕然而动,是为怔忡。《济生方》说:"夫怔忡者,此心血不足也。"由血不足而怔忡者常伴见脉细弱或结代等象。

(3) 脉络痹阻:脉络的病变,也易引起血流瘀滞。特别是心脉痹阻,血不能养心,对心脏的危害尤大,它是心痹、真心痛的基本病机变化,多因瘀血、痰浊阻络所致。如《素问·痹论》说:"心痹者,脉不通,烦则心下鼓,暴上气而喘。"就属于这种病变。

由于"神"需血液的濡养,而心主血脉的功能又必须在"神"的主宰下才能正常进行,两者关系密切。因此,临床上心神失常与血运不畅常交错并存。如失眠、健忘与心悸互见,惊悸多因惊恐、恼怒而发等。

(二) 肝

1. 疏泄失职　肝的疏泄作用,主要是疏畅气血、调节情志,促进胆汁分泌与排泄,协助脾胃消化。肝的疏泄功能失常,势必引起上述3个方面的病变。由于肝以血为体,以气为用,故疏泄失职多以气分病变为主,也可波及血分。一般分为疏泄不及和疏泄太过两种。它们反映在临床上,分别是肝气郁结和肝气横逆的证候。

(1) 疏泄不及:多因心绪不畅或湿热邪气阻滞气机,使肝气郁结,木失条达,疏泄因之不及。影响肝气多表现为抑郁寡欢、意志消沉、胸胁苦满、饮食呆钝,或为黄疸。累及肝血则并见胁痛如刺、肌肉消瘦及妇女月事不调等。

(2) 疏泄太过:乃因精神刺激,肝脏气机不和,横窜上逆为患。临床表现以胀痛为主,多从本脏部位开始,然后循经扩散,上及胸膺巅顶,下及前阴等处,以两胁与少腹最为明显,进而出现纳呆、嗳气、呕吐、泄泻等脾胃症状。并因气失调畅,使情志怫郁,引起恼怒、急躁等症。若血随气逆而上奔下溢,则为出血。

2. 升发异常　肝的升发作用有助于肺之宣发和脾胃气机的升降,也是其维持自身生理活动的重要条件。《谦斋医学讲稿·论肝病》说:"正常的肝气和肝阳是使肝脏升发和调畅的一种能力,故称做'用'。病则气逆阳亢,即一般所谓'肝气'、'肝阳'证,或表现为懈怠、忧郁、胆怯、头痛、麻木、四肢不温,便是肝气虚和肝用虚的证候。"前者为升发太过,后者为升发不及。

(1) 升发太过:除肝气上逆外,还包括肝火冲激和肝阳浮动。引起肝火的原因,或为肝脏蕴热,或由肝气转化,所谓"气有余便是火"。由于火性炎上,故其症状以头痛昏胀、面红而热,以及口苦、目赤、耳鸣最为常见。冲逆无制,则波及其他内脏。如《类证治裁》说:肝火冲激,"为吞酸胁痛,为狂,为痿,为厥,为痞,为呃逆,为失血"。肝阳之所以浮动,一因肝热而阳升于上,一因阴(血)虚而阳不潜藏。其主要症状有:头晕微痛,目眩畏光,恶动喜静,并易惹动胃失和降,泛酸呕吐。

(2) 升发不及:主要是生理性的肝气、肝阴不足,从而使肝脏功能减退。如《太平圣惠方》说:"肝虚则生寒,寒则苦胁下坚胀,寒热,腹满不欲饮食。悒悒情不乐,如人将捕之。视物不明,眼生黑花,口苦、头痛,关节不利,筋脉挛缩,爪甲干枯。喜悲恐,不得大息。诊其脉沉细滑者,此是肝虚之候也。"指出肝气升发不及,不但是肝气、肝阳虚,而且肝血也不足。

3. 藏血失司　《素问·调经论》说:"肝藏血。"《素问·五脏生成》也说:"人卧血归于肝。"均说明肝有贮藏和调节血液的功能。营血不足,则肝脏藏血量减少;藏血功能障碍,则外溢而为出血。

(1) 藏血不足:营血是肝所以养目、柔筋、营爪的物质基础。若营血亏乏,则贮藏于肝的血量不足,分布到全身去的血液不能满足生理活动的需要,不但易倦乏力,不耐劳累,且目无血养而干涩,视物昏花;血不营筋则筋肉挛急,屈伸不利;血虚则肝木失其柔和之性,遂致眩晕欲仆、肢麻、抽搐,临床上称为肝血不足。

(2) 血失归藏:是因肝脏贮藏血液的功能障碍,血无所归而外溢,发生咯血、呕血、便血等血证,谓之"肝不藏血",可因肝气、肝火、肝阴不足及肝血瘀阻等导致。

4. 内风妄动　肝为风木之脏,各种内外因素扰及肝脏,均有发生肝风的可能。故《素问·至真要大论》说:"诸风掉眩,皆属于肝。"以邪热内扰和虚风内动为常见。

(1) 邪热内扰:暴感温热之邪,热势弛张,内扰为患;或邪热深入厥阴,引动肝风,出现颈项强直、目睛上吊、角弓反张、抽搐等"风胜则动"之症。每与高热并见,此属热甚生风。

(2) 虚风内动:素体阴虚,或年迈营阴内耗,肝木失养,虚风内动,上扰清空则眩晕头痛,横窜筋脉则肢麻震颤。若肝阳暴张,风火相煽,夹痰上蒙心窍,则神明被遏,而见神昏、舌强不语;阻于经脉则肢体偏瘫、口眼歪斜。此外,热病后期,因肝肾阴精亏耗,以致虚风内动,可见惊惕瘛疭之候。

(三) 脾

1. 运化失司 运化,包括运化水谷和水湿。运化水谷,是脾对饮食中精微物质的消化、吸收和输布,所谓脾"为胃行其津液"(《素问·太阴阳明论》),"五味入胃,由脾布散"(《类经·藏象类》)即指此而言。运化水湿,是脾参与水液代谢的功能。脾虚运化无力或湿邪等阻滞气机,都可使运化失健,产生便溏、乏力、痰饮、水肿等病证。

(1) 气虚不化:脾对食物的消化、吸收,是由脾气来实现的。《医述》说:"饮食入胃,有气有质……得脾气一吸,则胃气有助,食物之精气得以留尽,至其有质无气,乃纵之使去,幽门开而糟粕去弃矣。"故气虚则消化无力,纳呆运迟,食后腹胀;吸收障碍则腹泻便溏,甚则完谷不化。

(2) 清气不升:《脾胃论·天地阴阳生杀之理在升降浮沉之间论》说:"饮食入胃,而精气先输脾归肺,上行春夏之令,以滋养周身,乃清气为天者也。"脾不升清,则水谷精微不能上输心肺,濡养脏腑组织,多与脾虚并见,为脾虚不运的机转之一。严重时,气陷于下,除脾虚的一般症状外,更有脘腹重坠、久泻脱肛、便意频数等表现。

(3) 气虚水停:"脾气散精,上归于肺",是津液代谢的首要环节。脾气虚弱,不能为胃行其津液,以致水停为饮,酿湿生痰,或泛滥全身而为水肿。所谓"诸湿肿满,皆属于脾","脾为生痰之源"等,即指此类病变而言。

(4) 气机阻滞:脾之化谷升清,布散水津,还有赖自身气机的调达。若气机受阻,也可使脾之运化失常,每有腹中胀满等中焦壅遏不畅的征象伴见。其发生原因,除肝病及脾,食积于胃,痰湿中阻等外,以湿气困脾最为常见。湿邪可自外而入,亦可由内而生。湿遏脾阳,气不得升,或脾虚生湿,虚而兼滞,又可反过来妨碍脾的运化。故脾虚与湿盛常互相影响,气虚与气滞亦可互为因果。

2. 统血无权 是指脾虚不能统摄血液而发生的出血病变。《难经·四十二难》说:脾"主裹血"。"裹",即裹结不散之意,指出了脾有统血的功能。脾不统血的机制,一是血失气裹,一是血随气陷而下。

(1) 血失气裹:因脾气虚弱,无力为之裹束,以致血液外溢的病机。营血来源于水谷精微。中焦脾虚,不但使气血化源不充,而且不能摄血,以致发生出血。这种出血,在病因上多缘于劳倦思虑,损伤脾气所致。

(2) 血随气陷:脾气主升,血因之而上行。脾虚则升清作用减弱,故脾不统血的出血以下血多见。因脾气不升,则血随气陷而下,临床上伴有中气下陷之证。治疗除补脾益气摄血外,还需佐以升举阳气之品,方可收到较好疗效。

(四) 肺

1. 宣肃失司 《素问·阴阳应象大论》说:"天气通于肺",肺赖肃降以吸入天之清气,靠宣发以呼出体内浊气。宣肃配合,呼吸交替。由于这种吐故纳新的作用,使体内外气体得到交换,是维持人体正常生命活动的重要条件。故宣肃失司,呼吸异常,是肺脏的基本病变,在临床上表现为咳、喘、哮等病证。

宣发和肃降是肺主呼吸的两个方面,是相反相成的两个环节。因此,肺气不宣和肺失肃降可以彼此影响,或同时发生。其机制可概括为二种:一是邪气干肺,肺气壅遏,宣肃受阻;二是脏气亏耗,宣肃无权。

(1) 宣肃受阻:肺为清虚之脏,乃"脏腑之华盖,呼之则虚,吸之则满。只受得本然之正气,受不得外来之客气……亦只受得脏腑之清气，受不得脏腑之病气"（《医学三字经·咳嗽》）。故无论外感六淫邪气犯肺，内生的痰湿、水饮阻肺，以及肝火等波及于肺，都可使清虚之体受扰，宣肃失司在所必然。

（2）宣肃无权：《素问·脏气法时论》说："肺病者……虚则少气不能报息。"指出肺气虚损，气体交换受阻，因而呼吸气短，难于接续。若肾虚不能纳气归元，将更加重气促。

由于肺虚卫外功能减弱，外邪易入；或气不布津，积为痰饮；或气虚血滞，瘀阻肺络；或阴虚火旺，煎熬津液为痰，以致虚实夹杂，宣肃无权与宣肃受阻两种机制同时并存，应注意分清孰主孰次，治疗方能切中病机。

2. 通调受阻　是指肺的病变引起的津液散布障碍。在水液散布过程中，肺继"脾气散精"之后，其有"通调水道，下输膀胱"的作用，是保证"水津四布"的重要环节之一。故有"肺主行水""肺为水之上源"之说。如果气化受阻，肺之水道不通，即可导致小便不利而水肿，甚则癃闭等病证。其病机如下。

（1）气失宣畅：风邪犯肺，气失宣畅，不能通调水道，下趋膀胱，流溢于肌肤，发为水肿。若肺热气壅，上窍闭塞，则下窍不通，而为癃闭。

（2）敷布失调：咳喘经年，肺气亏损，津气敷布失调，留为痰饮。若损及脾肾，水失所主，关门不利，则为水肿。

（五）肾

1. 藏精不足　《灵枢·本神》说："肾藏精。"精气禀受于父母，靠水谷精微的滋养，而由肾脏化生。它是人体生命活动的源泉，并有促进生长发育和繁衍生殖等重要功能，故称肾为先天之本。精气包括肾阴、肾阳两部分，又称元阴元阳、真阴真阳，分之二，合之则一。若先天不足，后天失养，或久病耗伤，肾脏藏精不足，一方面"水亏其源，则阴虚之病迭出；火衰其本，则阳虚之证迭生"（《类经附翼·求正录·真阴论》）。另一方面不育不孕，阳事异常，作强不能等病变也由之而生。

（1）精少不育：肾的精气盛衰，直接关系到人体的生殖能力。《素问·上古天真论》指出："女子七岁，肾气盛"，"二七而天癸至……月事以时下，故有子"，"七七……天癸竭……而无子"；"丈夫八岁，肾气实"，"二八肾气盛，天癸至，精气溢泻……故能有子"，"七八"而后，"肾脏衰""精少""天癸竭"，生殖功能衰退，终至消失。总之，有"天癸"便有子，无"天癸"便无子。而"天癸"的从无到盛至竭，是由肾中精气的盛衰所决定的。因此，肾的精气不足，则生殖能力减退，甚至缺如。

（2）阳事异常：是肾主生殖功能的另一障碍。《灵枢·决气》说："两神相搏，合而成形，常先身生，是谓精。"若精气不足，则性欲低下，男子阳痿早泄，女子宫虚经闭，均与元阳虚衰有关。如《景岳全书·阳痿》说：阳痿因于肾"火衰者十居七八，火盛者仅有之耳"。有时，相火亢盛，欲火内炽，阴不制阳，可见男子强中、女子白淫的病候。

（3）作强不能：《素问·脉要精微论》说："夫五脏者，身之强也。"五脏是人身形体强壮的根本，其中以肾最为重要。盖肾受"五脏六腑之精而藏之"（《素问·上古天真论》），为"作强之官，伎巧出焉"（《素问·灵兰秘典论》）。肾中精气充盛，则身体强壮，聪敏而慧。若肾精匮乏，不但发育迟缓，形衰易老，痿软无力，而且智能低下，健忘恍惚，神志痴呆，反应迟钝，行动笨拙。

2. 封藏失职　《素问·六节藏象论》说："肾者，主蛰，封藏之本，精之处也。"精来源于肾，其贮藏和排泄也由肾主管。精气宜藏不宜泄。若肾失封藏之职，不因交媾而精自出，是为遗精，多因精室受扰与精关不固所致。

（1）精室受扰：系心肝之君火、相火，或湿热邪气等下注扰动精室，影响其封藏功能，以致精液不安其宅而外溢。故《类证治裁·遗泄》说：肾精"恒扰于火，火动则肾之封藏不固。心为君火，肝肾为相火，君火一动，相火随之，而梦泄矣"。

（2）精关不固：在无火热邪气扰动精室的情况下，精之所以能安其处者，全在肾气充足，发挥其封藏的作用，若肾气虚损，则失其固藏之用，而精不能安守。

3. 开阖失度　《素问·逆调论》说："肾者水脏，主津液。"水液由肺下输膀胱的过程中，先经肾的气化，使其清者上升，浊者下降膀胱，排出体外。尿量排出的多少，由肾气的开阖作用进行调节、控制，故有"肾为胃关"之称。《医门法律·水肿论》说："肾气从阳则开，阳太盛则关门大开，水直下而为消；肾气从阴则阖，水不通则为肿。"就是指开阖失度的病变。

（1）关门不利：《素问·水热穴论》说："肾者，胃之关也。关门不利，故聚水而从其类也，上下溢于皮肤，故为胕肿。胕肿者，聚水而生病也。"多因肾阳衰微，气化失司，水液不能下输膀胱所致。即《医门法律·消渴论》所谓"关门不开，则水无输泄而为肿满"，有时肾阴不足也可导致，盖阳无阴则无以化故也。

（2）关门失阖：与关门不利相反，若关门失阖，肾虚不能使水之清者上升，则水液由肾直趋膀胱。正如《医门法律·消渴论》说："关门不闭，则水无底止而为消渴。"大抵因肾精亏乏，精不化水所致，久则损及肾阳。

4. 纳气失司　是指肾虚不能摄纳肺气的病变。呼吸虽为肺所主，但吸入之气必须靠肾气的摄纳，方可保证呼吸的正常进行，故有"肺为气之主，肾为气之根"之说。肾气虚弱，不能纳气归元，气不下行而浮逆于上，可发为肾不纳气之喘促；若肺脏虚损，病穷及肾，亦可导致这一证候的发生。

（六）小肠

泌别失常是指小肠分清泌浊的功能障碍。《素问·灵兰秘典论》说："小肠者，受盛之官，化物出焉。"小肠受盛经胃腐熟、脾散精的水谷，进行分泌清浊，水液经肾输于膀胱，糟粕则下入大肠而为粪便。若泌别失职，清浊俱下，注入大肠则为腹泻。因其水液不走膀胱，故多伴见尿量减少。

需要强调的是，小肠分清泌浊是在脾胃对水谷腐熟、运化的基础上进行的，它必须以脾胃功能正常为前提。因之，由脾胃病变，如脾虚不运、水湿困脾或食滞于胃等所致的泄泻，虽也有小肠泌浊失常的因素在内，但病本则在脾胃，不得完全归咎于小肠。同样，泄泻也属大肠传导失职，但主要与脾胃有关。临床上应通盘考虑。

（七）胆

1. 胆汁外溢　胆为"中精之腑"，内藏胆汁。胆汁是肝之"余气"而成。由于肝的疏泄作用，使胆汁助脾胃以化物，是为木能疏土的机转之一。如胆汁分泌排泄受阻，外溢于肌肤而为黄疸，同时，还要影响脾胃的消化功能。诚如《景岳全书·黄疸》所说："胆伤则胆气败，而胆液泄，故为此证（黄疸）。"其常见的病机如下。

（1）湿毒阻遏：湿毒经口而入，内犯脾胃，阻滞气机，肝气因之壅遏，胆汁失于通降，溢入血中，泛于肌肤，发为黄疸。

（2）胆管瘀塞：沙石结聚，或瘀血停积，胆汁下行受阻，遂致外溢而成黄疸。

2. 决断无权　决断，即决定、判断。《素问·灵兰秘典论》说："胆者，中正之官，决断出焉。"决断无权，是胆病反映于精神思维方面的障碍，表现为遇事易惊、犹豫不决的惊悸、虚怯等症。多因痰热阻滞，胆气不宁所致。由于心主神志，胆气不宁，又多可累及心神，故其常与失眠、多梦并见。

（八）胃

1. 腐熟异常　腐熟是胃对食物的沤腐消磨。食物只有经过胃的腐熟，脾才能将其吸收运化。常人随胃气的强弱而食欲有所差别，便与对食物的腐熟作用大小有关。水谷不腐和消谷善饥都是腐熟异常的病变。

（1）胃失腐熟：或因暴饮暴食，损害胃气，所谓"饮食自倍，肠胃乃伤"，此为食积，属实。若胃气虚弱，水谷难消，或胃阴不足，失于濡润，均可使腐熟能力减弱，而致纳少难化。若损及脾阳，则可见完谷不化。

（2）胃热消谷：胃有积热，邪热消谷，虽多食善饥，而饮食不为所用，精微自小便而出，常伴有多饮多尿，其尿"味甜"等症。

2. 气失和降　气失和降，是胃气不能下行的病变。胃气以通为和，以降为顺。只有胃气的通降，使胃内容物下行至肠中，始能重新受纳水谷。《素问·五脏别论》说："水谷入口，则胃实而肠虚；食下，则肠实而胃虚。"气失通降，阻滞于胃则为痞满。胃气上逆，则嗳气、呃逆、恶心、呕吐，甚则反胃。主要病机如下。

（1）胃气失和：多因六淫邪气犯胃，或痰饮停蓄于胃，或肝气犯胃，其气不得下行，痞满冲逆诸症由之而生。

（2）幽门瘀阻：胃与小肠以幽门相接，若瘀血、癥块阻塞幽门，遂使胃气下行之道受阻，滞塞难通，或至上逆。

（3）胃虚气逆：胃气虚弱不能运化，胃阴不足失于濡润，以致胃气通降不能，反逆而上行。

（九）大肠

《素问·灵兰秘典论》说："大肠者，传导之官，变化出焉。"大肠为消化道的最末端，它将食物残渣"变化"为粪便，并排出体外。因此，稀水便、脓血便、干结便等粪质异常和便次的增多或减少都属大肠传导失常的病变，临床表现为泄泻、痢疾、便秘等病证。除湿热等邪气直接侵犯大肠外，多为其他脏腑病变，如肺失肃降、胃失通降、脾阳不振、肾阳衰惫等影响所致。

（十）膀胱

膀胱的主要病机是气化不利。膀胱通过"气化"作用，将贮藏的尿液排出体外。所以气化不利，主要反映在膀胱的排尿功能障碍，出现小便不利、淋、癃、闭等病证。

《素问·灵兰秘典论》说："膀胱者，州都之官，津液藏焉，气化则能出矣。"寒湿、湿热等邪气客于膀胱，或砂石、瘀血阻滞膀胱，使气化不能正常进行。另一方面，由于膀胱的气化作用，有赖于肾气的开阖，故肾的开阖失常，也可影响膀胱的气化功能。前者是气化受阻，后者是气化不及，病机有着明显的不同。

二、气血的主要病机

气血是人体生命活动的重要物质基础。气血不足，使气主煦之、血主濡之等营养作用减弱。另一方面，气血运行异常，也会影响自身功能的发挥，引起相应的病变。所以，气血衰少及其营运障碍，是气血病证的基本病机变化。气血与脏腑的关系十分密切。气血由脏腑化生、输布，脏腑又赖之以进行正常的生理活动。脏腑发生病变会影响气血的变化，而气血病变也会影响某些脏腑，气血病变不可离开脏腑而孤立存在。可以认为，气血病变是脏腑病变的一个组成部分。

（一）气

1. 气虚不用　气虚不用，是因气的不足而使人体的功能活动衰退。气之所以虚，主要因为化源不充。气虚多与肺脾肾虚损有关，如久病咳喘，发为肺胀，呼吸功能减弱；饮食不节，饥饱劳倦伤脾，脾虚无以运化水谷；早婚多育，房劳伤肾，肾中元气受损，皆可使气的来源匮乏。此外，体质素弱，久病体虚等也可发生。当然，气虚因消耗太过所致者，在临床亦不少见。

气虚的病机主要如下。

（1）卫外失固：气能护卫肌表，防御外邪入侵，卫气因之而得名。气虚则卫外功能减弱，六淫邪气易于入侵。邪气侵入人体，发病与否也取决于气的强弱。发病以后，气与邪争的胜负，则直接影响着疾病的转归和预后。

（2）生化不及：在维持人体生命活动的各种基本物质中，气属阳，血、津液与精属阴。阳生则阴长，故气能生血，气能化津，气能养精。气虚日久，则血无气以生，遂因之而虚。水不化津则停蓄为患，精乏气养则生长发育迟缓，脏腑功能减退。

（3）固摄不能：这主要指气虚不能固摄阴液的病变。如津液失固而外泄的自汗，气不摄血的出血，肾气不固的滑精、遗尿、溲频。此外，气虚下陷的脱肛、虚坐努责等亦属之。

（4）气运乏力：气有推动血液循行、津液输布等作用，气虚则推动乏力，可以发生血液停滞、水液潴留的病变。就气的本身而言，气运乏力还可导致气滞。

2. 气运失常　气贵流通，并依一定的方向运行，故气的运行失常包括气滞壅遏与气行逆乱两类。

（1）气滞壅遏：气滞多由六淫寒湿邪气、食积和郁怒伤肝等引起。也可在痰饮、瘀血的基础上发生。

胀痛与满闷是气滞的主要临床表现。其胀痛的特点是时轻时重，胀甚于痛，痛无定处。满闷包括胸闷胁满、腹胀、嗳气或矢气后可以减轻或消失，是气机不畅之故。气滞经络者，多见于肝经。气滞脏腑者，以肺、胃、肠为主。故气滞壅遏的病变，主要与肝、肺、胃、肠有关。

若气滞影响水津与血液的运行，可以引起水液积蓄和血行障碍。此外，气滞还能化火。反映在临床上，分别是气滞痰凝、气滞水停、气滞血瘀和气滞化火的证候。

（2）气行逆乱：气行逆乱，是指气的运动方向（气机）逆生理之常的病变。如肺气以肃降为宜，气上逆则为喘咳；胃气以下行为顺，气上逆则为呕吐等。从理论上说，气机当升不升，谓之气陷；当降不降，谓之气逆。两者都属气行逆乱的范围，如脾气当升不升而气陷于下；肾气当纳不纳而气浮于上等。

另外，习惯上还把肝气横逆和胃气上冲也包括在气逆之内。须知肝气横逆虽非肝气的逆向病变，而为升发太过，但因其常致胃气上冲，治疗上要采用平肝降逆和胃的方法，含有上者下之之意。而冲脉为血海，肝主藏血，故孕妇恶阻，呕恶不止，其冲气上逆者，亦多与肝胃有关，治疗应以平肝和胃降冲（逆）为法。

（二）血

1. 血液不足　血之所以虚少，或由化源不充，或由耗血过多。化源不足，多因脾胃亏损，水谷精微不足以生血；肾气衰惫，精气不足以化血。此外，由于津血同源，彼此可以互为补充，在一定条件下，津液可以注入脉中而为血，血中的津液也可渗于脉外而为津。故热邪、吐泻等伤津，也可导致血量的不足，久病营血暗耗，以及慢性失血及大量出血等，则属耗血过多。也有因瘀血不去，新血不生所致者。

血虚的病机主要如下。

（1）失于濡养：血虚的病证繁多，然总其一点，无非体失濡养使然，在临床上，血虚主要表现在心肝二脏。这是因为，心主血而肝藏血，心肝二脏与血的关系最为密切。因此，血虚呈现的症状也以此二脏最多。随着血虚得到纠正，其症状也随之消失。从五脏关系看，心为肝之子，肝为肾之子。根据虚则补母和阳生阴长的理论，补心多兼补肝，补肝又兼滋肾，在血虚较为严重的情况下，补血方内又常用补脾肺之气的药物。可见，在实际治疗时尚需考虑到五脏，只是侧重于心肝二脏而已。

（2）血不载气：血为气母，气赖血以附，载之以行。血虚气无以附，遂因之而虚。如慢性失血由血虚而致气虚者属之。特别是在大失血的情况下，气随血亡而脱，此时气脱反而成为主要矛盾。盖有形之血难以骤生，无形之气所当急固。故治疗应益气固脱以摄血。

2. 血行失常　血行脉中，环周不休。若留着不行，则为瘀血；溢于脉外，则为出血。

（1）瘀血阻滞：血本畅行于经脉之中，如无寒热之邪和气滞气虚之变，以及痰湿水饮停滞和外力之伤，则无瘀阻可言。有一于此，则生瘀血。而血液质地的异常，如津液脱失，血黏不畅，也可致瘀，谓之津亏血瘀。此外，离经之血也属瘀血范围。

瘀者，瘀也。瘀血引起的种种病象，都与阻滞不畅、瘀塞不通的病机变化有关。如疼痛，局部青紫或红肿，舌质紫黯、瘀斑，以及舌下络脉青紫等，皆缘于血脉流通受阻。这种疼痛的特点是：痛处固定不移，如针如锥，久痛难愈。其他见症更是多端，如死血凝结之癥积；失于血养的肌肤甲错；神机失灵之健忘、怔忡、癫狂、半身不遂；血不归经之出血；营卫流通受阻之发热；血不载气之口唇爪甲发绀；以及因某些脉络瘀阻而出现鼓胀之腹部青筋暴张等。除此之外，还可引起气滞、水停等继发性病变。

瘀血的病变亦主要与心肝二脏有关，这是因为心主血脉和肝主疏泄直接影响血液运行的缘故。当然，肺脾肾功能减退也可诱发或加重瘀血，如肺气虚损可致心血瘀阻，脾肾阳虚则可加重其病情，其机制均属气虚不能行血。

（2）血失常道：《素问·脉要精微论》说："脉者，血之府也。"血液不循常道，溢出脉外，则为出血。究其缘由，盖有脉络损伤、迫血妄行、气血失调与瘀血阻滞4种。

1）脉络损伤：血失常道的部位，有内外之分，上下之异，然皆脉络损伤使然。《灵枢·百病始生》说："阳络伤则血外溢，血外溢则衄血；阴络伤则血内溢，血内溢则后血。"造成脉络损伤的原因，除跌仆损伤外，还可由气血病变引起。

2）迫血妄行：多因火热所致。如《济生方·失血论治》说："夫血之妄行也，未有不因热之所发，盖血得热则淖溢。"诸凡外感温热邪气或嗜辛燥醇酒之品，或五志过极化火，或阴虚火旺之类，均属此范围。

3）气血失调：是由气的乖逆，使血液不循常道。怒则气逆，血随气上而外溢；气虚不能摄护，则血脱陷而妄行。

4）瘀血阻滞：瘀血阻滞脉络，血液不得畅行，以致血不循经而溢出脉外，发生溢血。

三、津液的主要病机

津液是人体正常水液的总称，也是维持人体生理活动的重要物质。津液生成、输布、排泄的任何一个代谢环节失常，都会引起相应的病变，而出现种种证候。津液濡养脏腑，脏腑参与津液的代谢。津液代谢失常多继发于脏腑病变，是脏腑病变的结果，又反过来加重脏腑病变，促使病情进一步恶化。津液不足和水不化津，潴留体内，是津液代谢失常的两种基本病机变化。

（一）津液不足

化源不充和耗损过多，是造成津液不足的两个方面。前者如摄水不足，或脾胃不健，水不化津；后者如热邪伤津，大量汗出，剧烈吐泻，误治温燥或攻利太过等。津液不足的主要病机变化如下。

1. 体失滋养　滋润、充养形体是津液的重要功能。津液不足，则脏腑器官失于滋养而现干燥不润之象，如皮肤干燥甚则皲瘪、口唇燥裂、舌面无津、咽干鼻燥等。这些见症常为辨别有无伤津的重要指征。在脏腑关系上，津液不足主要是指肺胃阴液受劫，每有干咳、呼吸不利、食欲缺乏、口渴、气逆及小便短少等肺胃津亏失润病象。若伤阴进一步发展，出现红绛无苔，口反不渴，甚或舌体枯萎、强硬，耳聋神昏，痉厥动风等，则为肝肾阴精受损；而虚烦不寐，心中憺憺大动，又为心阴严重耗伤的表现，多见于温病晚期，热邪入于营血者。

2. 气随液脱　在吐泻频繁、汗出过多的情况下，津液大量丧失，往往气随液脱，出现目眶凹陷、皮肤干瘪、呼吸短促、心烦神疲、尿少或闭、舌质干红、脉细数无力等气阴两伤的证候。甚则伤及阳气，而现四肢厥冷、汗出身凉、呼吸微弱、语声低怯、脉细欲绝等亡阳危象，是为阴伤而损及阳气者。

3. 血流瘀滞　津液作为血液的组成部分，有助于血液的流畅。津亏不足以滑利血脉，则血行瘀滞。血犹如舟，津犹如水，水津充沛，血始能行，若津液为火灼竭，则津枯血行瘀滞，多见于温热入血，或严重吐泻伤津的后期。

此外，有的患者并无大汗、吐泻、利尿等原因，且饮水量特多，反而出现津液不足者，皆因"阴亏阳亢，津涸热淫"（《临证指南医案·三消》）。水不化津，直趋膀胱而出，即多饮与多尿并见，常伴多食善饥，此为消渴，乃为另一种病证，与前述并发于其他病证者不同。

（二）水液停蓄

水液停蓄，是指体内非生理性的水液（如饮邪）及其凝结物（痰）而言，它们同属津液代谢失常的病理产物。津液代谢主要与肺脾肾有关。如肺失宣肃，气不布津；脾失运化，水不化津；肾失气化，水气泛溢。三者都可使津液的生成、转输、排泄障碍，则津液反成为水邪，停蓄为患。

1. 阻滞气机　痰饮水气最易阻滞脏腑经络气机而出现种种病变。如痰滞于肺，则为咳喘；痰迷心窍，则为癫狂；痰阻于胃，则为痞满，恶心呕吐；痰瘀经络，则肢体麻木，半身不遂；痰结咽喉，则咽部梗塞不舒等。又如饮停胸胁，则胸胁胀满、咳喘引痛；饮在肠间，则腹满食少、肠鸣辘辘等。

2. 伤及阳气　水邪属阴，最易伤人阳气，尤以损害脾肾为常见。水气病初期多因肺失宣肃，久则伤及脾肾阳气，以致病情反复，缠绵难愈。

四、经络的主要病机

经络遍布全身，把人体联结成一个有机的整体。在疾病过程中，无论邪气的传变，脏腑病变的相互影响，以及内部病变形诸于外，都是由经络参与其间而实现的。一般地说，疾病由表入里、由浅入深的传变过程，就是邪气沿着经脉入舍脏腑的过程。如《素问·皮部论》说："邪客于皮则腠理开，开则邪入客于络脉，络脉满则注于经脉，经脉满则入舍于腑脏也。"这是邪从皮毛的入侵情况。某些邪气虽然病初是直接侵犯脏腑，如"温邪上受，首先犯肺"。但其顺传阳明，逆传心包，以及热邪蔓延三焦等，同样是通过经络进行传变的。有时，由于邪气侵犯的部位不同，内传的脏腑也不同。如《素问·痹论》说："五脏皆有合，病久而不去者，内舍于其合也。故骨痹不已，复感于邪，内舍于肾；筋痹不已，复感于邪，内舍于肝；脉痹不已，复感于邪，内舍于心；肌痹不已，复感于邪，内舍于脾；皮痹不已，复感于邪，内舍于肺。"这种五脏五体相合的邪气传变关系，仍然离不开经络的途径。另外，经络还是内脏之间、脏腑与体表组织器官之间病变相互影响的重要渠道，其中以相合脏腑之间的影响最为明显。如心火上炎的舌赤糜烂，胃火上冲的牙龈肿痛，肝胆湿热的耳痛、溢脓等，都缘于此。

"有诸内必形诸外"，体内病变的显露于外，多与经络的通联作用和分布循行部位紧密相关。由于经络有一定的络属脏腑和循行部位，因而内部病变可以通过经络反映到体表的一定部位。例如，肝病常见两胁或少腹痛，或睾丸肿痛，这是因为足厥阴肝经所循，"布胁肋""抵少腹""绕阴器"，两胁、少腹与阴器是肝经所过之处。又如，头痛部位与经络的关系，在颈项者多与太阳经有关，在前额者多与阳明经有关，在两侧者多与少阳经有关，在巅顶者多与足厥阴经有关，这些部位同样都是相应经络所过之处。经络的络属作用不单是把相合的脏腑直接连结起来，同时又把脏腑与体表的五官、五体和二阴沟通，形成以五脏为中心的5个系统，使脏腑病变直接反映到相合的体表组织，形成具有一定特异性的证候，是临床据以辨识内脏病变的一个重要方面。

关于经络自身的病变，由于各种经络的属性与功能不同，其病机变化也大不一样。一般说，十二经脉以六淫邪气、瘀血痰饮壅塞其中，引起经络阻滞为主要病机；而奇经八脉则以经络阻滞与经气不足的病机较为常见。前者如寒滞肝经，络脉瘀阻；后者如带脉失约，冲任不固，跷维不用和冲任受阻等。

（胡 科）

第二章

中医辨证

第一节 八纲基本证

一、表里辨证

表里是辨别病变部位外内浅深的两个纲领。

表与里是相对的概念，如皮肤与筋骨相对而言，皮肤属表，筋骨属里；脏与腑相对而言，腑属表，脏属里；经络与脏腑相对而言，经络属表，脏腑属里；经络中三阳经与三阴经相对而言，三阳经属表，三阴经属里等。

表里主要代表辨证中病位的外内浅深，一般而论，身体的皮毛、肌腠、经络在外，属表；血脉、骨髓、脏腑相对在内，属里。因此，临床上一般把外邪侵犯肌表，病位浅者，称为表证；病在脏腑，病位深者，称为里证。从病势上看，外感病中病邪由表入里，疾病渐增重为势进；病邪由里出表，疾病渐减轻为势退。因而前人有病邪入里一层，病深一层，出表一层，病轻一层的认识。

辨别表里对于外感疾病来说，尤为重要。这是由于内伤杂病的证型一般属于里证范畴，主要应辨别"里"所在的具体脏腑的病位。而外感病则往往具有由表入里、由浅而深、由轻而重的发展传变过程，因此，表里辨证是对外感病发展的不同阶段的基本认识，它可说明病情的轻重浅深及病机变化的趋势，可为把握疾病演变的规律及取得诊疗的主动性提供依据。

（一）表证

表证是指外感疾病的初期阶段，正（卫）气抗邪于肤表浅层，以新起恶寒发热为主要特征的证。

1. 临床表现　新起恶风寒，或恶寒发热，头身疼痛，喷嚏、鼻塞、流涕，咽喉痒痛，微有咳嗽、气喘，舌淡红，舌苔薄，脉浮。

2. 证因分析　六淫、疫疠等邪气，经皮毛、口鼻侵入机体，正邪相争于肤表，阻遏卫气的正常宣发、温煦功能，故见恶寒发热；外邪束表，经气郁滞不畅，不通则痛，故有头身疼痛；皮毛受邪，内应于肺，鼻咽不利，故喷嚏、鼻塞、流清涕，咽喉痒痛；肺气失宣，故微有咳嗽、气喘；病邪在表，尚未入里，没有影响胃气的功能，舌象没有明显变化，故舌淡红、苔薄；正邪相争于表，脉气鼓动于外，故脉浮。

表证发生，主要是感受六淫之邪，临床常见的表证有风邪袭表证、寒邪束表证、风热犯表证、湿邪遏表证、燥邪犯表证、暑湿伤表证、热邪犯表证及疫疠证的早期阶段等。

本证以新起恶寒发热，脉浮等症状为辨证要点。

（二）里证

里证是指病变部位在内，脏腑、气血、骨髓等受病所反映的证。

1. 临床表现　里证的范围极为广泛，凡非表证（及半表半里证）的特定证候，一般都属里证的范畴，因此其表现多种多样。

2. 证因分析　里证形成的原因有三个方面：一是外邪袭表，表证不解，病邪传里，形成里证；二是外邪直接入里，侵犯脏腑等部位，即所谓"直中"为病；三是情志内伤、饮食劳倦等因素，直接损伤脏腑气血，或脏腑气血功能紊乱而出现各种证。由于里证形成的原因及表现不同，其证候机制亦各不相同。

本证以脏腑、气血津液等异常所致症状为辨证要点。

（三）半表半里证

表半里证指病变既非完全在表，又未完全入里，病位处于表里进退变化之中，以寒热往来等为主要表现的证。

1. 临床表现　寒热往来，胸胁苦满，心烦喜呕，默默不欲饮食，口苦，咽干，目眩，脉弦。

2. 证因分析　属六经辨证中的少阳病证，多因外感病邪由表入里的过程中，邪正分争，少阳枢机不利所致。

本证以寒热往来，胸胁苦满，口苦，咽干，目眩，脉弦等症状为辨证要点。

二、寒热辨证

寒热是辨别疾病性质的两个纲领。

病邪有阳邪与阴邪之分，正气有阳气与阴液之别，寒证与热证实际是机体阴阳偏盛、偏衰的具体表现，正如张景岳所说"寒热乃阴阳之化也。"阴盛或阳虚则表现为寒证，阳盛或阴虚则表现为热证。《素问·阴阳应象大论篇》所言"阳胜则热，阴胜则寒"及《素问·调经论篇》所说"阳虚则外寒，阴虚则内热"即是此意。

寒象、热象与寒证、热证既有区别，又有联系。如恶寒、发热等可被称为寒象或热象，是疾病的表现征象，与反映疾病本质的寒证或热证是不同的。一般情况下，疾病的本质和表现的征象多是相符的，热证多见热象，寒证多见寒象。但反过来，出现某些寒象或热象时，疾病的本质不一定就是寒证或热证。因此，寒热辨证，不能孤立地根据个别症状作判断，而是应在综合分析四诊资料的基础上进行辨识。

辨清寒证与热证，对于认识疾病的性质和指导治疗有重要意义，是确定"寒者热之，热者寒之"治疗法则的依据。

（一）寒证

寒证是指感受寒邪，或阳虚阴盛，导致机体功能活动衰退所表现的具有"冷、凉"特点的证。由于阴盛可表现为寒的证，阳虚亦可表现为寒的证，故寒证有实寒证与虚寒证之分。

1. 临床表现　恶寒（或畏寒）喜暖，肢冷蜷卧，冷痛喜温，口淡不渴，痰、涕、涎液清稀，小便清长，大便溏薄，面色苍白，舌质浅淡，苔白而润，脉紧或迟等。

2. 证因分析　多因感受寒邪，或过服生冷寒凉所致，起病急骤，体质壮实者，多为实寒证；因内伤久病，阳气虚弱而阴寒偏胜者，多为虚寒证；寒邪袭于表者，多为表寒证；寒邪客于脏腑，或因阳虚阴盛所致者，多为里寒证。阳气虚弱，或因外寒阻遏阳气，形体失却温煦，故见恶寒（或畏寒）喜暖、肢冷蜷卧、冷痛喜温等症；阴寒内盛，津液未伤，所以口淡不渴，痰、涕、涎液、大小便等分泌物、排泄物澄澈清冷，苔白而润；寒邪束遏阳气则脉紧，阳虚推动缓慢则脉迟。

本证以怕冷喜暖与分泌物、排泄物澄澈清冷等症状共见为辨证要点。

（二）热证

热证是指感受热邪，或脏腑阳气亢盛，或阴虚阳亢，导致机体功能活动亢进所表现的具有"温、热"特点的证。由于阳盛可表现为热的证，阴虚亦可表现为热的证，故热证有实热证、虚热证之分。

1. 临床表现　发热，恶热喜冷，口渴欲饮，面赤，烦躁不宁，痰、涕黄稠，小便短黄，大便干结，舌红少津，舌苔黄燥，脉数等。

2. 证因分析　多因外感火热阳邪，或过服辛辣温热之品，或寒湿郁而化热，或七情过激，五志化火等导致体内阳热过盛所致，病势急骤，形体壮实者，多为实热证；因内伤久病，阴液耗损而阳气偏亢者，多为虚热证；风热之邪袭于表者，多为表热证；热邪盛于脏腑，或因阴虚阳亢所致者，多为里热证。由于阳热偏盛，津液被耗，或因阴液亏虚而阳气偏亢，故见发热、恶热、面赤、烦躁不宁、舌红、苔黄、脉数等症；热伤阴津，故见口渴欲饮、痰涕黄稠、小便短黄、大便干结、舌红少津等症。

本证以发热恶热与分泌物、排泄物黏浊色黄等症状共见为辨证要点。

三、虚实辨证

虚实是指辨别邪正盛衰的两个纲领，主要反映病变过程中人体正气的强弱和致病邪气的盛衰。

《素问·通评虚实论篇》说："邪气盛则实，精气夺则虚。"《景岳全书·传忠录》亦说："虚实者，有余不足也。"实主要指邪气盛实，虚主要指正气不足，所以实与虚是用以概括和辨别邪正盛衰的两个纲领。

由于邪正斗争是疾病过程中的根本矛盾，阴阳盛衰及其所形成的寒热证，亦存在着虚实之分，所以分析疾病过程中邪正的虚实关系，是辨证的基本要求，因而《素问·调经论篇》有"百病之生，皆有虚实"之说。通过虚实辨证，可以了解病体的邪正盛衰，为治疗提供依据。实证宜攻，虚证宜补，虚实辨证准确，攻补方能适宜，才能免犯实实虚虚之误。

（一）虚证

虚证是指人体阴阳、气血、津液、精髓等正气亏虚，而邪气不显著为基本病理所形成的证。

1. 临床表现　由于损伤正气的不同及影响脏腑器官的差异，虚证的表现也各不相同。

2. 证因分析　多因先天禀赋不足，后天失调或疾病耗损所致。如饮食失调，营血生化不足；思虑太过、悲哀惊恐、过度劳倦等，耗伤气血营阴；房事不节，耗损肾精元气；久病失治、误治，损伤正气；大吐、大泻、大汗、出血、失精等，使阴阳气血耗损，均可形成虚证。

本证以临床表现具有"不足、松弛、衰退"等特征为辨证要点。

（二）实证

实证是指人体感受外邪，或疾病过程中阴阳气血失调，体内病理产物蓄积，以邪气盛实、正气不虚为基本病理所形成的证。

1. 临床表现　由于感邪性质与病理产物的不同，以及病邪侵袭、停积部位的差别，实证的表现也各不相同。

2. 证因分析　实证的形成主要有两方面：一是因风寒暑湿燥火、疫疠以及虫毒等邪气侵犯人体，正气奋起抗邪所致；二是内脏功能失调，气化失职，气机阻滞，形成痰、饮、水、湿、脓、瘀血、宿食等有形病理物质，壅聚停积于体内所致。

本证以临床表现具有"有余、亢盛、停聚"等特征为辨证要点。

四、阴阳辨证

阴阳是指归类病证类别的两个纲领。

阴阳是辨别疾病类别的基本大法。阴、阳分别代表事物相互对立的两个方面，它无所不指，也无所定指，故疾病的性质、证的类别以及临床表现，一般都可用阴阳进行概括或归类。《素问·阴阳应象大论篇》说："善诊者，察色按脉，先别阴阳。"《类经·阴阳类》说："人之疾病……必有所本，或本于阴，或本于阳，病变虽多，其本则一。"《景岳全书·传忠录》小说："凡诊病施治，必须先审阴阳，乃为医道之纲领，阴阳无谬，治焉有差？医道虽繁，而可以一言蔽之者，曰阴阳而已。"由此可见阴阳在辨别病证中的重要性。

阴证与阳证的划分是根据阴阳学说中阴与阳的基本属性。凡临床上出现具有兴奋、躁动、亢进、明亮、偏于身体的外部与上部等特征的临床表现、病邪性质为阳邪、病情变化较快的表证、热证、实证时，一般可归属为阳证的范畴；出现具有抑制、沉静、衰退、晦暗、偏于身体的内部与下部等特征的临床表现、病邪性质为阴邪、病情变化较慢的里证、寒证、虚证时，一般可归属为阴证的范畴。

阴阳是八纲中的总纲。表证与里证、寒证与热证、虚证与实证反映了病变过程中几种既对立又统一的矛盾现象。此三对证是分别从不同的侧面来概括病情的，所以只能说明疾病在某一方面的特征，而不能反映出疾病的全貌。六类证型相互之间虽然有一定的联系，但既不能相互概括，也不能相互取代，六者在八纲中的地位是相等的。因此，为了对病情进行更高层面或总的归纳，可以用阴证与阳证概括其他六类证，即表证、热证、实证属阳，里证、寒证、虚证属阴，因此，阴阳两纲可以统帅其他六纲而成为八纲中的总纲。

阴证与阳证的划分不是绝对的，是相对而言的。如与表证相对而言，里证属于阴证，但里证又有寒热、虚实之分，相对于里寒证与里虚证而言，里热证与里实证则又归于阳证的范畴。因此，临床上在对具体病证归类时会存在阴中有阳，阳中有阴的情况。

（胡　科）

第二节　八纲证之间的关系

八纲中，表里寒热虚实阴阳，各自概括着一个方面的病理本质，然而病理本质的各个方面是互相联系着的。寒热病性、邪正相争不能离开表里病位而存在，反之也没有可以离开寒热虚实等病性而独立存在的表证或里证。因此，用八纲来分析、判断、归类证，并不是彼此孤立、绝对对立、静止不变的，而是可有相兼、错杂、转化，甚至出现真假，并且随病变发展而不断变化。临床辨证时，不仅要注意八纲基本证的识别，更应把握八纲证之间的相互关系，只有将八纲综合起来对病情作综合性的分析考察，才能对各证有比较全面、正确的认识。

八纲证之间的相互关系，主要可归纳为证的相兼、证的错杂、证的转化及证的真假4个方面。

一、证的相兼

广义的证的相兼，指各种证的相兼存在。本处所指狭义的证的相兼，是指在疾病的某一阶段，其病位无论是在表、在里，但病情性质上没有寒与热、虚与实等相反的证存在的情况。

表里、寒热、虚实各自从不同的侧面反映疾病某方面的本质，故不能互相概括、替代，临床上的证则不可能只涉及病位或病性的某一方面。因而辨证时，无论病位之在表在里，必然要区分其寒热虚实性质；论病性之属寒属热，必然要辨别病位在表或在里、是邪盛或是正虚；论病情之虚实，必察其病位之表里、病性之寒热。

根据证的相兼的概念，除对立两纲（表与里、寒与热、虚与实）之外的其他任意三纲均可组成相兼的证。经排列组合可形成表实寒证、表实热证、表虚寒证、表虚热证、里实寒证、里实热证、里虚寒证、里虚热证八类证。但临床实际中很少见到真正的表虚寒证与表虚热证。以往关于"表虚证"有两种说法：一是指外感风邪所致有汗出的表证（相对外感风寒所致无汗出的"表实证"而言）。其实表证的有无汗出，只是在外邪的作用下，毛窍的闭与未闭，是邪正相争的不同反应，毛窍未闭、肤表疏松而有汗出，不等于疾病的本质属虚，因此，表证有汗出者并非真正的虚证。二是指肺脾气虚所致卫表（阳）不固证，但实际上该证属于阳气虚弱所致的里虚寒证。

相兼的证的临床表现一般多是相关纲领证候的叠加。

例如：表实寒证与表实热证，既同属于表证的范畴，又分别属于寒证与热证，分别以恶寒重发热轻、无汗、脉浮紧及发热重恶寒轻、口微渴、汗出、脉浮数等为辨证要点；里实寒证与里实热证既同属于里实证的范畴，又分别属于寒证与热证，分别以形寒肢冷、面白、口不渴、痰稀、尿清、冷痛拒按、苔白、脉沉或紧及壮热、面赤、口渴、大便干结、小便短黄、舌红苔黄、脉滑数或洪数为辨证要点；里虚寒证与里虚热证既同属于里虚证的范畴，又分别属于寒证与热证，分别以畏寒肢冷、神疲乏力、尿清便溏、冷痛喜温喜按、舌淡胖苔白、脉沉迟无力及形体消瘦、五心烦热、午后颧红、口燥咽干、潮热盗汗、舌红绛、脉细数为辨证要点。

二、证的错杂

证的错杂指在疾病的某一阶段，八纲中相互对立的两纲病证同时并见所表现的错杂证。在错杂的证中，矛盾的双方都反映着疾病的本质，因而不可忽略。临床辨证当辨析疾病的标本缓急，因果主次，以便采取正确的治疗。八纲中的错杂关系，从表与里、寒与热和虚与实角度，分别可概括为表里同病、寒热错杂、虚实夹杂，但临床实际中表里与寒热、虚实之间是可以交互错杂的，如表实寒里虚热、表实热里实热等，因此临证时应对其进行综合分析。

（一）表里同病

表里同病是指在同一患者身上，既有表证，又有里证。表里同病的形成常见于以下3种情况：一是初病即同时出现表证与里证的表现；二是表证未罢，又及于里；三是内伤病未愈而又感外邪。

表里同病，以表里与虚实或寒热分别排列组合，包括表里俱寒、表里俱热、表里俱虚、表里俱实、表热里寒、表寒里热、表虚里实与表实里虚8种情况。除去临床上少见的"表虚证"，则表里同病可概括为以下6种情况。

1. **表里俱寒** 如素体脾胃虚寒，复感风寒之邪，或外感寒邪，同时伤及表里，表现为恶寒重发热轻、头身痛、流清涕、脘腹冷痛、大便溏泄、脉迟或浮紧等。

2. **表里俱热** 如素有内热，又感风热之邪，或外感风热未罢，又传及于里，表现为发热重恶寒轻、咽痛、咳嗽气喘、便秘尿黄、舌红苔黄、脉数或浮数等。

3. **表寒里热** 如表寒未罢，又传及于里化热，或先有里热，复感风寒之邪，表现为恶寒发热、无汗、头痛、身痛、口渴喜饮、烦躁、便秘尿黄、苔黄等。

4. **表热里寒** 如素体阳气不足，复感风热之邪，表现为发热恶寒、有汗、头痛、咽痛、尿清便溏、腹满等。

5. **表里俱实** 如饮食停滞之人，复感风寒之邪，表现为恶寒发热、鼻塞流涕、脘腹胀满、厌食便秘、脉浮紧等。

6. **表实里虚** 如素体气血虚弱，复感风寒之邪，表现为恶寒发热、无汗、头痛身痛、神疲乏力、少气懒言、心悸失眠、舌淡脉弱等。

（二）寒热错杂

寒热错杂是指在同一患者身上，既有寒证的表现，又有热证的症状。寒热错杂的形成有3种情况：一是先有热证，复感寒邪，或先有寒证，复感热邪；二是先有外感寒证，寒郁而入里化热；三是机体阴阳失调，出现寒热错杂。

结合病位，可将寒热错杂概括为表里的寒热错杂与上下的寒热错杂。表里的寒热错杂包括表寒里热与表热里寒，详见表里同病；上下的寒热错杂包括上热下寒及上寒下热。

1. **上热下寒** 如患者同时存在上焦有热与脾胃虚寒，则既有胸中烦热、咽痛口干、频欲呕吐等上部热证表现，又兼见腹痛喜暖、大便稀薄等下部寒证的症状。

2. **上寒下热** 如患者同时存在脾胃虚寒与膀胱湿热，则既有胃脘冷痛，呕吐清涎等上部寒证的表现，同时又兼见尿频、尿痛、小便短等下部热证的症状。

（三）虚实夹杂

虚实夹杂是指同一患者，同时存在虚证与实证的表现。虚实夹杂的形成主要有以下两种情况：一是因实证邪气太盛，损伤正气，而致正气虚损，同时出现虚证；二是先有正气不足，无力祛除病邪，以致病邪积聚，或复感外邪，又同时出现实证。

结合病位，虚实夹杂可概括为表里或上下的夹杂。但辨别虚实夹杂的关键是分清虚实的孰多孰少，病势的孰缓孰急，为临床确立以攻为主或以补为主或攻补并重的治疗原则提供依据，因此，可将虚实夹杂概括为以虚为主的虚证夹实、以实为主的实证夹虚及虚实并重3种类型。

1. **虚证夹实** 如温热病后期，虽邪热将尽，但肝肾之阴已大伤，此时邪少虚多，表现为低热不退、口干口渴、舌红绛而干、少苔无苔、脉细数等，治法当以滋阴养液为主，兼清余热之邪。

2. **实证夹虚** 如外感温热病中常见的实热伤津证，为邪多虚少，表现为既见发热、便秘、舌红、脉数等里实热的现象，又见口渴、尿黄、舌苔干裂等津液受伤的虚象，治法当以清泻里热为主，兼以滋阴润燥。

3. **虚实并重** 如小儿疳积证，往往虚实并重，既有大便泄泻、完谷不化、形瘦骨立等脾胃虚弱的表现，又有腹部膨大、烦躁不安、贪食不厌、舌苔厚浊等饮食积滞、化热的症状，治疗应消食化积与健脾益气并重。

三、证的转化

证的转化是指在疾病的发展变化过程中，八纲中相互对立的证之间在一定条件下可以互易其位，相互转化成对立的另一纲的证。但在证的转化这种质变之前，往往有一个量变的过程，因而在证的转化之前，又可以呈现出证的相兼或错杂现象。

证的转化后的结果有两种可能，一是病情由浅及深、由轻而重，向加重方向转化；二是病情由重而轻、由深而浅，向痊愈方向转化。

八纲证的转化包括表里出入、寒热转化、虚实转化3种情况。

（一）表里出入

表里出入是指在一定条件下，病邪从表入里，或由里透表，致使表里证发生变化。

1. **表邪入里** 表邪入里是指先出现表证，因表邪不解，内传入里，致使表证消失而出现里证。

例如：外感病初期出现恶寒发热、头身疼痛、无汗、苔薄白、脉浮紧等症状，为表实寒证。如果失治误治，表邪不解，内传于脏腑，继而出现高热、口渴、舌苔黄、脉洪大等症状，即是表邪入里，表实寒证转化为里实热证。

2. **里邪出表** 里邪出表是指某些里证在治疗及时、护理得当时，机体抵抗力增强，驱邪外出，从而表现出病邪向外透达的症状或体征。其结果并不是里证转化为表证，而是表明邪有出路，病情有向愈的趋势。

例如：麻疹患儿疹不出而见发热、喘咳、烦躁等症，通过恰当调治后，使麻毒外透，疹子发出而烦热、喘咳等减轻、消退；外感温热病中，出现高热、烦渴等症，随汗出而热退身凉、烦躁等症减轻，便是邪气从外透达的表现。

邪气的表里出入，主要取决于正邪双方斗争的情况，因此，掌握病势的表里出入变化，对于预测疾病的发展与转归，及时调整治疗策略具有重要意义。

（二）寒热转化

寒热转化是指寒证或热证在一定条件下相互转化，形成相对应的证。

1. **寒证化热** 寒证化热是指原为寒证，后出现热证，而寒证随之消失。

寒证化热常见于外感寒邪未及时发散，而机体阳气偏盛，阳热内郁到一定程度，则寒邪化热，形成热证；或是寒湿之邪郁遏，而机体阳气不衰，由寒而化热，形成热证；或因使用温燥之品太过，亦可使寒证转化为热证。

例如：寒湿痹病，初为关节冷痛、重着、麻木，病程日久，或过服温燥药物，而变成患处红肿灼痛等，则是寒证转化为热证。

2. **热证转寒** 热证转寒是指原为热证，后出现寒证，而热证随之消失。

热证转寒，常见于邪热毒气严重的情况之下，因失治、误治，以致邪气过盛，耗伤正气，阳气耗散，从而转为虚寒证，甚至出现亡阳的证。

例如：疫毒病初期，表现高热烦渴、舌红脉数、泻痢不止等。由于治疗不及时，骤然出现冷汗淋漓、四肢厥冷、面色苍白、脉微欲绝等症，则是由热证转化为了寒证（亡阳证）。

寒证与热证的相互转化，是由邪正力量的对比所决定的，其关键又在机体阳气的盛衰。寒证转化为热证，是人体正气尚强，阳气较为旺盛，邪气才会从阳化热，提示人体正气尚能抗御邪气；热证转化为寒证，是邪气虽衰而正气不支，阳气耗伤并处于衰败状态，提示正不胜邪，病情加重。

（三）虚实转化

虚实转化是指在疾病的发展过程中，由于正邪力量对比的变化，致使虚证与实证相互转化，形成对应的证。实证转虚为疾病的一般规律，虚证转实临床少见，实际上常常是因虚致实，形成本虚标实的证。

1. 实证转虚　实证转虚是指原先表现为实证，后来表现为虚证。

邪正斗争的趋势，或是正气胜邪而向愈，或是正不胜邪而迁延。故病情日久，或失治误治，正气伤而不足以御邪，皆可形成实证转化为虚证。

例如：外感热病的患者，始见高热、口渴、汗多、烦躁、脉洪数等实热证的表现，因治疗不当，日久不愈，导致津气耗伤，而出现形体消瘦、神疲嗜睡、食少、咽干、舌嫩红无苔、脉细无力等虚象，即是由实证转化为虚证。

2. 虚证转实　虚证转实是指正气不足，脏腑功能衰退，组织失却濡润充养，或气机运化迟钝，以致气血阻滞，病理产物蓄积，邪实上升为矛盾的主要方面，而表现以实为主的证候，因此，实为因虚致实的本虚标实证。

例如：心阳气虚日久，温煦无能，推运无力，则可使血行迟缓而成瘀，在原有心悸、气短、脉弱等心气虚证的基础上，而后出现心胸绞痛、唇舌紫暗、脉涩等症，则是心血瘀阻证，此时血瘀之实的表现较心气之虚的表现显得更为突出。

总之，所谓虚证转化为实证，并不是指正气来复，病邪转为亢盛，邪盛而正不虚的实证，而是在虚证基础上转化为以实证为主要矛盾的证候。其本质是因虚致实，本虚标实。

四、证的真假

证的真假是指当某些疾病发展到严重或后期阶段时，可表现出一些与疾病本质不一致，甚至相反的"假象"，从而干扰对疾病真实面貌的认识。"真"，是指与疾病内在本质相符的证；"假"，是指疾病发展过程中表现出的一些不符合常规认识的"假象"，即与病理本质所反映的常规证不相应的某些表现。当出现证的真假难辨时，一定要注意全面分析，夫伪存真，抓住疾病的本质。

八纲证的真假主要可概括为寒热真假与虚实真假两种情况。

（一）寒热真假

一般来说，寒证多表现为寒象，热证多表现为热象，只要抓住寒证、热证的要点就可作出判断。但在某些疾病的严重阶段，当病情发展到寒极或热极的时候，有时会出现一些与其寒、热病理本质相反的"假象"症状或体征，从而影响对寒证、热证的准确判断。具体来说，有真热假寒和真寒假热两种情况。

1. 真热假寒　真热假寒是指疾病的本质为热证，却出现某些"寒"的现象，又称"热极似寒"。

如里热炽盛之人，除出现胸腹灼热、神昏谵语、口臭息粗、渴喜冷饮、小便短黄、舌红苔黄而干、脉有力等里热证的典型表现外，有时会伴随出现四肢厥冷、脉迟等"寒象"症状。从表面来看，这些"寒象"似乎与疾病的本质（热证）相反，但实际上这些表现是由于邪热内盛，阳气郁闭于内而不能布达于外所致，而且邪热越盛，厥冷的症状可能越重，即所谓"热深厥亦深"，因此，这些"寒象"实为热极格阴的表现，本质上也是热证疾病的反映，只不过是较常规热证的病机和表现更为复杂而已。

2. 真寒假热　真寒假热是指疾病的本质为寒证，却出现某些"热象"的表现，又称"寒极似热"。

如阳气虚衰，阴寒内盛之人，除出现四肢厥冷、小便色清、便质不燥、甚至下利清谷、舌淡苔白、脉来无力等里虚寒证的典型表现外，尚可出现自觉发热、面色发红、神志躁扰不宁、口渴、咽痛、脉浮大或数等"热象"症状。从表面来看，这些"热象"似乎与疾病的本质（寒证）相反，但实际上这些表现是由于阳气虚衰，阴寒内盛，逼迫虚阳浮游于上、格越于外所致，而非体内真有热。同时，这些

"热象"与热证所致有所不同。如虽自觉发热，但触之胸腹无灼热，且欲盖衣被；虽面色发红，但为泛红如妆，时隐时现；虽神志躁扰不宁，但感疲乏无力；虽口渴，却欲热饮，且饮水不多；虽咽喉疼痛，但不红肿；虽脉浮大或数，但按之无力。因此，这些"热象"实为寒极格阳的表现，本质上也是寒证疾病的反映，但较一般寒证的病机和表现更为复杂。

当出现上述"热极似寒"或"寒极似热"的情况时，一定要注意在四诊合参、全面分析的基础上，透过现象抓本质。在具体辨别时，应注意以下几个方面。

（1）了解疾病发展的全过程：一般情况下，"假象"容易出现在疾病的后期及危重期。

（2）辨证时应以身体内部的症状及舌象等作为判断的主要依据，外部、四肢的症状容易表现为"假象"。

（3）"假象"和真象存在不同：如"假热"之面赤，是面色苍白而泛红如妆，时隐时现，而里热炽盛的面赤却是满面通红；"假寒"常表现为四肢厥冷伴随胸腹部灼热，揭衣蹬被；而阴寒内盛者则往往身体蜷卧，欲近衣被。

（二）虚实真假

一般来说，虚证的表现具有"不足、松弛、衰退"的特征，实证的表现具有"有余、亢盛、停聚"的特征。但疾病较为复杂或发展到严重阶段，可表现出一些不符合常规认识的征象，也就是当患者的正气虚损严重，或病邪非常盛实时，会出现一些与其虚、实病理本质相反的"假象"症状或体征，从而影响对虚、实证的准确判断。具体来说，有真实假虚和真虚假实两种情况。

1. **真实假虚** 真实假虚是指疾病的本质为实证，却出现某些"虚羸"的现象，即所谓"大实有羸状"。

如实邪内盛之人，出现神情默默、身体倦怠、不愿多言、脉象沉细等貌似"虚羸"的表现，是由于火热、痰食、湿热、瘀血等邪气或病理产物大积大聚，以致经脉阻滞，气血不能畅达所致，其病变的本质属实。因此，虽默默不语但语时声高气粗，虽倦怠乏力却动之觉舒，虽脉象沉细却按之有力，与虚证所导致的真正"虚羸"表现不同。同时还伴随疼痛拒按、舌质苍老、舌苔厚腻等实证的典型表现，是"大实有羸状"的复杂病理表现。

2. **真虚假实** 真虚假实是指疾病的本质为虚证，反出现某些"盛实"的现象，即所谓"至虚有盛候"。

如正气内虚较为严重之人，出现腹胀腹痛、二便闭涩、脉弦等貌似"盛实"的表现，是由于脏腑虚衰，气血不足，运化无力，气机不畅所致，其病变的本质属虚。因此，腹虽胀满而有时缓解，不似实证之持续胀满不减；腹虽痛，不似实证之拒按，而是按之痛减；脉虽弦，但重按无力，与实证所致表现不同，同时伴随神疲乏力、面色无华、舌质娇嫩等虚证的典型表现，是"至虚有盛候"的复杂病理表现。

当出现上述"大实有羸状"或"至虚有盛候"的情况时，一定要注意围绕虚证、实证的表现特点及鉴别要点综合分析，仔细辨别，从而分清虚、实的真假。

（胡　科）

第三节　六淫辨证

六淫之邪侵袭人体，机体必然发生一定的病理变化，并通过不同的症状和体征反映出来。因此，六淫辨证则是根据六淫各自的自然特性和致病特点，探求疾病所属何因的辨证方法。六淫病证的发生，往往与季节有关。如春多风病，夏多暑病，长夏多湿病，秋多燥病，冬多寒病。在四时气候变化中，六淫病证并不是固定的，且人体感受邪气，也不是单一的，例如风有风寒、风热、风湿；暑有暑热、暑湿、暑风等，因此，疾病的表现也是复杂多变的。

此外，临床上还有一些病证，其病因并不是外感六淫所致，而是在疾病发展过程中由于内部病理变化所产生的类似六淫的证候，称为内风证、内寒证、内湿证、内燥证、内火证等，其实质上是一种象征性的病理归类，应注意辨析。

一、风淫证

风淫证是指感受外界风邪所致的一类证，或称外风证。根据风邪侵袭所反映病位的不同，风淫证常有风邪袭表证、风邪犯肺证、风客肌肤证、风邪中络证、风窜关节证、风水相搏证等。风为百病之长，根据与外风兼见证候的不同，又有风寒、风热、风火、风湿以及风痰、风水、风毒等名称的不同。

1. 临床表现　一般有恶风寒，微发热，汗出，鼻塞或喷嚏，咳嗽，咽喉痒痛，苔薄白，脉多浮缓；或新起皮肤瘙痒，甚至出现丘疹时隐时现、此起彼落；或突现颜面麻木不仁，口眼㖞斜，颈项拘急；或肢体关节疼痛而游走不定；或突起面睑肢体浮肿。

2. 证因分析　多因感受外界的风邪，其中也可能包含着某些生物性致病因素。风邪袭表，腠理开合失调，故见恶风、微热、汗出等症；风邪犯肺，肺系不利，则见鼻塞或喷嚏、咳嗽、咽喉痒痛等；风邪客于肌肤，则见皮肤瘙痒，或见丘疹时隐时现、此起彼落；风邪侵袭经络，经气阻滞不通，轻则局部脉络麻痹、失调，而见肌肤麻木不仁、口眼㖞斜，重则导致筋脉挛急，而现颈项强直等症；风与寒湿合邪，阻痹经络，流窜关节，则肢体关节游走疼痛；风水相搏，肺失宣降，则见面睑肢体浮肿。

本证以新起恶风、微热、汗出、脉浮缓，或突起风团、瘙痒、麻木、肢体关节游走疼痛为辨证要点。

风邪袭表者，治宜疏风解表，方用荆防败毒散（《摄生众妙方》，荆芥、防风、羌活、独活、川芎、生姜、甘草、薄荷、柴胡、前胡、桔梗、茯苓）；风邪犯肺者，治宜疏风宣肺，方用杏苏散（《温病条辨》，杏仁、苏叶、半夏、橘红、桔梗、枳壳、前胡、茯苓、甘草、大枣、生姜）或桑菊饮（《温病条辨》，桑叶、菊花、连翘、杏仁、桔梗、甘草、芦根、薄荷）；风邪客于肌肤者，治宜疏风清热利湿，方用消风散（《外科正宗》，当归、生地黄、防风、蝉蜕、知母、苦参、胡麻仁、荆芥、苍术、牛蒡子、石膏、木通、甘草）；风邪侵袭经络者，治宜祛风止痉，方用牵正散（《杨氏家藏方》，白附子、白僵蚕、全蝎）；风寒湿痹痛者，治宜祛风宣痹，方用防风汤（《宣明论方》，防风、当归、茯苓、杏仁、黄芩、秦艽、葛根、麻黄、肉桂、生姜、大枣、甘草）；风水相搏者，治宜祛风利水，方用越婢加术汤（《金匮要略》，麻黄、石膏、甘草、生姜、大枣、白术）。

二、寒淫证

凡感受外界寒邪所致的一类证，称为寒淫证，或称实寒证。

根据寒邪侵袭所反映病位的不同，寒淫证有"伤寒证"、"中寒证"之分。伤寒证是指寒邪外袭，伤人肤表，阻遏卫阳，阳气抗邪于外所表现的表实寒证；中寒证是指寒邪直中而内侵脏腑、气血，损伤或遏制阳气，阻滞气机或血液运行所表现的里实寒证。寒邪常与风、湿、燥、痰、饮等病因共同存在，而表现为风寒、寒湿、凉燥、寒痰、寒饮等证。并且常因寒而导致寒凝气滞、寒凝血瘀，寒邪损伤机体阳气可演变成虚寒证，甚至亡阳证。

1. 临床表现　伤寒证者新起恶寒，或伴发热之感，头身疼痛，无汗，鼻塞流清涕，口不渴，舌苔白，脉浮紧等。中寒证者新起畏寒，脘腹或腰背等处冷痛、喜温，或见呕吐腹泻，或见咳嗽、哮喘、咯吐白痰。

2. 证因分析　多因淋雨、涉水、衣单、露宿、食生、饮冷等，体内阳气未能抵御寒邪而致病。故多属新病突起，病势较剧，并常有感受寒邪的原因可查。

伤寒证多因寒伤于表，郁闭肌腠，失于温煦，故见恶寒、疼痛、无汗、口不渴、分泌物或排泄物清稀、苔白、脉浮紧等。

中寒证多因寒邪遏伤机体阳气，故常有新起恶寒、身痛肢厥、蜷卧拘急、小便清长、面色苍白、舌苔白、脉沉紧或沉弦、沉迟有力等一般表现之外，且因寒邪所犯脏腑之别，因而可表现出各自脏器的证候特点。如寒滞胃肠，多有呕吐腹泻；如寒邪客肺，常见咳嗽、哮喘、咯吐白痰等。

本证以恶寒甚、无汗、头身或胸腹疼痛、苔白、脉弦紧为辨证要点。

寒伤于表者，治宜辛温解表，方用麻黄汤（《伤寒论》，麻黄、桂枝、炙甘草、杏仁）；寒邪直中胃肠者，治宜温中散寒，方用桂附理中汤（《产科发蒙》，人参、炒白术、炒干姜、肉桂、制附子、炙甘草）；寒邪客肺者，治宜温肺化痰，方用小青龙汤（《伤寒论》，麻黄、芍药、细辛、干姜、炙甘草、桂枝、五味子、半夏）。

三、湿淫证

湿是指外界湿邪侵袭人体，或体内水液运化失常而形成的一种呈弥漫状态的病理性物质。由外界湿邪所致的证，即为湿淫证，亦称外湿证。亦有因过食油腻、嗜酒饮冷等而致脾失健运，水液不能正常输布而湿浊内生，是为内湿证。然而，湿证之成，常是内外合邪而为病，故其临床表现亦常涉及内外。

根据寒邪侵袭所反映病位的不同，湿淫证有"湿遏卫表"、"湿凝筋骨"和"湿伤于里"等证。此外，湿郁则易于化热，而成湿热之证；湿邪亦可与风、暑、痰、水等邪合并为病，而为风湿、暑湿、痰湿、水湿、湿毒等证。

1. 临床表现　湿遏卫表，则恶寒微热，头胀而痛，身重体倦，口淡不渴，小便清长，舌苔白滑，脉濡或缓。湿凝筋骨，则骨节烦疼，关节不利。湿伤于里，除面色晦垢，肢体困重，舌苔滑腻，脉象濡缓等症之外，或有胸闷脘痞，纳谷不馨，甚至恶心欲呕；或见大便稀溏，或小便浑浊，妇女可见带下量多。

2. 证因分析　多因外湿侵袭，如淋雨下水、居处潮湿、冒犯雾露等而形成。湿遏卫表，与卫气相争，故恶寒微热；湿遏气机，清阳失宣，故见头胀而痛、身重体倦、口淡胸闷；湿不伤津，故口不渴、小便清长；舌苔白滑，脉濡或缓，是湿邪为患之征。寒湿留滞于筋骨，气血痹阻不通，不通则痛，故骨节烦疼，则关节不利。

湿伤于里，则可出现一系列脏腑气机困阻的病证。湿滞胃肠，胃失和降，则胸闷脘痞，纳谷不馨，甚则恶心欲呕；湿困脾阳，运化失常，故见大便稀溏；湿滞膀胱，气化失常，故小便浑浊；湿浊下注胞宫，则妇女可见带下量多。湿邪为病，病势多缠绵，容易阻滞气机，困遏清阳，故以面色晦垢、肢体困重、舌苔滑腻、脉象濡缓为主要表现。

本证以身体困重、肢体酸痛、脘腹痞闷、舌苔滑腻为辨证要点。

湿遏卫表者，治宜解表祛湿，方用藿香正气散（《太平惠民和剂局方》，大腹皮、白芷、紫苏、茯苓、半夏曲、白术、陈皮、厚朴、桔梗、藿香、甘草、生姜、大枣）；湿凝筋骨者，治宜利湿祛风散寒，方用薏苡仁汤（《奇效良方》，薏苡仁、当归、芍药、麻黄、官桂、甘草、苍术）；湿伤于里者，治宜温阳化湿，方用香砂理中汤（《医灯续焰》，炮姜、炒白术、炙甘草、人参、木香、砂仁）。

四、燥淫证

凡外界燥邪侵袭，耗伤人体津液所致的证，称为燥淫证，又称外燥证。燥淫证有"温燥"、"凉燥"之分，这多与秋季气候有偏热偏寒的不同变化相关。燥而偏热为温燥，燥而偏寒为凉燥。

1. 临床表现　皮肤干燥甚至皲裂、脱屑、口唇、鼻孔、咽喉干燥，口渴饮水，舌苔干燥，大便干燥，或见干咳少痰、痰黏难咯，小便短黄，脉象偏浮。

凉燥常有恶寒发热，无汗，头痛，脉浮缓或浮紧等表寒症状；温燥常见发热有汗，咽喉疼痛，心烦，舌红，脉浮数等表热症状。

2. 证因分析　燥邪具有干燥，伤津耗液，损伤肺脏等致病特点。燥淫证的发生有明显的季节性，是秋天的常见证，发于初秋气温者为温燥，发于深秋气凉者为凉燥。

燥邪侵袭，易伤津液，而与外界接触的皮肤、清窍和肺系首当其冲，所以燥淫证的证候主要表现为皮肤、口唇、鼻孔、咽喉、舌苔干燥，干咳少痰等症；大便干燥，小便短黄，口渴饮水系津伤自救的表现。

感受外界燥邪所致，所以除了"干燥"的证候以外，还有"表证"的一般表现，如轻度恶寒或发热、脉浮等。初秋之季，气候尚热，余暑未消，燥热侵犯肺卫，故除了干燥津伤之证候表现外，又见类似风热表证之象；深秋季节，气候既凉，气寒而燥，人感凉燥，除了燥象之外，可见类似寒邪袭表之表寒证。

临床上常见的燥淫证，有燥邪犯表证、燥邪犯肺证、燥干清窍证等，各自症状虽可有所偏重，但由于肌表、肺系和清窍常同时受累，以至于三证的症状常相兼出现，因而辨证时可不严格区分，而主要在于辨别凉燥与温燥。

燥淫证与由于血虚、阴亏所导致的机体失于濡润而出现的干燥证不同，前者因于外感，属外燥；后者因于内伤，属内燥。但两者亦可相互为因、内外合病。

本证以皮肤、口鼻、咽喉干燥等为辨证要点。

凉燥者，治宜辛温解表，宣肺润燥，方用杏苏散（《温病条辨》，苏叶、半夏、茯苓、前胡、桔梗、枳壳、甘草、生姜、大枣、橘皮、杏仁）；温燥者，治宜辛凉解表，润肺止咳，方用桑杏汤（《温病条辨》，桑叶、杏仁、沙参、象贝、香豉、栀皮、梨皮）。

五、火淫证

火淫证是指感受外界阳热之邪所致的一类实热证。

1. 临床表现　发热恶热，烦躁，口渴喜饮，汗多，大便秘结，小便短黄，面色赤，舌红或绛，苔黄干燥或灰黑，脉数有力（洪数、滑数、弦数等）。甚者或见神昏、谵语，惊厥，抽搐，吐血、衄血，痈肿疮疡。

2. 证因分析　火、热、温邪的性质同类，仅有轻重、缓急等程度之别。程度上认为"温为热之渐，火为热之极"，病机上有"热自外感，火由内生"之谓，但从辨证学的角度看，火证与热证均是指具有温热性质的证候，概念基本相同。

火淫证多因外界阳热之邪侵袭，如高温劳作、感受温热、火热烧灼、过食辛辣燥热之品、寒湿等邪气郁久化热、情志过极而化火、脏腑气机过旺等而起。火为阳邪，具有炎上，耗气伤津，生风动血，易致肿疡等特性。

阳热之气过盛，火热燔灼急迫，气血沸涌，则见发热恶热、颜面色赤、舌红或绛、脉数有力；热扰心神，则见烦躁不安；邪热迫津外泄，则汗多；阳热之邪耗伤津液，则见口渴喜饮、大便秘结、小便短黄等。

由火热所导致的病理变化，最常见者为伤津耗液，甚至亡阴；火热迫血妄行可见各种出血；火热使局部气血壅聚，血肉腐败而形成痈肿脓肿；火热炽盛可致肝风内动，则见抽搐、惊厥；火热闭扰心神，则见神昏谵语等，其中不少为危重症。

火热证的临床证候，可因病变发生脏腑、组织等部位的不同，所处阶段的不同，以及轻重程度的不同，而表现出各自的特点。常见证有风热犯表证、肺热炽盛证、心火亢盛证、胃热炽盛证、热扰胸膈证、肠热腑实证、肝火上炎证、肝火犯肺证、热闭心包（神）证、火毒入脉证、热入营血证、热（火）毒壅聚肌肤证等。

按八纲归类，火热证有表实热、里实热之分。热邪外袭，卫气抗邪于外为表实热证；邪热传里，或火热之邪直接内侵，或体内阳热有余，以热在脏腑、营血等为主要表现者，为里实热证。

外感温热类疾病的基本病性是热（火）。卫气营血辨证主要是说明温（火）热类疾病在不同阶段、层次以及轻重、演变等方面的证候特点。

火热证常与风、湿、暑、燥、毒、瘀、痰、饮等邪同存，而为风热证、风火证、湿热证、暑热证、温燥证、火（热）毒证、瘀热证、痰热证、热饮证等。

病久而体内阴液亏虚者，常出现低热、五心烦热、口渴、盗汗、脉细数、舌红少津等症，辨证为阴虚证。阴虚证虽与火热证同属热证范畴，但本质上有虚实的不同，火热证以阳热之邪有余为主，发热较甚，病势较剧，脉洪滑数有力。

本证以发热、口渴、面红、便秘尿黄等为辨证要点。

治宜清热泻火，方用白虎汤（《伤寒论》，知母、石膏、甘草、粳米）或者黄连解毒汤（《外台秘要方》，黄连、黄芩、黄柏、栀子）。

六、暑淫证

暑淫证是指夏月炎暑之季，感受暑热之邪所致的一类证。暑邪的性质虽与火热之邪同类，但暑邪致病有严格的季节性，其病机、证候也与一般火热证有一定的差别。

根据感暑的轻重缓急，有伤暑、冒暑、中暑三类，其中，较之伤暑为轻者是冒暑；较之伤暑急骤而神闭者为中暑。而根据暑邪兼挟寒热之邪的不同，伤暑证又有阳暑和阴暑之别。一般暑季受热者为阳暑；暑月感寒者为阴暑。

1. 临床表现　若恶热，汗出，口渴喜饮，气短神疲，肢体困倦，小便短黄，舌红苔黄或白，脉洪数或虚数者，为阳暑；若头痛恶寒，身形拘急，肢体疼痛而心烦，肌肤大热而无汗，脉浮紧者，为阴暑。若仅见头晕、寒热、汗出、咳嗽等症者，是为冒暑。如暑热炎蒸，忽然闷倒，昏不知人，牙关紧闭，身热肢厥，气粗如喘者，为中暑。

2. 证因分析　伤暑之阳暑，多因夏季气温过高，或烈日下劳动过久，或工作场所闷热，因而受热，动而得病。由于暑性炎热升散，耗津伤气，故见恶热汗出，口渴喜饮，气短神疲，肢体困倦，小便短黄，舌红苔黄，脉洪数或虚数。伤暑之阴暑，常在炎热暑月，过食生冷，或贪凉露宿，因而受寒，静而得病。因寒束肌表，卫阳被遏，故见头痛恶寒，身形拘急，肢体疼痛，脉浮而紧；但暑热郁蒸于内，故并见心烦、肌肤大热等热象。

冒暑，是夏月感受暑热湿邪，邪犯肺卫的暑淫轻症。暑邪在表，卫表失宣，故见头晕、寒热、汗出等；暑邪袭肺，气郁不宣，故见咳嗽。

中暑，是在炎夏酷暑季节，卒中暑热，内闭心神，故忽然闷倒，神志昏迷，不知人事，牙关紧闭；阳郁不达、暑热内迫，则有身热肢厥、气粗如喘等症。

本证以发热、口渴、汗出、疲乏、尿黄等为辨证要点。

伤暑之阳暑者，治宜清热泻暑，方用白虎加苍术汤［《类证活人书》，知母、甘草（炙）、石膏、苍术、粳米］；伤暑之阴暑者，治宜解表散寒，清暑化湿，方用新加香薷饮（《温病条辨》，香薷、金银花、鲜扁豆花、厚朴、连翘）；冒暑者，治宜清热疏风，泻暑祛湿，方用六和汤（《太平惠民和剂局方》，砂仁、半夏、杏仁、人参、炙甘草、茯苓、藿香、白扁豆、木瓜、香薷、厚朴）；中暑者，治宜清暑益气，解热熄风，方用白虎加人参汤（《伤寒论》，知母、石膏、人参、甘草）或者羚羊钩藤汤（《通俗伤寒论》，羚羊角、钩藤、霜桑叶、川贝母、鲜竹茹、生地黄、菊花、白芍、茯神、甘草）。

（胡　科）

第四节　疫疠辨证

疫疠，是一类具有强烈传染性的致病邪气，又有"瘟疫"、"疠气"、"毒气"、"异气"之称。疫疠致病的一个特点是有一定的传染源和传染途径。其传染源有二：一是自然环境，即通过空气传染。二是人与人互相传染，即通过接触传染。其传染途径是通过呼吸道与消化道。疫病致病的另一特点是传染性强，死亡率高。《诸病源候论》说："人感乖戾之气而生病，则病气转相染易，乃至灭门。"疫疠所致的病证很多，临床常见的有瘟疫、疫疹、瘟黄等病证。

一、瘟疫证

瘟疫证是指感受疫疠之气而发生的急性流行性传染病。《素问遗篇·本病论》说："大风早举，时雨不降，湿令不化，民病温疫。"临床常见的瘟疫病有3种不同的类型。

（一）湿热疫毒证

1. 临床表现　初起恶寒而后发热，寒热如疟，头痛身疼，胸痞呕恶；以后但热不寒，昼夜发热，日晡益甚；舌质红绛，苔白如积粉，脉数。

2. 证因分析　多因疠气疫毒，伏于膜原。邪正相争于半表半里，故初起恶寒而后发热、寒热如疟、头痛身疼等；瘟疫每挟湿浊痰滞，蕴阻于内，邪浊交阻，表气不通，里气不达，故见胸痞呕恶、苔白如积粉等症状；疫邪久郁，化热入里，故见以后但热不寒、昼夜发热、日晡益甚、舌质红绛、脉数等症状。

寒热如疟者，治宜开达膜原，辟秽化浊，方用达原饮（《温疫论》，槟榔、厚朴、草果仁、知母、芍药、黄芩、甘草）；但热不寒者，治宜化湿泄热，方用白虎加术汤证（《类证活人书》，知母、炙甘草、石膏、苍术、粳米）。

（二）暑热疫毒证

1. 临床表现　壮热烦躁，头痛如劈，腹痛泄泻，并可见衄血，发斑，神志昏迷，舌绛苔焦，脉数实。

2. 证因分析　多因暑热疫毒，伏邪于胃。暑热疫邪充斥表里三焦，故初起即壮热烦躁、头痛如劈；暑热疫邪充斥于里，故见腹痛泄泻；热毒侵入血分，迫血上溢，则见衄血，外溢肌肤，则见发斑；热毒内扰心神，则见神志昏迷等症状；舌绛苔焦，脉象数实，皆为热毒壅盛之象。

本证治宜解毒清泄，凉血护阴，方用清瘟败毒饮［《疫疹一得》，生石膏、生地黄、犀角（可水牛角代）栀子、桔梗、黄芩、知母、赤芍、玄参、连翘、生甘草、丹皮、鲜竹叶］。

（三）温热疫毒证

1. 临床表现　始起恶寒发热，头面红肿，继而恶寒渐罢而热势益增，口渴引饮，烦躁不安，头面肿，咽喉疼痛加剧，舌苔焦黄，脉象数实。

2. 证因分析　多因温热毒邪，攻窜头面。温毒犯表，卫气失和，故始见恶寒发热等症；头为诸阳之会，继而热毒攻窜于上，则见头面红肿或咽喉疼痛；随着温毒化火，邪热逐渐侵入肺胃，由卫表传入气分，故不恶寒而但发热；气分热炽，津液受伤，则口渴烦躁；热毒充斥于上，则头面、咽喉肿痛急剧加重；舌赤苔黄，脉象数实，均为里热炽盛之征。

始起恶寒发热者，治宜透表泄热，解毒利咽，方用清咽栀豉汤［《疫喉浅论》，栀子、香豆豉、金银花、薄荷、牛蒡子、甘草、蝉蜕、白僵蚕、犀角（可水牛角代）、连翘壳、桔梗、马勃、芦根、灯芯、竹叶］；邪入肺胃，但热不寒者，治宜清热解毒，疏风消肿，方用普济消毒饮（《东垣十书》，黄芩、黄连、玄参、连翘、板蓝根、马勃、牛蒡子、薄荷、白僵蚕、桔梗、升麻、柴胡、陈皮、甘草）。

二、疫疹证

疫疹证是指瘟疫病过程中热毒侵入血分，热迫血溢，斑疹外发于肌肤的病证。它是传染性较强，并可造成大流行的疾患。疫疹证又有阳毒疫疹证和阴毒疫疹证之分。

（一）阳毒疫疹证

1. 临床表现　初起发热遍体炎炎，头痛如劈，斑疹透露。如斑疹松浮，洒于表面，或红赤，或紫黑；如斑疹从皮里钻出，紧束有根，其色青紫，宛如浮萍之背，多见于胸背。脉数或浮大而数，或沉细而数，或不浮不沉而数。

2. 证因分析　多因外感疫疠之邪而火毒内盛，侵入血分，外发于肌肤所致。疫毒火邪充斥表里，故初起即见壮热、遍体炎炎、头痛如劈。疫毒火邪侵入血分，迫血外溢于肌肤，故见斑疹透露于皮肤。斑疹松浮，洒于表面，不论色红或色紫或色黑，都是邪毒外泄之象，一般预后良好。若斑疹如从皮里钻出，紧束有根，此乃邪气闭伏于里而一时不得外出之征，病多比较危重。若其色青紫，如紫背浮萍，且多见于胸背，则不仅疫毒深重，亦因气血不畅所致。疫疹之脉多数，这是由于暑热之疫，火热亢盛使然。如邪不太甚，正能胜邪，驱邪外出，则其脉多浮大而数；如邪气甚，正气不能胜邪，邪热闭于里，则脉见沉细而数，甚则若隐若现。邪毒郁伏愈深，则脉愈沉伏，所以暑热疫疹而见此等脉象，预后多属不良。

斑疹阳毒者，治宜清热、解毒、凉血，方用青盂汤（《医学衷中参西录》，荷叶、生石膏、羚羊角、知母、蝉蜕、白僵蚕、重楼、甘草）或清瘟败毒饮［《疫疹一得》，生石膏、生地黄、犀角（可水牛角代）、川连、栀子、桔梗、黄芩、知母、赤芍、玄参、连翘、竹叶、甘草、丹皮］。

（二）阴毒疫疹证

1. 临床表现　如初起六脉细数沉伏，面色青惨，昏愦如迷，四肢逆冷，头汗如雨，头痛如劈，腹中绞痛，欲吐不吐，欲泄不泄，摇头鼓颔，则为闷疫。

2. 证因分析　阴毒疫疹证又称闷疫，是热毒深伏于里，不能透达于外的疫疹重症。疫毒闭伏而不外达，故见初起六脉细数沉伏、面色青惨；热盛神昏，故见昏愦如迷；热深厥亦深，故见四肢逆冷；火热上攻，故见头汗如雨、头痛如劈；疫毒闭伏于内，而不能畅达于外，故腹中绞痛，欲吐不吐，欲泄不泄，甚则摇头鼓颔等症皆可出现。

疫疹阴毒昏愦如迷者，宜先温阳救逆，祛寒透疹，方用人参三白汤（《医学入门》，人参、白术、白芍、白茯苓、柴胡、川芎、天麻）加附子、干姜，待斑色渐红，手足渐暖，尚有余热不清者，再以清热解毒，方用黄连解毒汤（《外台秘要方》，黄连、黄芩、黄柏、栀子）。

三、瘟黄证

瘟黄证是指伴有黄疸的传染性很强的急性传染病。本病多因感受"天行疫疠"之气，湿热时毒，燔灼郁蒸而成。《沈氏尊生书·黄疸》说："又有天行疫病，以致发黄者，俗称之瘟黄，杀人最急。"临床常有瘟黄重症和急症两类。

（一）瘟黄重症

1. 临床表现　初起可见发热恶寒，随即卒然发黄，全身、齿垢、白睛黄色深染。重症患者变证蜂起，或四肢逆冷，或神昏谵语，或神呆直视，或遗尿；甚至舌卷囊缩，循衣摸床，撮空理线。

2. 证因分析　瘟黄，多因时邪外袭，郁而不达，内阻中焦，脾胃运化失常，湿热蕴蒸于肝胆，逼迫胆汁外溢，浸渍肌肤而成。发病迅速，初起可见发热恶寒等表证的现象，随即出现卒然发黄，全身、齿垢、白睛俱黄，且黄色较深等热毒炽盛的症状。

瘟黄重症发病迅速且变化较多，如疫毒闭伏于内，热深厥亦深，故见四肢逆冷；热毒内陷心包，心神被扰，故见神志昏迷、谵言妄语；疫邪上扰清空，故见神呆直视；热盛神昏，而致膀胱不约，故见遗尿；热毒流窜肝经，筋脉受其煎熬，故舌卷囊缩；甚至热盛动风，而见循衣摸床、撮空理线等症状。

本证治宜清热解毒，凉血开窍，方用犀角散［《奇效良方》，犀角（可水牛角代）、麻黄、羌活、附子、杏仁、防风、桂心、白术、人参、川芎、白茯苓、细辛、当归、石膏、炙甘草］或神犀丹［《温热经纬》，犀角（可水牛角代）、石菖蒲、黄芩、生地黄、金银花、金汁、连翘、板蓝根、香豉、玄参、天花粉、紫草］等。

（二）瘟黄急症

1. 临床表现　发病急，来势猛，卒然发黄，全身尽染，常见心满气喘，命在顷刻。

2. 证因分析　急黄是湿热疫毒伤及营血的危症，其发病急，来势猛，预后不良。

本证治宜清热利湿，凉血解毒，方用黄连解毒汤（《外台秘要》，黄连、黄芩、黄柏、栀子）合茵陈蒿汤（《伤寒论》，茵陈蒿、栀子、大黄）。

（胡　科）

第五节　情志伤辨证

情志，是指喜、怒、忧、思、悲、恐、惊等情感。当外来的精神刺激过于强烈或持续过久，超过了正常活动范围，便可导致情志内伤病证的发生。综合分析患者的临床表现，从而辨别情志所伤的证候，称为情志证。

情志病证常与患者个性有关，而人事环境，则为动因。不同的情志变化，对内脏有不同的影响。如

《素问·阴阳应象大论篇》曰："喜伤心"、"怒伤肝"、"忧伤肺"、"思伤脾"、"恐伤肾"。情志病变亦可导致人体气机紊乱，故《素问·举痛论篇》指出："怒则气上"、"喜则气缓"、"悲则气消"、"恐则气下"、"惊则气乱"、"思则气结"。由于五脏之间存在着相互依存、相互制约的关系，情志所伤亦可相互影响，故临床见症亦颇复杂。辨证时除详查病因之外，还须细审脏腑见症。

一、喜伤证

喜伤证是指由于过度喜乐，神气失常所致的证。

1. 临床表现　喜笑不休，心神不安，精神涣散，思想不集中，甚则语无伦次，举止失常，肢体疲软，脉缓等。

2. 证因分析　喜为心志，适度喜乐能使人心情舒畅，精神焕发，营卫调和。然喜乐无制，则可损伤心神，使心气弛缓，神气不敛，故见肢体疲软、喜笑不休、心神不安、精神涣散、思想不集中等症；暴喜过度，神不守舍，诱发痰火扰乱心神，则见语无伦次、举止失常等症。

本证以喜笑不休、精神涣散等为辨证要点。

治宜养心安神，方用养心汤（《医方集解》，黄芪、茯苓、茯神、当归、川芎、半夏、炙甘草、柏子仁、炒酸枣仁、远志、五味子、人参、肉桂）。

二、怒伤证

怒伤证指由于暴怒或过于愤怒，肝气横逆、阳气上亢所致的证。

1. 临床表现　烦躁多怒，胸胁胀闷，头胀头痛，面红目赤，眩晕，或腹胀、泄泻，甚至呕血、发狂、昏厥，舌红苔黄，脉弦劲有力。

2. 证因分析　多因大怒不止，致使肝气升发太过，阳气上亢而成本证。肝气郁滞而欲发，则见胸胁胀闷、烦躁易怒；肝气上逆，血随气涌，故见面红目赤、头胀头痛、眩晕，甚至呕血；阳气暴张而化火，冲扰神气，可表现为发狂，或突致昏厥；肝气横逆犯脾，则见腹胀、泄泻；舌红苔黄，脉弦劲有力为气逆阳亢之征。

本证以烦躁多怒、胸胁胀闷、面赤头痛等为辨证要点。

治宜清肝泻火，方用龙胆泻肝汤（《太平惠民和剂局方》，龙胆草、黄芩、山栀子、泽泻、木通、车前子、当归、生地黄、柴胡、生甘草）。

三、忧伤证

忧伤证是指由于忧愁过度，脾肺气机抑郁所致的证。

1. 临床表现　郁郁寡欢，忧愁不乐，表情淡漠，胸闷腹胀，善太息，倦怠乏力，脉涩等。

2. 证因分析　忧愁过度，气机沉郁，情志不舒，则见郁郁寡欢、忧愁不乐、表情淡漠、善太息等；肺气郁闭不宣，则胸闷气短；脾气不运，则腹部胀满、倦怠乏力等；脉涩为气滞不宣之象。

本证以忧愁不解、胸闷气短、倦怠乏力等为辨证要点。

治宜行气开郁，健脾化痰，方用半夏厚朴汤（《金匮要略》，半夏、厚朴、茯苓、生姜、苏叶）。

四、思伤证

思伤证是指由于思虑过度，心脾等脏腑气机紊乱所致的证。

1. 临床表现　倦怠少食，面色萎黄，头晕健忘，失眠，多梦，心悸，消瘦，脉沉结。

2. 证因分析　思虑太过则气结不散，脾不得正常受纳、运化而倦怠少食；思虑过度，暗耗心血，血不养神，则有头晕、健忘、失眠、多梦、心悸等症；心脾两虚，气血不足则面色萎黄、消瘦等；中焦气结，中气失运故脉沉结。

本证以倦怠少食、健忘、失眠多梦等为辨证要点。

治宜补益心脾，方用归脾汤（《正体类要》，白术、当归、白茯苓、黄芪、龙眼肉、远志、酸枣仁、木香、炙甘草、人参、生姜、大枣）。

五、悲伤证

悲伤证是指由于悲伤过度，使气机消沉，伤及肺脏所致的情志证。

1. 临床表现　善悲喜哭，精神萎靡，疲乏少力，面色惨淡，脉结等。
2. 证因分析　悲则气消，悲哀太过，则神气涣散，意志消沉，故见悲哀好哭、精神萎靡、疲乏无力、面色惨淡等；气消则血行不畅，故见脉结。

本证以情绪悲哀、神疲乏力等为辨证要点。

治宜益气升陷助阳，方用升陷汤（《医学衷中参西录》，黄芪、知母、柴胡、桔梗、升麻）或参苓白术散（《太平惠民和剂局方》，人参、白术、茯苓、山药、扁豆、莲子、薏苡仁、砂仁、桔梗、甘草）。

六、恐伤证

恐伤证是指由于恐惧过甚，使气机沉降，伤及肾脏所致的证。

1. 临床表现　恐惧不安，心悸失眠，常被噩梦惊醒，甚则二便失禁，或为滑精、阳痿等。
2. 证因分析　恐则伤肾，恐则气下，肾气不固，神气不宁，故见恐惧不安、心悸失眠，甚至出现二便失禁、滑精、阳痿等症。

本证以恐惧、胆怯易惊等为辨证要点。

治宜固肾益心，安神止遗，方用桑螵蛸散（《本草衍义》，桑螵蛸、远志、石菖蒲、人参、茯神、当归、龟板）。

七、惊伤证

惊伤证是指由于经受过度惊骇，气机逆乱所致的证。

1. 临床表现　胆怯易惊，惊悸不宁，坐卧不安，失眠多梦，或见短气、体倦自汗、饮食无味等。
2. 证因分析　惊则心无所倚，神无所归，虑无所定，气机逆乱，故见患者胆怯易惊、惊悸不宁、坐卧不安、失眠多梦等症；短气、体倦自汗、饮食无味等症则系过度惊吓导致心虚胆怯所为。

本证以胆怯易惊、惊悸不宁、坐卧不安、失眠多梦等为辨证要点。

治宜重镇安神，宁心潜阳，方用磁朱丸（《备急千金要方》，磁石、朱砂、六曲）。

（郝　林）

第六节　饮食劳逸伤辨证

饮食、劳动和休息是人类赖以生存和保持健康的必要条件。但饮食失节，过量饮酒，都能伤害胃肠，所以《素问·痹论篇》说："饮食自倍，肠胃乃伤。"过劳则气耗，过逸则气惰，劳逸失当，使气血、筋骨、肌肉失其常态；房劳太过，耗竭其精，亦能造成虚损等病。饮食劳逸辨证是辨别由于饮食失节、过劳过逸、房劳精伤所致的病证。

一、饮食伤证

饮食伤证是指因饮食不节，或饮酒无度所致的证。临床一般又分为食伤、饮伤和虫伤三类证候。

（一）食伤证

食伤的原因有过食生冷瓜果鱼腥寒物者；有过食辛辣炙煿酒面热者；又有壮实之人恣食大嚼者；有虚弱之人贪食不化者；有因久饥大食大啖以致食滞者。

1. 临床表现　腹胀气逆，胸膈痞塞；或吞酸嗳气，如败卵臭；或呕逆恶心，欲吐不吐，恶闻食气；或胃脘作痛，手按腹痛；或泄泻黄臭，而腹痛尤甚。

2. 证因分析　食为有形之物，阻滞中焦，气机不畅，则腹胀气逆、胸膈痞塞；食积于胃，郁而为热，热与胃液相煎，则吞酸嗳气，如败卵臭；食滞与热相搏，胃气失于下降，则呕逆恶心，欲吐不吐，恶闻食气；食滞胃脘，气不通降，不通则痛，则胃脘作痛，手按腹痛；若食与热下迫于大肠，则泄泻黄臭而绞痛尤甚。

本证以腹胀腹痛、吞酸嗳气、呕逆恶心等为辨证要点。

治宜消食导滞，方用保和丸（《丹溪心法》，山楂、神曲、半夏、陈皮、连翘、萝卜子）。

（二）饮伤证

饮伤证是指因饮酒过多而致的证。

1. 临床表现　伤饮者脾虚泄泻，腹中胀满，烦渴肿胀。若伤于酒，则身热尿赤，轻者头痛眩晕，呕吐痰逆，神昏闷乱，胸满恶心，饮食减少，小便不利；重者醉后战栗，手足厥冷，不省人事，又称酒厥。

2. 证因分析　伤饮者耗伤脾胃，引起水液停留不能运化，故见脾虚泄泻、腹中胀满、烦渴肿胀等症。伤酒者，则生痰益火，耗气损精。当酒入于胃，则脉络满而经脉虚，酒气与谷气相搏，热盛于体内，故身热而尿赤。酒性辛热燥烈，灼气耗精，故其病轻者，出现头痛眩晕，呕吐痰逆，神昏烦乱，胸满恶心，小便不利等；大醉则辛烈酒性，燥灼于中，而经气郁结而奔聚于内，故能使人忽然战栗，手足厥冷，不省人事而成"酒厥"。

本证以多饮后出现泄泻、腹胀及饮酒过多后出现呕恶神昏等为辨证要点。

饮多泄泻者，治宜健脾渗湿，温阳利水，方用苓桂术甘汤（《伤寒论》，茯苓、桂枝、白术、甘草）；酒伤轻症者，治宜燥湿运脾，行气和胃，方用不换金正气散（《太平惠民和剂局方》，陈皮、厚朴、苍术、藿香、法半夏、甘草）；酒伤重症者，治宜清火解毒，开窍醒神，方用牛黄清心丸（《痘疹世医心法》，牛黄、朱砂、黄连、黄芩、栀子、郁金）。

（三）虫伤证

虫伤证是指因吞食不洁之物而引起的肠道寄生虫病。临床以蛔虫、蛲虫病最为普遍。

1. 临床表现　蛔虫病者，脐腹作痛，时痛时止；严重时腹痛甚剧，并可触到条索状物，时聚时散；脘腹疼痛，甚则呕吐，其手足厥冷者为蛔厥。蛲虫病者，以肛门奇痒为主症，因痒而致睡不安；病久则面色萎黄，神疲乏力。

2. 证因分析　多因由于吞食不洁的食物，虫卵从食物进入人体，寄生于肠道，以致湿热内聚生虫。虫积日久则影响脾胃的正常受纳和运化功能，而致食欲不振、腹痛阵作。如蛔虫窜动肠道则脐腹作痛，虫静则痛亦止。所以，其痛以时痛时止为特点。虫聚则气不通，在疼痛的时候，腹部可触及条索状物，若虫窜散则索状物消失，故腹部触诊时索状物又有时聚时散的特点。如蛔虫上扰于胃或窜入胆管，则脘腹痛剧，甚则呕吐；气机闭塞，手足厥冷，则形成蛔厥证候。若蛲虫寄生肠道，夜则窜出肛门产卵，故致肛门奇痒；久则酿成湿热，郁滞脾胃，亦可导致面色萎黄、神疲乏力等症状。

蛔虫病痛甚者，先安蛔，后驱虫。安蛔者，方用乌梅丸（《伤寒论》，乌梅、细辛、干姜、黄连、当归、附子、蜀椒、桂枝、人参、黄柏）；驱虫者，方用化虫丸（《太平惠民和剂局方》，鹤虱、槟榔、苦楝根皮、铅粉、枯矾）。

蛲虫病者，治宜驱虫为主，方用化虫丸（《太平惠民和剂局方》，鹤虱、槟榔、苦楝根皮、铅粉、枯矾）。

二、劳逸伤证

劳逸伤证是指过劳与过逸，损伤元气所致的证。临床一般包括过劳、过逸和房劳三类证候。

（一）过劳伤证

过劳伤证是指因过度劳累，耗伤正气，积劳成疾所致的证。

1. 临床表现　过度劳累，精神困顿，精疲力竭，甚则气喘心悸，虚热自汗，心烦不安等。

2. 证因分析 《素问·举痛论篇》曰："劳则气耗。劳则喘息汗出，外内皆越，故气耗矣。"过度劳累，脏腑、经络内外之气，皆发越于肢体，久之其气耗竭，则精神困顿，精疲力竭。心气耗则悸；肺气损则喘；卫外之气发越不固，则自汗出。气虚则生内热，故《素问·调经论篇》曰："有所劳倦，形气衰少，谷气不盛，上焦不行，下脘不通，胃气热，热气熏胸中，故内热。"由于心神失养，故又可出现心烦不安的现象。

本证以过劳神疲为辨证要点。

治宜补气复元，方用保元汤（《博爱心鉴》，黄芪、人参、肉桂、生姜、甘草）。

（二）过逸伤证

过逸伤证是指长期体力上不活动和脑力上的松懈，使脏腑气血失调，气机不畅所致的证。

1. 临床表现 肢体乏力，易于疲劳，动则喘喝，心悸气短，食纳减少，脘痞腹胀，肌肉松软，形体虚胖等。

2. 证因分析 过逸气血运行不周，肌肉松缓，筋骨脆弱，故常感肢体乏力而易疲劳；由于元气运行不周，稍事活动或活动加重时，则气短难继，故动则喘促、心悸短气；过逸则脾气亏虚，运化失调，则食纳减少、脘痞腹胀；水谷精气，停聚于肌腠之间，则体肥而行动迟缓。

本证以过逸乏力、精神不振为辨证要点。

治宜健脾利湿，行气化痰，方用香砂六君子汤（《中国医学大词典》，人参、白术、茯苓、甘草、陈皮、半夏、木香、砂仁、生姜）。

（三）房劳伤证

房劳伤证是指因房事太过，或醉以入房，以致精、气、神耗伤所致的证。

1. 临床表现 头晕，耳鸣，神疲，气弱，腰膝酸软，心悸怔忡；男子阳痿，梦遗，滑精；女子经少，梦交，宫寒不孕。

2. 证因分析 多因房事太过，耗损肾精，肾精不足，无以生髓，髓海空虚，元神失其所养，真气涣散，故头晕、耳鸣、神疲、气弱；腰为肾之府，肾之精气既亏，髓失所生，骨失所养，则腰膝酸软；肾精亏于下，心气动于上，故心悸怔忡；肾为真阴、真阳之所寓，肾阳不足，真火失其温煦之能，故男子阳痿、滑精，女子经少、宫寒不孕；肾阴不足，真火失其润养，虚火浮越，则男子梦遗，女子梦交。

本证以房事太过之后出现神疲腰酸、男子阳痿、女子梦交等为辨证要点。

治宜补肾添精，肾阴不足者，方用左归饮（《景岳全书》，熟地黄、山药、枸杞子、炙甘草、茯苓、山茱萸）；肾阳不足者，方用右归饮（《景岳全书》，熟地黄、山药、枸杞子、甘草、山茱萸、杜仲、肉桂、附片）。

（郝 林）

第七节 外伤辨证

外伤，包括金刃、跌仆伤以及虫兽咬伤。各种创伤的共同病理特征：轻则皮肤、肌肉创伤，血脉瘀阻，出现局部疼痛、瘀斑、血肿、出血等；重则损伤筋骨内脏，发生骨折、关节脱位，内脏出血或破裂，甚至中毒、虚脱等。故《疡医证治准绳·跌扑伤损》说："打扑、金刃损伤，是不因气动而生于外，外受有形之物所伤，乃血肉筋骨受病……所以损伤一证专从血论。"

一、金刃伤证

金刃伤证是指金属器刃损伤肢体所致的创伤的证。除有局部的创伤、出血、疼痛之外，亦可伤筋、折骨，甚至引起虚脱、创伤感染以及破伤风等。

1. 临床表现 有明确的金刃损伤史，局部破损瘀伤，或红肿疼痛；若伤筋折骨，则疼痛剧烈，肿胀明显；或出血过多，则出现面色苍白，头晕眼花，脉微等虚脱证候；如有寒热，筋惕，牙关紧闭，面如苦笑，阵发抽搐，角弓反张，痰涎壅盛，胸腹胀闷等症状为破伤风。

2. 证因分析　金刃伤之轻者，局部皮肉破损、流血、血渗肌肤、瘀积肿痛；重者伤筋折骨，疼痛剧烈，血出不止。血出过多，则气随血脱，致出现面色苍白，头晕，眼花，脉象微弱等虚脱证候。创伤后，若风毒之邪从创口侵入，袭于经络，营卫失调，邪气郁闭，则寒热、筋惕；邪郁动风，则牙关紧闭、面如苦笑；风气相搏，袭于肢体，则阵发抽搐；风搏而经腧不利，则角弓反张；风邪内搏，聚液成痰，则痰涎壅盛，胸腹胀闷，而成为"破伤风"。

金刃所伤表浅并出血缓慢者，可以云南白药涂撒伤口并适量口服云南白药或三七粉；伤口较深，出血较多者，应及时清创缝合，或加压包扎止血，同时，内服云南白药或化血丹（《医学衷中参西录》，三七、花蕊石、血余炭）；失血欲脱者，治宜补气固脱，回阳救逆，方用独参汤（《景岳全书》，人参）；风毒入侵，破伤风者，治宜祛风止痉，方用玉真散（《医宗金鉴》，防风、白芷、天麻、羌活、白附子、天南星）。

二、虫兽伤证

虫兽伤证是指毒虫、毒蛇、狂犬等螫伤或咬伤所致的证。

1. 临床表现　有明确的虫兽伤病史。毒虫螫伤，局部红肿疼痛、发疹，或牵四肢皆痛、麻木；重则头晕，倒仆。如虫以其毛刺螫人，则螫处作疹、甚痛。毒蛇咬伤，局部有齿痕，或肿痛或麻木，起水泡，甚至创口坏死，形成溃疡，严重者出现全身中毒症状。狂犬咬伤，局部创口肿痛出血，病发时有怕风、怕光、恐水、畏声等症。

2. 证因分析　多因毒虫螫伤，《诸病源候论·杂毒病诸候》载有蜂、蝎螫；蚤螫、蜈蚁螫、蛇虫螫等。人被螫后，其毒从伤口侵入，开始聚于局部，使局部红肿作痛，或发疹，或牵引四肢皆痛、麻木；继而虫毒随营卫之气，袭入经络，则出现头昏、倒仆等严重症状。

毒蛇咬伤，由于蛇毒有风毒和火毒之分，其临床表现也不一样。含有风毒的毒蛇咬伤以后，局部不红不肿，无渗液，微痛；甚至局部麻木，常易被忽视。多在咬伤后1~6小时出现全身症状，轻者头晕、汗出、胸闷、四肢无力；严重者出现瞳孔散大，视力模糊，语言不清，流涎，昏迷等。含火毒的毒蛇咬伤后，伤口剧痛，肿胀，起水泡，甚至伤口坏死出现溃疡，且有寒战，发热，肌肉酸痛，皮下出血，衄血，吐血，便血，继而出现黄疸等。

狂犬咬伤，其毒从伤口侵入人体，潜伏丁内，经过7~10天，或几个月乃至1年以后发病，被咬伤的伤口愈深，愈近头部则潜伏的时间愈短，发病愈快。病毒发作，毒势弥漫，上犯元神之府，扰及清窍，出现狂躁不安，恐惧，畏风，怕光，畏声，恐水等。

对于毒虫螫伤之处理，若明确为蜂螫伤者，应立即去刺，同时应减少局部动作，可用冷水或冰块冷敷，然后对螫处用肥皂水、3%氨水或5%小苏打进行冲洗，胡蜂及马蜂螫伤可用食用醋冲洗伤口。红肿疼痛明显者，可用口或拔火罐吸毒，也可采用近心端结扎，严重者应给予全身支持及对症治疗。

蝎螫、蜈蚣、蚂蚁等螫伤者，可以参照蜂螫伤之方法处理。

对毒蛇咬伤者，应先行局部处理，被咬伤的肢体应限制活动。在伤口上方的近心端肢体、伤口肿胀部位上侧用绷带贴皮肤绷紧，阻断淋巴回流，可延迟蛇毒扩散。避免用止血带，以免影响结扎远端肢体的血液供应，引起组织缺血性坏死。直至注射抗蛇毒血清或采取有效伤口局部清创措施后，方可停止绷扎。随后应该进行伤口清创，在伤口上方近心端、伤口肿胀部位上侧，有效绷扎后，立即沿牙痕作"一"字形切开伤口，进行彻底清洗和吸毒。常用1∶5 000高锰酸钾溶液、净水或盐水清洗伤口。局部消毒后应将留在组织中残牙痕用刀尖或针细心剔除。然后在牙痕伤口处再用1∶5 000高锰酸钾溶液或2%过氧化氢溶液洗涤伤口，盖上消毒敷料；并将肢体放在低位，使伤口的渗液容易引流。根据伤口局部反应大小，用胰蛋白酶2 000~5 000U加0.25%~0.5%普鲁卡因或蒸馏水稀释，作局部环封手指咬伤绷扎部位、手掌或前臂咬伤绷扎部位、脚趾咬伤绷扎部位、下肢咬伤绷扎部位。同时千万不要因绷扎和清创而延迟应用抗蛇毒血清的时间，抗蛇毒血清是中和蛇毒的特效解毒药，被毒蛇咬伤的患者应尽早使用，在30分钟内更好。单价特异抗蛇毒血清的疗效最好，应首先选用。但仅在已确知被何种毒蛇咬伤后才能使用。如不能确定毒蛇的种类，则可选用多价抗蛇毒血清。对毒蛇咬伤者可口服上海、广州、江西、福建、云南等地生产的蛇毒解药片；民间常用有效鲜草药有七叶一枝花、八角莲、半边莲、田基黄、白花蛇舌草、白叶藤、地耳草、两面针、青木香、鬼针草、黄药子等。可取以上鲜草数种，等量，洗净，捣烂取汁，每次40～50mL口服，每日4～6次，取其渣敷伤口周围；风毒（炽盛）者，治宜疏风解毒，方用雄黄解毒丸（《育婴秘诀》，雄黄、郁金、巴豆、乳香、没药）加减，胸闷呼吸困难加白芷、山梗菜，气喘痰鸣加川贝母、竹沥、法半夏等，抽搐加蜈蚣、全蝎，并服安宫牛黄丸；火毒（炽盛）者，治宜泻火解毒，凉血活血，方用龙胆泻肝汤（《太平惠民和剂局方》，龙胆草、黄芩、山栀子、泽泻、木通、车前子、当归、生地黄、柴胡、生甘草）合五味消毒饮加减（《医宗金鉴》，金银花、野菊花、蒲公英、紫花地丁、紫背天葵子），高热口渴加生石膏、知母；发斑加犀角；小便短赤，尿血加车前草、白茅根；烦躁抽搐加羚羊角、钩藤；火毒挟湿者加藿香、茵陈。

狂犬咬伤之患者应隔离于安静的单室内，避免一切不必要的刺激并尽快注射狂犬病疫苗，如严重者还应加注射血清或免疫球蛋白。伤口处应及时以20%肥皂水或0.1%新洁尔灭（或其他季铵类药物）彻底清洗。

狂犬咬伤者，中医治宜疏风解毒，方用扶危散（《医学入门》。防风、牵牛、大黄、斑蝥、麝香、雄黄）；若闻声则惊或抽搐、怕光、恐水、畏声时，治宜熄风解痉，方用玉真散（《外科正宗》，天南星、防风、白芷、天麻、羌活、白附子）加羚羊角、雄黄、蜈蚣。

三、跌仆伤证

跌仆伤证是指跌仆、坠堕、撞击、闪挫、扭捩、压扎等所致的损伤证。

1. 临床表现　有损伤病史，局部红肿疼痛，瘀血；若被重物压扎或挤压，或从高处坠下，可致吐血、尿血；若坠堕时头颅着地，骨陷伤脑则眩晕不举，戴眼直视，口不能语，甚至昏厥。

2. 证因分析　跌仆伤的病理，主要是由跌仆时，气血郁滞，除局部疼痛、瘀血或肿胀外，其病变要视跌仆时损伤的部位及其是否伤及内脏而定。如跌仆、挤压于胸部，严重者除胸廓损伤外，内及心肺，则现心肺的症状，或口鼻出血。又如从高坠下，头颅着地，颅骨粉碎，骨陷伤脑，则现戴眼直视，甚至昏厥等。故《医宗金鉴·正骨心法要旨》说："顶骨塌陷，惊动脑髓，七窍出血，身挺僵厥，昏闷全无知觉者，不治。"

跌仆、挤压于胸部者，视症状表现可分别治宜疏肝行气止痛或活血化瘀止痛，方用柴胡疏肝散（《证治准绳》，陈皮、柴胡、川芎、枳壳、芍药、甘草、香附）或复元活血汤（《医学发明》，柴胡、天花粉、当归、红花、甘草、穿山甲、大黄、桃仁）。

头颅受伤者，宜分期治疗。昏愦者，治宜辛香开窍，方用苏合香丸［《太平惠民和剂局方》，白术、青木香、乌犀屑（可水牛角代）、香附子、朱砂、诃黎勒、白檀香、安息香、沉香、麝香、丁香、荜茇、龙脑、苏合香油］合黎洞丸（《医宗金鉴》，三七、生大黄、阿魏、孩儿茶、天竺黄、血竭、乳香、没药、雄黄、山羊血、冰片、麝香、牛黄、藤黄）；恢复期治宜活血化瘀，方用通窍活血汤（《医林改错》，赤芍、川芎、桃仁、红枣、红花、老葱、鲜姜、麝香）。

腹部或四肢挤压伤等，均以活血化瘀治疗，方用桃红四物汤（《医垒元戎》，熟地黄、当归、白芍、川芎、桃仁、红花）等。

（郝　林）

第八节　脏腑经络辨证

脏腑经络辨证是神经内科疾病辨证的基础。脑与脏腑、经络关系密切，神经内科疾病虽病位都涉及脑，但与其他脏腑、经络密切相关。因此，在神经内科疾病辨证中，脏腑、经络辨证具有重要地位。脑与五脏、经络的关系，前面已有所涉及。这里重点谈脏腑经络辨证在神经内科疾病辨证中的意义。

五神即神、魂、魄、意、志，是五脏正常功能的外在表现和客观反映，由脑所主。就脑与五脏之用而言，脏腑功能失调，五神为病，则必伤及于脑。就脑与五脏之体而言，气血精液是神用的物质基础，五脏所藏精气，是为其体，故气血津液精出现不足，既病及五神，亦必病及于脑，所以强调脏腑辨证。对确立从脏治脑的原则是有十分重要的意义。

经络是人体气血运行的通路，《灵枢·九针》云："人之所以成者，血脉也。"《灵枢·官能》亦云："人之血气精神者，所以奉生而周于性命者也；经脉者，所以行血气而营阴阳，濡筋骨，利关节者也。"这就是说，血气布达全身，必须通过经络才能运行不息和转注全身。而脑之生理功能正常发挥，是通过经络来运行气血，协调内外，联系脏腑和肢节。如经络传导和运载功能正常，则可表现出思维敏捷、视物清晰、言语正常、动作准确。在病理情况下，经络既是病邪传变的途径，又可以表现出自身一定规律性的证候。这些证候，既与每一经脉生理活动范围与病理反应及部位表现出一致性，也与每一经脉相关脏腑生理病理变化有着密切关系。《灵枢·经脉》对每一经脉所列举的"是动病""所生病"的归纳就是这一规律的总结。分析"是动病""所生病"的规律，不难看出它是脏腑经络气血发病规律的综合。而这一综合关乎神的变化占了很大的比重。如各种疼痛、指（趾）不用、舌强、体不能摇、厥、不能卧等。也由于十二经脉皆赖经气（即神气）以为运行之动力，故此脑神实际指挥着经气的运行。所以，在病理情况下，神经内科疾病必反映于经络；同时，如果经络功能失常，脑髓之气不能外彰，则可表现为精神不振，思维混乱，动作失调，言语错乱等。因此，神经内科疾病辨证离不开脏腑经络辨证，脏腑经络辨证是神经内科疾病辨证的基础。

（郝　林）

第九节　气血津液辨证

气血津液辨证是判断疾病中有无气血津液的亏损或运行障碍。脑赖气以用、赖血以养、赖津以润、赖液以濡，若气血津液发生病变，则神经内科疾病发生。同时，神经内科疾病形成之后，亦可引起气血津液的病变。

气虚则脑失其用，功能失常而出现神疲乏力，头目晕眩，少气懒言，动则益甚，舌淡，脉虚等；气机郁滞，则可见神志失常的表现。气机逆乱，上扰于脑，则可见头痛，眩晕，甚则昏厥。若五志过极，气机闭塞，可出现神昏或晕厥，肢厥等症。

若血虚则脑失所养，而见头空痛，眩晕耳鸣，健忘，不寐，神疲乏力，肢体麻木，甚则突然晕厥，面色淡白，舌淡脉细无力等。血热则脑神被扰可致心烦失眠，神昏，谵语，躁扰不宁，甚则发狂，手足抽搐等。血瘀脑络可见头脑刺痛，固定不移，夜间尤甚，或见痴呆，半身不遂，舌强言謇等。

由于气血在生理上相互依存，相互为用，所谓"气为血帅，血为气母"；在病理上亦密切相关，在神经内科疾病发生发展过程中，气血同病者常见。因气机郁滞致血行不畅，而形成气滞血瘀之证；气虚推动无力可出现气虚血瘀之证；气虚血不得以化生，或失血过多均可致气血两虚，脑失所养。同时，在神经内科疾病中由于津液代谢失常而形成痰浊，水饮停滞脑部，则可表现出头痛、眩晕、恶心呕吐等，甚则出现神志异常。

（郝　林）

第三章

中医诊法综合应用

第一节 局部四诊合参

局部四诊合参，是就某一局部症状、体征的多视角的诊察。其目的是对某一局部症状体征的性质、程度、范围和真实性等作全面诊察。从诊法方法学上看，有局部望按结合、问按结合、望闻结合、望问结合、问闻结合、按闻结合等6组2种诊法的结合；此外，还有3种方法的结合，从理论上讲，有望问按、望闻按、望问闻、按问闻等4组方法的结合。

一、望按结合

望诊，是医生运用视觉对人体外部情况进行有目的的观察，以了解健康状况，测知病情的方法。望诊在中医诊断学中占有重要的地位，被列为四诊之首。但望诊也有其一定的局限性，望诊的准确性与医生临床经验的积累密切相关，并易受到光线等外部情况的影响，单凭望诊所获的信息不全，要注意将望诊与其他诊法密切结合。特别是临床辨别色泽、斑疹、汗液、痈疽、瘿瘤、乳蛾等的寒热虚实阴阳，需要将望诊的内容与按诊结合，方可准确地判断疾病的本质。

（一）色泽

《灵枢·五色》认为：以五色反映疾病性质，则"黄赤为热，白为寒"。临床上大多数情况下都遵循这个规律。一般来说，望诊面色㿠白，按诊手足俱冷者，是阳虚寒盛，属寒证；望诊面色通红，按诊手足俱热者，多为阳盛热炽，属热证。

但是，在某些疾病的病情危重阶段，可以出现一些与病理本质所反映的常规证候不相符的"假象"。此时，要辨别寒热之真假，更需要望按结合，才能去伪存真，避免误诊。比如望诊见患者面色浮红，好像是热证，但按诊红处并不热，进一步可触摸到患者四肢厥冷、躯体胸腹皆凉，再参合患者舌淡、苔白等症状，不难看出其病理本质实为真寒假热证之"戴阳证"。又如，某患者面色紫暗、苔黑伴恶寒、手足逆冷等，好像是寒证，但按诊可见胸腹灼热，再结合其咽干口臭、小便短赤等表现，可知其为阳盛格阴之真热假寒证。再者，对实热与虚热的分辨，一般而言，满面通红伴身热者为实热，两颧潮红伴五心烦热者为阴虚火旺之虚热。临床辨别时，注意望诊与按诊的结合。若望诊面红，按诊身热，多为实；反之，望诊面红，按诊身不热，一般为虚。

（二）斑疹

区分斑与疹，需望按结合。若望诊见皮色深红或青紫，点大呈片状，按诊压之不褪色，摸之不碍手，称为"斑"；若望诊见皮肤色红，形如粟粒或豆瓣，高于皮肤，按诊压之褪色，摸之碍手，称为"疹"。其中斑又有阴阳之别。

（1）阳斑：望诊皮色多红紫，形似锦纹，按诊身热，伴心烦、便秘等症状，属阳证，多由热邪郁于肺胃，内迫营血，从肌肉而出所致。

（2）阴斑：望诊皮色多青紫，隐隐稀少，按诊肢凉，伴面白、脉虚等症状，属阴证，多由脾不统血或阳虚寒凝气血所致。

（三）汗液

1. 绝汗　发生在病情危重之时，此时望按结合以分辨病性之阴阳非常关键。

（1）亡阴之汗：望诊见患者汗出如油，按诊汗液热而黏手，伴高热烦渴，脉细数疾者，为亡阴之汗。见于亡阴证。

（2）亡阳之汗：望诊见患者大汗淋漓，按诊汗液清稀而凉，伴身凉肢厥，脉微欲绝者，属亡阳之汗。见于亡阳证。

2. 战汗　望诊可见患者全身战栗抖动，而后汗出，此为战汗。战汗是邪正相争，病变发展的转折点，应望按结合以辨其顺逆。若按诊汗出热退，脉静身凉，此为顺证；若汗后烦躁，脉疾身热，此为逆候。

（四）痈疽

疮疡，是常见的皮肤科疾患。通过望诊，可知是否已患疮疡，而要进一步确定其寒热虚实属性，则需要望按结合，下面以痈疽为例：

1. 痈　望诊可见患部红肿高大，按诊患部皮肤烚热，根盘紧束，属阳证，多实，多热。进一步诊察，若按之呈白色，按之软，则可判断为有脓；若望之红肿，按之已软，内有液状感，说明热腐肌肉，脓已内生。

2. 疽　望诊可见患部皮色不变甚至皮色晦暗，按诊患部皮肤不热，漫肿无头，属阴证，多虚，多寒。

（五）瘿瘤

陈实功曰："瘿瘤非阴阳正气结肿，乃五脏瘀血，浊气痰滞而成也。瘿者，阳也。色红而高突，或蒂小而下垂。瘤者，阴也。色白而漫肿，亦无痒痛，人所不觉。"

由此可知，望诊见颈前结喉处有肿块色红高突，按诊知其蒂小下垂者，为瘿，多为阳证；而色白漫肿者多为瘤。

（六）乳蛾

望诊见咽部喉核红肿，溃烂有黄白色脓点，按诊患部脓汁拭之易去者，为乳蛾。

二、问按结合

问诊是医生获取病情资料的主要途径之一，在四诊中占有重要位置。患者的自觉症状、既往病史、生活习惯、饮食嗜好、婚育生育等情况，只有通过问诊才能获得。然而，问诊也易受到医生主观意愿及其问诊水平、患者表达能力等因素的影响，为了避免所获病情资料片面或失真，特别是疼痛、潮热等传统上归于问诊的内容，在问诊时要注意结合按诊等其他诊法，深入细致地询问，才能准确全面地了解病情。

（一）疼痛

导致疼痛的原因很多，其病因可分因实致痛和因虚致痛两类，临床辨析时问按结合方可准确地辨其虚实。若患者痛势较剧，持续不断，按诊患部见痛而拒按者，多属新病、实证；反之，其痛势较缓，时痛时止，按诊患部见痛而喜按者，多属久病，虚证。

（二）潮热

潮热有日晡潮热、湿温潮热和阴虚潮热等，问按结合有助于辨析其具体类型。

1. 阳明潮热　患者诉每于晡时（即下午3点至5点）发热明显或热势更甚，按诊可见其腹满硬痛拒按，伴口渴饮冷，大便秘结者，为阳明潮热，又叫日晡潮热，属于胃肠实热证。

2. 湿温潮热　患者诉每于午后发热明显，按诊可见患者肌肤初扪之不觉很热，但扪久即感灼手（即身热不扬），属于湿温发热。

3. 阴虚潮热　患者诉每至午夜低热，按诊可知其热自体内向体外透发，称阴虚潮热，属阴虚内热证。

三、望闻结合

闻诊是通过听声音和嗅气味以了解病情的诊察方法，包括诊察患者的声音、呼吸、语言、咳嗽、呕吐、呃逆、嗳气、太息、喷嚏、呵欠、肠鸣等各种声响以及病体发出的异常气味、排出物的气味及病室的气味等。临床运用闻诊时，单凭听和嗅获取的病情信息往往不够，特别是对分泌物、排泄物及某些排出体外的病理产物的形、色、质、量的判断，需要望闻结合方能做出准确全面的判断。

（一）痰

临床上应首先分辨咳声的轻重以辨别虚实，同时结合望诊观察痰的色、量、质的变化，并参考咳嗽的时间、病史及兼症等，以鉴别病证的寒热虚实性质。

一般而言，凡痰之色白、质稀者，多属虚证、寒证；凡痰之色黄、质稠者，多属实证、热证。

闻诊咳声不扬，结合望诊见痰稠色黄，不易咯出者，多属热痰。

若咳声重浊紧闷，结合望诊见痰白清稀，无特异气味者，多为寒痰。

若咳吐浊痰脓血，或脓痰如米粥，气味腥臭异常者，多是肺痈，为热毒炽盛所致。

若咳有痰声，其痰量多易咯，多属痰湿阻肺所致。

若干咳无痰或少痰，甚则痰中带血，多属燥痰。结合望诊，若患者久病，两颧潮红，伴潮热盗汗等，多为阴虚肺燥；若属新病且见于秋季则多为燥邪犯肺所致。

若咳吐粉红色泡沫样血痰，望诊见患者面色㿠白，甚则口唇青紫，指甲发绀，伴心悸气喘、水肿尿少者，多为阳虚水泛，水饮凌心射肺所致。

（二）涕

望诊鼻久流浊涕，量多不止，闻诊其涕腥秽如鱼脑者，为鼻渊；鼻流清涕无气味者，为外感风寒。

（三）呕吐

若闻诊吐势徐缓，声音微弱，望诊见其呕吐物清稀者，多属虚寒证。

若闻诊吐势较猛，声音壮厉，望诊见其呕吐物色黄黏稠（或酸或苦）者，多属实热证。

若闻诊口气酸臭，望诊呕吐物呈酸腐味的食糜，多属食滞胃脘所致。

四、望问结合

问诊是医患交流的主要方式，通过问诊可以了解患者的不适和痛苦所在。然而，由于患者对医学知识普遍了解不足，在陈述病情时可能表述不清，因而造成单靠问诊获取的信息可能出现偏差；同时，患者注重的往往是自身的感受和不适，而神、色、形、态等外部表现，只有通过医生的望诊才能了解。因此，要全面准确地了解病情，就需要望问结合。下面以望色为例说明望问结合。

望色即观察人体皮肤的色泽变化，了解病情、诊断疾病，望色重点是对面部皮肤色泽的观察。在望色时，若患者的面色异常，应该结合问诊询查疾病相关的原因，以及患者的自觉症状，从而判断疾病的本质。

1. 赤色　若望诊见满面通红，问诊知其发热、恶热，伴口渴、大便秘结、小便短黄等症状，为里实热证；长期两颧部潮红，问诊知其潮热、盗汗、咽干等，为阴虚证。

有时，患者满面通红，问诊知其有长期嗜酒史，则为酒热致脉络扩张所致，饮酒后面部、颈部、周身赤色；一时性的满面通红，还可受心理、运动等影响，结合问诊可以帮助医生诊断。

2. 白色　若患者长期面色淡白缺少光泽，问诊知其有失血病史（如月经过多或产后失血或外伤等），或者有摄入不足（如减肥）、营养不良等病史，伴有头晕眼花等症状，可确诊为气血亏虚。若患者面色白而光亮虚浮称㿠白，问诊知其伴有形寒肢冷、口淡不渴、小便清长、大便稀溏等症状，则可诊为阳虚水泛；若面色发白，神情慌张，问诊知其突然受到惊吓，为惊恐所致。

3. 黄色　患者面色萎黄，问诊知其伴有食少、腹胀、纳呆、便溏等症状，则是脾虚所致；若患者面色黄而虚浮，称黄胖，问诊知其伴有头身困重、带下量多，或呕吐痰涎，则是由于脾失健运，水湿内停所致。

4. 青色　患者长期面见青色，伴情志抑郁，胁肋胀痛不适，则为肝胆病；面色发青，表情痛苦，问诊知其脘腹疼痛，大便泄泻，有大量食用冷饮之病史，则为寒邪直中脏腑；局部青紫，问诊有外伤史，则为外伤所致之血瘀证。

5. 黑色　患者长期面色黑而晦暗无光泽，问诊知其腰膝酸软，精神萎靡，性欲减退，则可能为肾虚；面色灰黑，肌肤甲错，问诊知其身体某部疼痛夜甚、拒按者，则可能为血瘀日久所致；患者眼眶周围发黑，若问诊有经常熬夜或长期失眠病史，则可能为长期睡眠不足引起。

总之，当机体出现某些异常的外在现象，如面色、舌质、舌苔等，医生必须望诊与问诊结合才能全面客观地判断疾病的本质。

五、闻问结合

闻诊包括听声音和嗅气味两个方面，医生在闻诊时若发现患者所发之声音异常，或嗅到患者发出的异常气味，应结合问诊以进行资料的补充，以帮助正确地辨证。

1. 太息　又称"叹息"。若听到患者时常太息，问诊知其性格内向、情绪郁闷或胸胁、乳房、少腹胀痛，或月经不调，则可能为肝气郁结所致。

2. 惊呼　若小儿睡时惊呼、夜啼，询问其陪诊者知其白天外出受过惊吓，则为受惊所致；成人惊呼，举止失常，问诊知其有精神病史，为精神失常。

3. 谵语与郑声　患者胡言乱语，声高有力，问诊知其伴有身热烦躁等，则为实热扰神之谵语；若患者语言重复，低微无力，时断时续，问诊有神疲乏力、心神涣散，则为心气大伤之郑声。

六、按闻结合

按诊，是切诊的重要组成部分，通过按诊可以进一步探明疾病的部位、性质和程度，使其表现客观化，特别是对脘腹部疾病的诊断有着更为重要的作用。在运用按诊时，结合闻诊则可以进一步明确疾病的原因和性质。

如，按诊脘腹按之较硬而疼痛者，闻诊有嗳气酸腐者，多为宿食停滞胃脘所致；按之脘腹肌肤发凉，但无明显压痛者，多为寒邪犯胃。按之胃脘饱满，闻诊无异常口气，但辘辘有声者，为胃中有水饮。

七、望问按结合

望诊，是医生运用视觉对人体外部情况进行有目的的观察，以了解健康状况，测知病情的方法。通过望诊，观察神、色、形、态的变化，不仅可以反映人体的整体情况，而且可作为分析气血、脏腑等生理病理状况的依据之一。当应用望诊获知神、色、形、态的异常变化后，往往还需要结合问诊了解患者的主观不适与痛苦，同时运用按诊以进一步确定望诊之所见，补充望诊之不足，而且亦可为问诊提示重点。这3种诊法的综合应用就是望问按结合。

如，望诊见某患者眼眶周围发黑，若问诊有腰膝酸软、畏寒肢凉、腹部胀满、小便短少，按诊见肢体水肿，腰以下肿甚，则可判断为肾虚水泛。

再如，望诊见某患儿神疲欲睡，面色通红略紫，呼吸急促，咽喉红肿。问诊得知当地正麻疹流行，患儿发热、嗜睡、小便短少色黄。按诊其胸腹灼热烫手。则可望问按结合判断为感染麻疹病毒，里热炽盛，麻毒欲透。

八、问望闻结合

问诊主要侧重于了解患者主观感受到的痛苦和不适，临床应用时，还需要结合望诊诊察疾病表现于外的客观征象，以及结合闻诊了解特殊气味、声音等表现，以全面地判断疾病的寒热虚实等属性。例如，诊察二便，应注意询问大小便的时间、量的多少、排便次数、排便时的感觉以及兼有症状等，同时要运用望诊观察二便的性状、颜色，运用闻诊诊察二便之气味等内容，问望闻三诊综合分析判断，可以更全面地了解患者的消化功能、水液代谢及脏腑功能状态等情况，更为判断疾病的寒热虚实提供重要依据。

（一）小便

若新病小便频数，短赤而急迫，望诊小便黄赤混浊，闻诊有臊臭气者，多属膀胱湿热。

若患者久病，小便频数，量多色清，无特殊气味，伴形寒肢冷，多为下焦虚寒，多因肾阳不足所致。

若小便排出不畅而痛，望诊尿色发红，属肉眼血尿，为热迫血妄行所致。

若尿有砂石，尿赤涩痛，时时中断，为砂淋。

若尿色白，浑浊如米泔水或滑腻如脂膏，为尿浊、膏淋，伴腰膝酸软，倦怠乏力者，多为脾肾虚惫。

（二）大便

如大便秘结，排出困难，望诊见患者面色、舌色淡白，问诊知其有失血或生血不足的病史可查，是阴血不足，肠失濡润所致。

若大便干燥硬结，燥如羊屎，且临厕努挣，排出艰难，伴口干咽燥，有伤津病史可查，多为大肠液亏，传化不行所致。

若大便秘结，伴气弱声低，乏力短气者，为气虚失运，传送无力所致。

若大便秘结，尿清肢冷，望诊见面色㿠白，伴舌淡脉弱者，是阳虚寒凝，气机滞塞所致。

若大便稀散不成形，质地清稀，或完谷不化，闻诊其气微腥，伴形寒肢冷者，属寒湿困脾，或脾胃虚寒。

若大便色黄如糜，或暴泻如水，闻诊其气恶臭，伴身热口渴，舌红苔黄腻者，属湿热泄泻。

若大便如脓涕，色白或红，闻诊粪质秽臭，伴腹痛肛灼，里急后重，有饮食不洁病史可查者，为湿热痢疾。

若大便色白如陶土，溏结不调，望诊见肤目发黄者，是谓黄疸。

大便色绿，泄泻臭如败卵，矢气奇臭者，是宿食停滞，消化不良之故，多见于婴幼儿。

九、望问切结合

望诊可帮助观察患者外在的神、色、形、态的变化，问诊主要侧重于了解患者主观感受到的痛苦和不适，而切诊则可进一步确定疾病的部位、性质、程度等，望问切结合可为临床准确辨证提供更充分的依据。

如温热病过程中出现斑疹，往往为热入营血的征兆。辨斑疹之顺逆需要望问切结合。若望诊斑疹色红，分布均匀，先出现在胸腹，后出现在四肢，问诊若患者斑疹的透发后热势渐退、神志清楚，切诊脉静肢凉者，则提示为顺证。若望诊斑疹颜色深红或紫暗，分布不均，密集成团，先出现在四肢，后出现在胸腹，问诊患者仍热势不退，神志不清，切诊脉数疾，身体灼热者则为逆证。

再如，望小儿指纹时，若望诊指纹颜色较正常略红，问诊患者有感受风寒病史，伴恶寒重，发热轻，切诊脉浮者，多见于外感风寒；若望诊指纹颜色紫红，问诊患者有感受发热，口渴，小便短黄，切诊脉数者，多见于里热。

十、按问闻结合

按诊对于了解局部冷热、润燥、软硬、疼痛的喜按拒按、肿胀等以判断疾病的部位、性质和病情轻重等，具有重要意义，在按诊前，首先要运用问诊了解疾病发生的原因诱因、缓急及患者自觉症状，同时还要结合闻诊帮助判断病之虚实。

如，诊疼痛时，若按诊肌肤柔软，按之痛减，问诊知其发病缓、疼痛时痛时止，闻诊见其语声低微、呻吟声音低弱、时断时续者，为虚证；按诊硬痛拒按，问诊知其发病急、持续性疼痛，闻诊见其语声高亢、呻吟声音声高有力者，为实证。

（郝　林）

第二节　全身四诊合参

《医门法律》曰："望闻问切，医之不可缺一。"之所以要四诊并用，从全身角度而言，是对各个部分所收集的症状、体征信息的综合分析。由于四诊是从各自不同的角度诊察病情，获取病情资料的手段各异，不可互相取代，各诊所收集的资料均对诊断有益。同时，临床上的病情资料，有时并不完全一致，甚至会出现矛盾，若单凭某诊就有可能导致误诊，只有诊法合参才能鉴别真假，全面分析，才能得出正确的诊断。

前人有谓"察舌质可知脏腑气血之虚实；辨舌苔可测知病邪之深浅，寒热和胃气之存亡；舌与苔的润燥可验津液之盈亏。"说明舌象对判断正气盛衰、病邪性质、病位深浅、病情进退都具有重要的指导意义，可以说，舌象是"内脏的一面镜子"，舌象可以反映五脏六腑及全身气血津液的状态；同时，寸口脉可候五脏六腑之生理病理信息。因此，舌象、脉象作为反映全身状态的诊断信息，在诊断每一病、证时均可作为诊断的依据，故舌脉可视作全身性整体信息，与其他诊法所获得的信息之间要结合，并要相互参照。前人有所谓"舍症从脉"、"舍脉从症"、"舍舌从症"、"舍症从舌"等说法，就是说，在综合全身病理信息时，要注意去伪存真，综合分析。由于全身角度的四诊合参，当其四诊信息不矛盾或者说性质完全一致时，情况就比较简明，具体反映在各辨证章节中，这里不作赘述。下面重点讨论四诊信息不一致，即存在相互矛盾时的问题。

一、脉症不符

脉象是机体生理病理变化在寸口的反映，是疾病在发生、发展、演变过程中的体征之一，能较客观地反映机体的生理病理状态。脉象的真假可以预测疾病的顺逆，脉症相应者为顺，不相应者为逆。一般情况下，脉象与病证、症状属性是一致的，但由于病情复杂多变，往往出现与病证不相符的情况，此时必有"一真一假"，无论脉症哪个"真"或"假"，都从不同的角度反映了病情的真实一面。例如，外感表实证脉浮而有力为脉真，反映邪盛正实，正气与邪气交争剧烈，是脉症相应的顺证；若表实证出现细、微、虚、弱等虚脉，提示正气已虚或正气被邪郁闭，脉象先于症状出现，为脉症相反的逆证。久病脉来沉、细、微、虚、弱者，提示正气虽不足而邪气亦不盛，脉象反映了病证的真实属性，为顺证；若久病见浮、洪、实、数脉，提示病情加重，为逆证。

（一）脉症不符的常见原因

1. **疾病本身的复杂性**　临床上，疾病的表现往往复杂多变。对不同的疾病以及在疾病的不同发展阶段，症状与脉象在辨析疾病时的贡献度各有侧重，其发挥的作用往往不尽相同。相对于对疾病的常规认识而言，有时脉为假，症为真；有时症为假，脉为真。

2. **脉象的临床意义复杂多变**　脉象是临床上最为复杂的症状之一，同一种脉象可见于不同病证中，不同病证亦可见到相同的脉象。比如数脉，一般多主热证，而在气血不足的虚证中亦可见到，只是脉数无力；再如迟脉，一般多主寒证，而邪热结聚之胃肠实热证亦可见到。因此脉象的临床意义极为复杂，并非一脉对一证。

3. **医者诊脉的偏差**　脉诊主要靠医生指目感觉领悟，各人感觉灵敏度各异，诊脉意见难以统一；加上脉象易受内外环境的影响，如运动、情绪等会影响诊脉的准确性，初涉临床的大夫诊脉结论往往出现偏差，也是导致脉症不符的原因之一。

（二）四诊合参，确定从舍

1. 舍脉从症　在症真脉假的情况下，一般舍脉从症。例如：症见腹胀满，疼痛拒按，大便燥结，舌红苔黄厚焦躁，而脉迟，此症实热内结肠胃是真，而脉迟主寒，与病证的实热病机不相符，为假象，是热邪阻滞血脉运行所致，应当舍脉从症。

2. 舍症从脉　在症假脉真的情况下，一般舍症从脉。例如：形瘦纳少，脘腹胀满，脉见微弱，结合四诊，此症属于脾胃虚弱所致的虚胀，脉虚弱则反映的是真虚，故当舍症从脉。又如：热邪郁闭于里，症见胸腹灼热，渴喜冷饮，心烦尿黄，四肢厥冷，舌红苔黄，脉滑数。症状中四肢厥冷的寒象与病因病机不相符，而舌、脉真实地反映了疾病的本质，故舍症从脉。

必须明确，对于脉症从舍的含义，不可机械地理解为简单的"取"与"舍"。作为同一个患者，无论其脉、症有怎样的不符，但其病变的本质则是统一的，只是疾病的复杂性导致显现出与常规认识不同的"假象"。疾病的表现是多维度、复杂多变的，所谓"真"与"假"是相对于对疾病的常规认识而言，因而"从"与"舍"实际上是相对的，往往是"从中有舍"、"舍中有从"。临床上，当脉与症表面看似不符的时候，其所谓"假象"的脉象或症状，有时恰恰是辨证之关键所在，如果不仔细辨别病机而简单舍弃，往往会出现严重的辨证错误。例如，患者四肢厥冷，寒战神昏，面色紫暗，脉沉迟，胸腹灼热，前面诸脉症乃一派阴寒证的表现，为什么又出现"胸腹灼热"症？仔细分析，原来是由于邪热内盛，阳气郁闭于内而不能外达四肢之阳盛格阴证。如果我们一见"胸腹灼热"与其他脉症不符就不加分析地盲目舍去，就会误辨为里实寒证，后果不堪设想。

总之，脉与症的从舍应四诊合参，参透病机之内在联系，对脉与症互勘互证，知常达变，综合分析病情后才能取舍得宜，作出正确判断。

二、舌症不符

由于疾病的发生发展是受多种内外因素的影响，其舌症的表现亦随之变幻无穷，临床很多情况下舌象与症状的表现并不一致，称之为"舌症不符"。遇到这种情况时，一定要注意四诊合参，方能正确地决定取舍。

（一）舌症不符的常见原因

1. 病未及血和心、舌质与症不相符　心、肝、脾、肾四脏的经络和络别，经筋与舌都有直接联系，其他脏腑的经气也可间接地通于舌。尤其心主血脉，舌乃心之外窍，故无论任何病变，只要累及于心或病之于血，都能从舌质反映出来。如感受热邪，其性虽热，但若未造成血热，或未造成心火亢盛，则舌色未必见赤。又如中度贫血患者，血红蛋白虽低，但如属阴虚火旺者，其舌质非但不淡反而偏红，因血属阴，血虚阴亦虚，阴虚则火旺，心火旺其窍色赤而不淡。又如外伤局部有瘀血肿块、色暗、青紫，肿痛拒按，有明显瘀血之外候，但查其舌未必有瘀象，因其瘀血未及心，心血无瘀阻则其窍无瘀象。而有的病例外无瘀象而舌质瘀暗，是为心血瘀阻变见于其窍，其病则较有症而无舌象者为重，预后亦不良。凡此种种，皆因病未及心和血，故舌质与症不相符。

2. 病未及脾胃、舌苔与症不相符　舌苔是由于脾胃之气蒸腾胃中食浊循经上潮于舌而成。《辨舌指南》云："舌之有苔，犹地之有苔，地之苔，湿气上泛而生，舌之苔，胃气蒸脾湿上潮而生，故曰苔。"当病及脾胃时，则邪气随脾湿之气上潮于舌而为病苔。凡是病及于脾胃，则变见于苔。例如咳嗽一症，有的虽然痰多，但舌苔不腻，就是因为病变只在肺而未及脾胃之故。外感湿邪初期，舌苔亦常不腻，也是这种缘故。

3. 舌症不相符与体质禀赋有关　正常人无病之舌，形色各有不同，有表现清洁者，有稍生薄苔者，有鲜红者，或有齿痕者，这是因为禀赋之不同，故人舌象亦异。病后之舌象，自然因禀赋之不同而有别，素有舌苔者，当湿痰饮为病时其苔必增厚；素苔少者，其苔必较薄；舌质素淡者，虚则愈淡；舌质素红者，热则愈赤。如此等等，常出现舌症不符之象。

（二）四诊合参，确定从舍

1. 舍舌从症　患者有一定证型的症状、体征，但无相应的舌象。这种情况下常见于病情较轻，病位浅，病邪未及脾胃，更未及血及心，故其舌质舌苔均如常人，如感冒轻症，肝气郁结尚未及血分时，舌象一般无明显变化，可表现为"淡红舌，薄白苔"，应舍舌从症，根据症状体征进行辨证施治。

2. 舍症从舌　有舌象而无明显症状者，一是由于体质禀赋的关系出现舌象；一是病邪在内，尚无外候，如若病发，其势必重。许多疾病在发作之前，往往先有异常舌象者，不应等闲视之，应密切注视，仔细观察，争取早期诊断、早期治疗。例如，患者仅体检发现"轻度脂肪肝"，无任何不适症状，似乎陷入无症可辨的困境，然细观舌象，患者舌体胖大、边有齿痕，提示患者属痰湿内盛的体质，这给我们的治疗提供了一个思路，辨证应该"舍症从舌"。

三、舌脉不符

察舌与切脉，都是中医诊断之特色。舌象、脉象作为反映全身状态的诊断信息，在诊断每一病、证时均可作为辨证的主要依据，并作为主要信息相互参照。但临床经常出现舌象与脉象不符，甚至相左的情况。

（一）舌脉不符的常见原因

1. 舌滞后于脉、舌脉不符　对杂病而言，一般舌象的变化通常需要一段时间才会改变，而脉象的变化则可因机体内外因素的影响而迅速改变。比如，普通感冒患者风寒表证初起，脉象已现浮紧，而舌象仍正常（淡红舌，薄白苔），未出现明显变化；又如，某人受到惊吓，此时马上切脉，患者脉象即可表现为动脉、数脉、甚至促脉、结脉或代脉，但舌象却不会发生明显的变化。也就是说，舌与脉的改变存在一定的"时差"，这就造成了舌脉不符。

2. 脉滞后于舌、舌脉不符　外感温热病病程较短，邪在肺胃，在舌苔上能够及时得到反映，而脉象的变化则可能滞后于舌。例如温病邪热从卫分转入气分，舌苔由白转黄，邪入营分，其舌必绛，邪入血分，舌有出血痕迹。湿热内蕴时，其苔必黄厚而腻，湿浊中阻，苔必滑腻。腻苔渐化，表示湿邪将退。光舌逐渐生新苔，表示胃气津液将复。在外感温热病中，病情的进退，都能够在舌象上得到反映，此时脉象上虽有变化，但不如舌象的反映及时，从而导致舌脉不符。温病学家叶天士、吴鞠通等在温病发展过程中最重视舌象变化，原因就在于此。

3. 各种客观因素影响舌象　有许多客观因素影响舌诊，例如舌苔会受到许多客观因素造成染苔，影响辨证，如白苔食橄榄即变黑，食南瓜即变黄，服用许多药物，亦可造成假象，如服黄连素片舌苔可发黄，甚至舌体也会起变化，如服阿托品可使舌质红而干燥，服激素可使舌质变红、舌体肿胖，服用一些有色药物，亦会产生染色苔等。有时在观察舌时，患者伸舌动作不当，往往也会造成假象。

（二）四诊合参，确定从舍

当舌脉不符时，如何揭示疾病本质？下面结合临证案例探讨。

1. 舌真脉假　李某，男，57岁，秋季应诊。反复咳嗽一月余。服用多种中西药物无效。咳嗽以晨起时尤甚，痰白黏稠量少，甚则唾出成团，咽痒，舌红苔黄干，脉细。辨属风燥伤肺之燥咳。分析：患者起病于秋季，为燥令所主。燥邪犯肺者，脉应浮，然而，本例未见浮脉，反见细脉。舌红苔黄干则支持燥邪之诊断。综合舌症，不难得出燥咳之诊断。因此，脉象即为假脉矣。患者病愈后，再摸其脉，脉则洪大有力。那么，为何先见细象呢？盖肺主气，宗气者，贯心脉而行血气，燥邪犯肺使肺气不宣，宗气失源，故血脉不行；又肺朝百脉，肺气被遏，则诸脉不畅，故而脉见细象。

2. 舌假脉真　樊某，女，46岁，反复腹泻3年余。患者近3年来无明显诱因反复腹泻，每于进食后上症加剧。春夏尤甚。大便日行2～5次不等，含少许黏液及未消化物，气味秽臭。泻前脐腹疼痛，泻后痛缓。伴食纳减退，四肢乏力，头晕，渴不欲饮。面色萎黄无华，腹平软，全腹无压痛。舌暗苔少中裂，右脉弱，左脉弦，微数。辨证脾虚湿热型泄泻。

分析：此患者症状十分典型，辨治亦属简单。盖胃病日久，中土衰败，湿邪内聚，久而生热，而成本虚标实之证。右（关）脉候脾，弱者示脾虚；左（关）脉候肝，弦者示土虚木乘；脉微见数象可知湿热浊邪在内。然而，舌何以反暗，苔少中裂？《灵枢·经脉》云："足太阴之脉……连舌本，散舌下。"患者中焦虚损既久，气血生化无源，气虚则无以温煦推动，故舌质见暗象；血虚则难以上荣，故又见苔少中裂。然而，此时气血虚少并非疾病的主要矛盾。湿热之象已见于脉，并证之于症，故此时舌象不足为凭，而应脉症合参也。为何湿热不显于舌呢？《金匮要略·脏腑经络先后病》云："清邪居上，浊邪居下。"本案湿热之邪虽生于脾，而实聚于肠，邪在下焦，故难以迅即外现于舌也。

3. 舌脉均假　患者赵某，男，59岁，胃脘胀满8年余。反复胃脘胀满不适，进食后尤甚。伴胃中嘈杂，干呕，呃逆，口渴喜饮，大便干结，3～5日一行，小便可，余无其他特殊不适。舌红苔黄腻，脉缓。同日胃镜检查示"胃窦可见一0.8cm大小之糜烂"。辨证属阴虚证之胃痞，治以养阴行气为法，1周后痞满完全消失，继以养阴行气法巩固，后治愈。

分析：苔见黄腻，脉缓，何以诊断阴虚证？患者久病8年，胃喜润恶燥，久病伤及胃阴，参合症状，见胃中嘈杂，干呕，呃逆，口渴喜饮，大便干结，3～5日一行，故诊为阴虚证。舌红，镜检见糜烂，为阴虚之兆。故虽未见五心烦热、颧红盗汗等阴虚之症，亦应诊断阴虚。胃阴不足则受纳腐熟不及，水谷食后难化，反停滞于中焦，故感胃脘胀满不适，食后尤甚。阴不足则阳偏胜，阳热蒸腐积滞之水谷，渐而酿湿生热，故可见黄腻苔。邪中阻，气机不得流畅，痹阻脉道而现缓脉。故本例之舌脉均为假象，与疾病的病理本质并不相符。在某些情况下，舌脉均不足以作为辨证的主要依据，但得出的辨证结论应该能较好地解释舌脉的表现。

4. 舌脉均真　张某，男，57岁，干部，2007年6月27日诊。既往有高血压病史，时感头晕。前天曾猝然昏倒，经急救后苏醒。现症头晕目眩，两眼干涩发胀，头重脚轻，步履则感飘浮欲倒；腰酸膝软，双上肢时有不自主抖动，面红，烦躁，无半身不遂，小便黄，大便尚可，舌体轻度颤动，舌质红少苔，脉弦而细，血压192/110毫米汞柱。

分析：患者突然昏仆，现症见头晕，双上肢、舌体颤动，头重脚轻，行则欲倒等是为"风象"，又有腰酸膝软，眼花干涩，面赤尿黄，舌红少苔，脉弦细等一派肝肾阴虚阳亢于上的表现。故辨证为肝阳化风之证。患者舌体轻度颤动，舌质红少苔，脉弦而细，均是肝肾阴虚，肝阳上亢之表现。患者舌脉均真，舌脉症结合就可得到较为全面的辨证。

四、症症不符

疾病所反映出来的外在表现有时是杂乱无序的、多方面的。四诊各自从不同角度收集病情信息，当我们把收集到的四诊资料进行综合分析时，会发现某些症状与症状之间会出现"互相矛盾"的现象，这就是"症症不符"。遇到这种情况，更需要我们运用四诊合参的原则，全面分析以理解疾病的病机。下面举例说明。

（一）手足冰冷与胸腹灼热

某病情发展到寒极或热极之时，有时会出现既寒又热的互相矛盾的现象，常见的有真热假寒与真寒假热。比如真热假寒：又称阳盛格阴、热深厥深，因邪热内盛，阳气被遏不能外达四末，患者自觉手足冰冷，但疾病的本质是阳热亢盛，故按诊可知其胸腹灼热。一般而言，胸腹为脏腑之所居，对"症症不符"的患者，辨别寒热真假时，胸腹反映的一般是真象。

（二）脘腹胀满作痛与少气乏力

某些患者出现脘腹胀满作痛、脉弦等似实证表现，但却又有少气乏力、食少便溏等虚候。几种症状之间出现了症症不符。其实，患者是因脾胃气虚，脾失健运，水谷不化，气血生化无源，临床表现食少、大便溏薄、少气懒言、四肢倦怠、面色萎黄、舌淡等，但由于脾胃运化无力，中焦转输不利，而出现脘腹胀满作痛、脉弦等似邪气有余之盛候。

总之，遇到症症不符的情况时，应遵照四诊合参的原则，参透疾病的病机所在，方能准确辨别疾病之本质。

（张鸿婷）

第四章

针灸推拿临床知识

《灵枢·官能》曰"用针之服，必有法则。"针灸治疗原则是根据八纲的理论，结合疾病的病位、病性确定的治疗大法——是用针法，还是用灸法，或是针灸并用，是用补法，还是用泻法，或是补泻兼施。

针刺和艾灸虽同属于外治法，但毕竟是两种不同形式的施治方法。不同的施治方法，对机体产生的作用和效果也就不尽相同。例如，天枢用针刺的方法可以起到活血化瘀的作用，适用于治疗胃脘瘀血、痛经、闭经；用艾灸的方法则能够发挥益气止血的作用，适用于治疗胃肠出血、月经过多、崩漏。再如，关元、肾俞、带脉、三阴交四穴，针刺有清下焦、利湿热的功能，可治疗赤带；艾灸有温下焦、祛寒湿的作用，可治疗白带。

补泻手法不同，治疗效果也不相同。例如，补合谷、泻复溜可以发汗；反之，则可止汗。又如，补照海、泻申脉可治疗失眠；反之，却可治疗嗜睡。

第一节 治神守气

《素问·宝命全形论》曰："凡刺之真，必先治神……经气已至，慎守勿失。"旨在言明治神守气是针灸治病的基本原则。

一、治神

所谓治神，一是在针灸施治前后注重调治患者的精神状态；二是在针灸操作过程中，医者应专一其神、意守神气，患者应神情安定、意守感传。可见神贯穿于针灸治病的全过程之中。

《灵枢·官能》曰："用针之要，无忘其神……徐语而安静，手巧而心审谛者，可使行针艾"，《备急千金要方·大医精诚》也说"凡大医治病，必当安神定志"，都提示我们在施行针灸治疗之前，医者必须把针灸疗法的有关事宜告诉患者，使其对针灸治病有一个全面的了解和正确的认识，以便稳定情绪，消除紧张心理，这对于初诊和精神紧张的患者尤为重要。《素问·举痛论》曰："大惊大恐，必定其气乃刺也。"《制经指南》亦云："凡刺者，使本神朝而后入，即刺之，使本神定而气随；神不朝而勿刺，神已定而可施。"对于个别精神高度紧张、情绪波动较剧，以及大惊、大恐、大悲之人，应暂时避免针刺，以防神气散亡，造成不良后果。而对一些患疑难病症、慢性痼疾或因情志致病者，还应在针灸治疗期间多进行深入细致的沟通，辅以心理治疗，使他们能够充分认识机体状态、精神因素对疾病的影响和作用，鼓励他们树立并坚定战胜疾病的信心，积极配合治疗，加强各方面的功能锻炼，促使疾病好转和身体康复。正如《圣济经》中所云"治病之道，必观其态，必问其情，以察存亡得失之意。其为治也，告之以其败，语之以其善，导之以其所便，开之以其所苦……盖以神受则意诚，意诚则功效倍故也。"

二、守气

针灸治法所言之气主要是指经气。经气即经络之气，也称真气，是经络系统的运动形式及其功能的总称。《灵枢·刺节真邪》曰"用针之类，在于调气。"虽气的虚实是脏腑、经络功能盛衰的标志。针灸治病十分注重调节经气的虚实，也就是发挥对脏腑、经络的调节作用。经气在针灸疗法中的体现有得气、气行、气至病所等形式。得气的快慢、气行的长短、气至病所的效应，与患者的体质、对针刺的敏感度，取穴的准确性，针刺的方向、角度、深度、强度及补泻手法等因素密切相关。在众多的因素中，医者的治神守气和患者的意守感传往往对得气、催气、行气和气至病所起着决定性的作用。

《灵枢·九针十二原》曰"粗守形，上守神。"守神也即守气，守气的过程也古有治神的内容，守气必先治神。《医宗金鉴·刺灸心法要诀》曰："凡下针，要患者神气定，息数均，医者也如之。"可见，治神绝非只是医者治患者之神，医者自身也有一个治神、正神的问题。《素问·诊要经终论》中早有"刺针必肃"之古训，医者在患者面前要庄重、严肃，不可轻浮、失态，对待患者要和蔼亲切、如待贵人，切忌冷漠粗暴、以貌取人。在针灸施术的整个过程中，注意力必须高度集中，取穴应认真、准确，操作应细心、谨慎，不可粗心大意、马虎从事，特别是在行针过程中要专心致志，做到"神在秋毫，意属患者"（《灵枢·九针十二原》），"必一其神，令志在针"（《灵枢·终始》），认真体验针下的感觉，仔细观察患者的神色和表情，耐心询问患者的主观感觉，既察言又观色。如气不至，则可恰当运用切、扣、循、按等行气辅助手法，或巧妙配合语言暗示，以诱发经气的出现。一旦针下气至，就要"密意守气"，做到"经气已至，慎守勿失……如临深渊，手如握虎，神无营于众物"（《素问·宝命全形论》）。对患者而言，针前应安定情绪，消除紧张心理，愉快地接受针灸治疗，能为守气打下良好的基础。在针灸施治过程中，患者也应平心静气、放松肌肉、全神贯注、意守病所。如能在医者进针、行针过程中配合做呼吸运动，其意守感传的效果会更好。西晋陈寿的《三国志·方技传》中记载的名医华佗在为人针灸治病时"下针言'当引某许，若至，语人'，病者言'已到'，应便拔针，病亦行瘥"，这里面就蕴含着治神守气的道理。

综上所述，治神与守气是充分调动医者、患者两方面积极性的关键措施。医者端正医疗作风，认真操作，潜心尽意；患者正确对待疾病，配合治疗，安神定志，意守感传，既体现了医者的良好医德，又贯穿心理疗法于其中，所以能更好地发挥针灸疗法的作用，提高治疗效果，同时还能有效地防止针灸异常现象和意外事故的发生。

（张鸿婷）

第二节 清热温寒

寒与热是表示疾病性质的两条纲领。在诸多疾病的演变过程中，都会出现寒热的变化。由于外来之邪或属寒或属热，侵入机体后或从热化或从寒化，所以清热温寒也就成为治疗的根本大法之一。清法是通过针刺疏风散热、清热解毒、泄热开窍的一种治法，用于热证的治疗，温法是通过针灸温养阳气、温通经络、温经散寒的一种治法，用于寒证的治疗。《素问·至真要大论》曰："寒者热之，热者寒之，温者清之，清者温之。"《素问·五常政大论》曰："治热以寒，温而行之，治寒以热，凉而行之；治温以清，冷而行之，治清以温，热而行之。"以上都是关于清热温寒治疗原则的最早记录。

热证用清法，即以寒治热；寒证用温法，即以热治寒，均属于正治法。《灵枢·经脉》曰"热则疾之，寒则留之"，是针对热证和寒证制定的清热温寒的针刺手法。

一、清热

热指邪热亢盛，或为外感风寒、风热引起的表热证，或为脏腑阳盛郁结的里热证，或为气血壅盛于经络的局部热证。根据"热者寒之"、"热者疾之"的治疗原则，诸热证皆宜行清泻法，以毫针浅刺疾出或点刺出血。

《灵枢·经脉》曰："热则疾之。"《灵枢·九针十二原》进一步解释说："刺诸热者，如以手探汤。""疾"与"急"通，有快速针刺之义；"以手探汤"形象地描述针刺手法的轻巧快速。以上指出了热证的治疗原则是浅刺疾出或点刺出血，手法宜轻而快，少留针或不留针，针用泻法，以清泄热邪。

例如，风热感冒常取大椎、曲池、合谷、外关等穴，浅刺疾出即可达清热解表之目的。若伴有咽喉肿痛，可用三棱针在少商点刺出血，以加强泄热、消肿止痛的作用。

《灵枢·邪气脏腑病形》曰："刺缓者，浅内而疾发针"刺缓即刺热，热则脉缓。当然，任何一种治疗原则都不是绝对的，热证的浅刺疾出的治法也不例外。当热邪入里（"阴有阳疾"）时，就应该深刺留针，并可配合运用"透天凉"的复式针刺手法。

二、温寒

寒指阴寒过盛，或为外感风寒引起的表寒证，或为寒湿闭阻经络的寒痹证，或为脏腑功能衰退、阳气不足的里寒证。根据"寒者热之"、"寒者留之"的治疗原则，诸寒证皆宜用灸法施治。因为艾灸能温通经络、益阳祛寒。针刺则应深刺久留，以候阳气。《灵枢·邪气脏腑病形》曰："刺急者，深内而久留之。"刺急即刺寒，寒则脉急。

《灵枢·经脉》曰："寒则留之。"《灵枢·九针十二原》进步解释说"刺寒清者，如人不敢行。""留"即留针之义，"人不欲行"也形象地描述了针刺手法应深而久留，指出了寒证的治疗原则是深刺而久留针，以达温经散寒的目的，因阳虚寒盛，针刺不易得气，故应留针候气。加艾施灸更是助阳散寒的直接措施，主要适用于以风寒湿痹为患的肌肉、关节疼痛及寒邪入里之证。阳气得复，寒邪乃散。若寒邪在表，留于经络，艾灸施治最为相宜。若寒邪在里，凝滞脏腑，则针刺应深而久留，或配合施行"烧火山"复式针刺手法，或加用艾灸，以温针法最为适宜。

《灵枢·禁服》曰："脉血结于中，中有着血，血寒，故宜灸之。"这也是寒证用灸的一种。血寒是血脉中阳气不足、阴寒过盛，或寒邪直中血分，致血脉凝滞。例如，血寒导致胞脉闭阻引起的闭经、痛经，血寒导致血脉凝滞引起的寒痹、脱骨疽，旨属此类，在治疗上应遵循"血寒灸之"的原则施以灸疗，以扶阳祛寒、温通血脉。

三、温清并用

在临床上，热证和寒证的表现往往是错综复杂、变化多端的，诸如表热里寒或表寒里热、上热下寒或下热上寒、真寒假热或真热假寒等。所以，清热温寒治则的运用必须灵活掌握。单纯的热证和寒证就单用清热或温寒法，若是寒热相间，错杂而现，则必须温清并用以求治。例如，表热里寒，症见发热、口渴等外在热象，又有虽热却喜盖衣被、口渴但不欲饮（虽饮也仅求少量热饮）、小便清长等内在寒象，此乃内寒过盛、逼热外泄所致。治宜内温足阳明、太阴，针用补法或灸足三里、三阴交；外清手阳明、手太阴，毫针浅刺曲池、合谷、列缺。又如，上热下寒，症见心烦、口渴、咽干而痛等上热征象，又有腹痛喜按、便溏肢冷等下寒征象，此乃下焦阴寒过盛，致使阳热浮越于上。治宜温补下焦，引热下行，下灸气海、关元、三阴交，驱散寒邪；上针膻中、内关、列缺，清泻上焦。若见真寒假热，应在温寒的基础上佐以清热，若见真热假寒，则在清热的基础上佐以温寒。

（张鸿婷）

第三节　补虚泻实

补虚泻实即扶正祛邪。补虚就是扶助正气，泻实就是祛除病邪。《素问·通评虚实论》曰："邪气盛则实，精气夺则虚。"可见，虚指正气不足，实指邪气有余。虚者宜补，实者宜泻。《灵枢·经脉》曰："盛则泻之，虚则补之……陷下则灸之，不盛不虚以经取之。"《灵枢·九针十二原》曰："虚则实之，满则泄之，菀陈则除之，邪盛则虚之。"这些都是针对虚证、实证制定的补虚泻实的治疗原则。人体正气和病邪的盛衰决定着病证的虚实，针灸的补虚与泻实是通过针法和灸法激发机体本身的调节功能，从而产生补泻作用。

一、虚则补之

"虚则补之"、"虚则实之"，是指虚证的治疗原则应该用补法。该原则适用于治疗各种慢性虚弱性病证，诸如精神疲乏、肢软无力、气短、腹泻、遗尿、产后乳少，以及身体素虚、大病或久病后气血亏损、肌肉酸软无力、肢体瘫痪失用等。补虚就是扶助机体的正气，增强脏腑组织的功能，补益人体的阴阳气血，以抗御病邪。在正邪交争的过程中，正气不足并成为矛盾的主要方面时，其证候表现为虚证。例如，大病、久病，或大汗、剧吐、久泻、久痢、大出血之后，阳气耗伤、损及阴血，均会导致正气虚弱、功能减退，表现为精神萎靡、疲乏无力、形寒肢冷、面色苍白或萎黄、心悸气短或五心烦热、自汗盗汗、大便滑脱、小便失禁、遗精、阳痿、月经量少或色淡、性功能低下、舌淡、少苔或无苔、脉微弱无力。若偏于阳虚、气虚，针用补法，加灸；偏于阴虚、血虚，针用补法或平补平泻，血虚者可加灸。若阴阳俱虚，则灸治为上。《灵枢·官能》曰："阴阳皆虚，火自当之。"常取关元、气海、命门、膏肓、足三里，以及有关脏腑经脉的背俞穴、原穴，针灸并用（皆宜补法），以达到振奋脏腑功能、促进气血化生、益气养血、强身健体的目的。

二、陷下则灸之

"陷下则灸之"属于"虚则补之"的范畴。《灵枢·禁服》曰："陷下者，脉血结于中，中有着血，血寒，故宜灸之。"所谓"陷下"，有多种含义：

一是指中气不足、失于固摄而导致脏腑功能低下或有关组织下垂，二是指血络空虚，《灵枢·经脉》曰"十五络者，实则必见，虚则必下，视之不见"，即是谓此，三是指脉象沉伏无力，唐代王冰在注解《灵枢·经脉》时说"脉虚气少，故陷下也"，明代张介宾注为"沉伏不起也"；四是指阳气暴脱、脉微欲绝之危象，针灸临床对于因脏腑、经络之气虚弱，中气不足，对气血和内脏失去固摄能力而出现的一系列气虚病证，如久泻、久痢、遗尿、崩漏、脱肛、子宫脱出及其他内脏下垂等，常灸百会、神阙、气海、关元、中脘、脾俞、胃俞、肾俞、足三里等穴，以补中益气、升阳举陷。对于失血过多、大汗不止、四肢厥冷、阳气暴脱、血压下降、脉微欲绝等虚脱危象，更应重灸上述腧穴，以升阳固脱、回阳救逆。

三、实则泻之

"盛则泻之"、"满则泄之"、"邪盛则虚之"都是泻损邪气的意思，可统称为"实则泻之"。实证治疗原则是用泻法或点刺出血。例如，对高热、中暑、昏迷、惊厥、痉挛及各种原因引起的剧痛等实热证，在正气未衰的情况下，取大椎、合谷、太冲、委中、水沟、十宣、十二井穴等，只针不灸，用泻法或点刺出血，即能达清泄实热之目的。若病属本虚标实，正气已衰退，则应泻实与补虚兼顾，或者先行补虚，而后泻实。例如，对邪实正虚的鼓胀病，一味泻实或单纯补虚都是片面的，唯有虚实同治、攻补兼施才是理想之策。

四、菀陈则除之

"菀陈则除之"是"实则泻之"的一种。"菀"同"瘀"，有瘀结、瘀滞之义。"陈"即"陈旧"，引申为时间长久。"菀陈"泛指络脉瘀阻之类的病变。"除"即"清除"，指清除瘀血的刺血疗法，与《素问·阴阳应象大论》所说的"血实者决之"含义相同，即瘀血闭阻或邪入营血、郁结不解、久痛入络形成的血实证，应用刺血之法括血化瘀、疏通经络。《素问·针解》曰："菀陈则除之，是出恶血也。"王冰注云："菀，积也；陈，久也；除，去也。言络脉之中血积而久者，针刺而除去之也。"指出由络脉瘀阻而引起的病证，应以三棱针点刺出血。例如，由于闪挫扭伤、毒虫咬伤、丹毒等引起的肌肤红肿热痛或青紫肿胀，即可选用局部络脉或瘀血部位施行三棱针点刺出血术，以活血化瘀、消肿止痛，对病情较重者，可以施行点刺出血后加拔火罐，这样可以排出更多的恶血，促使病愈。其他如腱鞘囊肿、小儿疳积的点刺放液治疗也属此类。

五、不盛不虚以经取之

"不盛不虚以经取之"，并非病证本身无虚实可言，而是脏腑、经络的虚实表现不甚明显或虚实兼而有之。主要是由于病变脏腑、经脉本身时性的气血紊乱，而不涉及其他脏腑、经脉，属本经自病。《灵枢·禁服》曰："不盛不虚，以经取之，名曰'经刺'。"《难经六十九难》曰："不虚不实，以经取之者，是正经自生病，不中他邪也，当自取其经，故言以经取之。"都说明治疗应按本经循经取穴，以原穴和五输穴最为适宜。当针下得气后，再行均匀的提插捻转（即"平补平泻"）手法，使本经气血调和，脏腑功能恢复正常。在临床上，虚证和实证的表现是错综复杂、变化多端的，诸如表虚里实或表实里虚、上虚下实或上实下虚、真虚假实或真实假虚等。所以，补虚泻实治则的运用也必须灵活应变。单纯的虚证和实证，就单用补法或泻法。若是虚实夹杂，相兼出现，则必须补泻兼施以求治，并结合虚实程度的轻重缓急，决定补泻的先后多少——或先补后泻，或先泻后补，或上补下泻，或上泻下补；或左泻右补，或左补右泻。如阴虚不能制阳引起的肝阳上亢之证，本着育阴潜阳的治法，补太溪、复溜以滋养肾阴，泻太冲、行间以平降肝阳。又如胆虚肝实证患者，既有惊悸、失眠之主症，又有心烦易怒、两胁胀痛之兼症，治疗就应先取丘墟、胆俞补胆之虚，再取行间、期门泻肝之实。如此补泻兼施，治疗有序，必有捷效。再如针灸临床常见的面瘫、半身不遂等病症，也应根据不同病情，施行左补右泻或右补左泻之法，以侧节机体左右经络的虚实，恢复相对平衡状态，促进疾病痊愈。

补虚泻实既是针灸治疗原则，又是针灸治病的重要方法。《灵枢·九针十二原》曰"无实无虚，损不足而益有余，是谓甚病。"明确指出补泻不可误用，不可犯"虚虚实实"之戒，否则就会造成"补泻反则病益笃"（《灵枢·邪气脏腑病形》）的不良后果。

（张鸿婷）

第四节　标本缓急

标与本是一个相对的概念，指在疾病的发展变化中各种矛盾的主次关系。标本含义颇广，可以说明疾病过程中各矛盾的本末、主次、先后关系。从病变部位来说，内为本、外为标，从邪正双方来说，正气为本、邪气为标；从病因与症状来说，病因为本、症状为标；从疾病来说，原发病为本、继发病为标。在针灸治疗中，要根据具体情况，处理好治标与治本的关系，确立相应的治疗原则。

一、治病求本

治病求本，就是针对疾病的根本原因进行治疗。临床症状只是疾病反映于外的现象，治疗要经过辨证，确立证型，最终找到疾病的本质，给予相应的治疗。《素问·阴阳应象大论》曰："治病必求其本。"这是在大多数情况下治疗疾病所要坚持的基本原则。运用这一治则的关键在于抓住疾病的根本原因，如外感风寒引起的发热，阴虚是其本，发热是其标，此时用补阴的治法，则虚热亦可自退还有根据症状出现的先后区分标本的，如梅尼埃病所表现的眩晕引起呕吐，眩晕是本，呕吐是标，应先治眩晕，可刺风池、印堂或神庭等穴，眩晕控制则呕吐随之而止。如为神经性呕吐，呕吐为本，眩晕为标，就应先治呕吐，可刺内关、中脘、足三里等，待吐止则眩晕也随之而愈。

二、急则治标

在某些特殊情况下，标病甚急，如不及时处理就可危及生命或影响疾病的治疗，此时治本不能救其急，应急治其标。如中风闭证，论其病因多数由于年老肾阴亏耗、肝阳上扰而发病，但此时病势危急，应当醒脑开窍，刺十宣、水沟、百会等穴，先治其标，待神志清醒，再调补肝肾、疏通经络以治其本。又如支气管哮喘发作时，痰涎上涌，呼吸困难，此时也要先治其标，以豁痰平喘，刺列缺、丰隆、天突、膻中等穴，待哮喘平息后，再调补肺肾、脾胃，以治其本。

三、缓则治本

在标病并不急迫的情况下，应遵循治病求本的原则，以治其本如外感风寒引起的咳嗽，病因以风寒为本、症状咳嗽为标，可针刺大椎、风池、列缺以疏风散寒治其本，风寒去则咳嗽自愈。再如妇女更年期综合征，多数为肝肾阴亏，肾水亏不能涵养肝木，就容易导致肝阳上亢，当用缓则治其本的治则补益肝肾以潜其阳，可针刺复溜、三阴交、关元、肾俞、太冲等穴。

四、标本同治

病有标本缓急，所以治有先后，疾病在发展过程中出现标病与本病俱缓或俱急的状态时，可采用标本同治之法。例如高血压，如属于肾阴虚、肝阳亢，症见眩晕、头痛重并有漂浮感、耳鸣健忘、心悸失眠、舌质红、苔薄白或薄黄、脉弦细而数，可针刺太溪、照海、肾俞等穴补肾以治其本，同时针刺太冲、行间、风池等穴泻肝以治其标。另外，外感病中病邪由表传里出现表里同病，如感受寒邪引起发热、腹泻兼见时，在针泻合谷、曲池清热解表的同时，应针泻天枢、上巨虚以清其里。

（张鸿婷）

第五节 三因制宜

中医学认为，人与自然界是统一的整体，季节、地理环境等因素的变化会直接影响到人，所以在疾病的治疗中也要充分考虑这些因素的作用；同时，人的个体差异也须在治疗方法上有所区别。三因制宜是指因时、因地、因人制宜，即根据季节（包括时辰）、地理和治疗对象的不同情况而制订治疗方案。三因制宜的核心是说明在针灸治疗中不能孤立地看待疾病，既要看到人的整体性，又要注意个体差异。人与自然有着密不可分的关系，将其作为一个整体才能收到较好的治疗效果。

一、因时制宜

因时制宜是指在针灸治疗时，根据患者所处的季节与时辰制订相应的治疗方案。四时气候的变化对人体的生理功能和病理变化有一定的影响，春夏之季，阳气升发，人体气血趋向体表，病邪伤人是在体表；秋冬之季，阴气渐盛，人体气血潜藏于内，病邪伤人多在深部。在治疗上春夏宜浅刺，秋冬宜深刺。历代医家还根据人体气血流注的盛衰情况及一日之内不同时辰的变化，提出子午流注、灵龟八法、飞腾八法等按时取穴的治疗方法。因时制宜还包括要根据病情选择有效的治疗时机，如疟疾多在发作前 2~3h 针刺，痛经一般在月经来潮前 1~2d 开始针刺，均是提高疗效的有效方法。

二、因地制宜

因地制宜是根据不同的地理环境制订治疗方案。由于地理环境、气候条件和生活习惯的不同，人体的生理活动和病理特点也有不同，所以治疗方法也有差别。《素问·异法方宜论》指出："北方者……其地高陵居，风寒冰冽，其民乐野处而乳食，脏寒生满病，其治宜灸焫。故灸焫者，亦从北方来。南方者…其地下，水土弱，雾露之所聚也，其民嗜酸而食，故其民皆致理而赤色，其病挛痹，其治宜微针。"即地高气寒之所，多用灸法；温暖潮湿之地，多用针法。

三、因人制宜

因人制宜指根据患者的体质、年龄、性别等的不同特点进行确定治疗原则。人的体质有强有弱，有的偏寒，有的偏热，对针刺的耐受各不相同，针刺时需要加以区别。男女性别不同，各有其生理特点，尤其是妇女患者，在经期、妊娠、产后等时期治疗时需要加以考虑。老年人气血衰少，生理功能减退，不宜强刺激；壮年气血旺盛，皮肤坚固，可深刺久留针；小儿气血未充，脏腑娇嫩，宜浅刺不留针。《灵枢·逆顺肥瘦》说"年质壮大，气血充盈，肤革坚固，因加以邪，刺此者，深而留之……婴儿者，其肉脆血少气弱，刺此者，以毫针，浅刺而疾发针，日再可也。"患者的个体差异，是决定手法轻重的重要因素。体质虚弱、皮肤薄嫩、对针刺敏感者，针刺手法宜轻，体质强壮、皮肤粗厚、针感较迟钝者，针刺手法宜重。

（张鸿婷）

第六节　同病异治与异病同治

针灸治病是通过在经络腧穴上进行手法操作发挥机体的调节作用来实现的。正确运用各种治法，还须灵活掌握同病异治与异病同治的原则。同病异治是指同一疾病用不同的方法治疗，异病同治是指不同的疾病用同一方法治疗。这种治则是以中医学的病机异同为依据的。

一、同病异治

某些疾病，其发病部位和症状虽然相同，但病机不同，所以在治则和治法上也因之而异。同是胃病，有病邪阻滞、肝气犯胃、脾胃虚寒和瘀血凝滞等不同病因病机。因此，在治法上就有散寒止痛、消食导滞、疏肝理气、温补脾胃、祛瘀通络之异。如果感受寒邪，针用泻法，留针，加大壮隔姜灸以逐寒邪；饮食停滞者，针用泻法以导积滞；肝气瘀滞者，用平针法以疏肝理气，脾胃阳气不振者，针用补法，可留针，用小壮温灸，胃痛日久入络、血瘀气滞者，针用泻法，以理气活血化瘀。

二、异病同治

有些疾病，其发病部位和症状虽然不同，但主要病机相同，就可采用同一种方法治疗。例如，肝胆气火上逆引起的头痛和肝胆气机阻滞的胁痛，尽管发病部位不同，但都属于肝胆气机失调，均可选用手足厥阴经和手足少阳经的腧穴，如募穴、背俞穴，针用泻法以调其气机。又如，内脏下垂可发生于胃、肾、子宫、直肠等脏器，其部位和症状虽然不同，但病机均属于气虚下陷，因而在治疗时均可用补气升陷的治法。由上可见，同病异治、异病同治与病机是密切相关的。

（涂元宝）

第五章

脑系病证

第一节　癫狂

癫病以精神抑郁，表情淡漠，沉默痴呆，语无伦次，静而少动为特征；狂病以精神亢奋，狂躁刚暴，喧扰不宁，毁物打骂，动而多怒为特征。癫病与狂病都是精神失常的疾病，两者在临床上可以互相转化，故常并称。

癫之病名最早见于马王堆汉墓出土的《足臂十一脉灸经》"数瘨疾"。癫狂病名出自《内经》。该书对于本病的症状、病因病机及治疗均有较详细的记载。在症状描述方面，如《灵枢·癫狂》篇说："癫疾始生，先不乐，头重痛，视举，目赤，甚作极，已而烦心"、"狂始发，少卧，不饥，自高贤也，自辨智也，自尊贵也，善骂詈，日夜不休。"在病因病机方面，《素问·至真要大论篇》说："诸躁狂越，皆属于火。"《素问·脉要精微论篇》说："衣被不敛，言语善恶，不避亲疏者，此神明之乱也。"《素问·脉解篇》又说："阳尽在上，而阴气从下，下虚上实，故狂癫疾也。"指出了火邪扰心和阴阳失调可以发病。《灵枢·癫狂》篇又有"得之忧饥"、"得之大恐"、"得之有所大喜"等记载。明确指出情志因素亦可以导致癫狂的发生。《素问·奇病论篇》说："人生而有病癫疾者，此得之在母腹中时。"指出本病具有遗传性。在治疗方面，《素问·病能论篇》说："帝曰：有病怒狂者，其病安生？岐伯曰：生于阳也。帝曰：治之奈何？岐伯曰：夺其实即已，夫食入于阴，长气于阳，故夺其食则已，使之服以生铁落为饮，夫生铁落者，下气疾也。"至《难经》则明确提出癫与狂的鉴别要点，如《二十难》记有"重阳者狂，重阴者癫"，而《五十九难》对癫狂二证则从症状表现上加以区别，其曰："狂癫之病何以别之？然：狂疾之始发，少卧而不饥，自高贤也，自辨智也，自倨贵也，妄笑好歌乐，妄行不休是也。癫疾始发，意不乐，僵仆直视，其脉三部阴阳俱盛是也。"对两者的鉴别可谓要言不烦。

汉代张仲景《金匮要略·五脏风寒积聚病脉证治》说："邪哭（作'入'解）使魂魄不安者，血气少也，血气少者属于心，心气虚者，其人则畏；合目欲眠，梦远行而精神离散，魂魄妄行。阴气衰者为癫，阳气衰者为狂。"对本病的病因作进一步的探讨，提出因心虚而血气少，邪乘于阴则为癫，邪乘于阳则为狂。

唐宋以后，对癫狂的证候描述更加确切，唐代孙思邈《备急千金要方·风癫》曰："示表癫邪之端，而见其病，或有默默而不声，或复多言而漫说，或歌或哭，或吟或笑，或眠坐沟渠，瞰于粪秽，或裸形露体，或昼夜游走，或嗔骂无度，或是蜚蛊精灵，手乱目急。"对癫狂采用针药并用的治疗方式。

金元时代对癫狂的病因学说有了较大的发展。如金代刘完素《素问玄机原病式·五运主病》说："经注曰多喜为癫，多怒为狂，然喜为心志，故心热甚则多喜而为狂，况五志所发，皆为热，故狂者五志间发。"元代朱丹溪《丹溪心法·癫狂篇》云："癫属阴，狂属阳……大率多因痰结于心胸间。"提出了癫狂的发病与"痰"有关的理论，并提出"痰迷心窍"之说，对于指导临床实践具有重要意义，也为后世许多医家所遵循。此时不仅对病因病机的认识更臻完善，而且从实践中也积累了一些治疗本病的经验。如治癫用养心血、镇心神、开痰结，治狂用大吐下之法。此外，《丹溪心法》还记有精神治疗的方法。

及至明清两代，不少医家对本病证治理法的研究多有心得体会。如明代楼英《医学纲目》卷二十五记有："狂之为病少卧，少卧则卫独行，阳不行阴，故阳盛阴虚，令昏其神。得睡则卫得入于阴，而阴得卫镇，不虚，阳无卫助，不盛，故阴阳均平而愈矣。"对《内经》狂病，由阴阳失调而成的理论有所发挥。再如李梴、张景岳等对癫狂二证的区别，分辨甚详。明代李梴《医学入门·癫狂》说："癫者异常也，平日能言，癫则沉默；平日不言，癫则呻吟，甚则僵卧直视，心常不乐"、"狂者凶狂也，轻则自高自是，好歌好舞，甚则弃衣而走，逾垣上屋，又甚则披头大叫，不避水火，且好杀人。"明代张介宾《景岳全书·癫狂痴呆》说："狂病常醒，多怒而暴；癫病常昏，多倦而静。由此观之，则其阴阳寒热，自有冰炭之异。"明代王肯堂《证治准绳》中云："癫者，俗谓之失心风。多因抑郁不遂……精神恍惚，言语错乱，喜怒不常。"这一时期的医家肯定了癫狂痰迷心窍的病机，治疗多主张治癫宜解郁化痰、宁心安神为主；治狂则先夺其食，或降其火，或下其痰，药用重剂，不可畏首畏尾。明代戴思恭《证治要诀·癫狂》提出："癫狂由七情所郁，遂生痰涎，迷塞心窍。"明代虞抟《医学正传》以牛黄清心丸治癫狂，取其豁痰清心之意。至王清任又提出了血瘀可病癫狂的论点，并认识到本病与脑有着密切的关系。如王清任《医林改错》癫狂梦醒汤谓："癫狂一证……乃气血凝滞脑气，与脏腑气不接，如同做梦一样。"清代何梦瑶《医碥·狂癫痫》剖析狂病病机为火气乘心，劫伤心血，神不守舍，痰涎入踞。清代张璐《张氏医通·神志门》集狂病治法之大成："上焦实者，从高抑之，生铁落饮；阳明实则脉伏，大承气汤去厚朴加当归、铁落饮，以大利为度；在上者，因而越之，来苏膏，或戴人三圣散涌吐，其病立安，后用洗心散、凉膈散调之；形证脉气俱实，当涌吐兼利，胜金丹一服神效……《经》云：喜乐无极则伤魄，魄伤则狂，狂者意不存，当以恐胜之，以凉药补魄之阴，清神汤。"

综上所述，历代医家则对癫狂的病因、病机、临床症状及治疗进行了较多的论述，对后世有较大的影响。

癫病与狂病都是精神失常的疾患，其表现类似于西医学的某些精神病，精神分裂症的精神抑郁型、心境障碍中躁狂抑郁症的抑郁型、抑郁发作大致相当于癫病。精神分裂症的紧张性兴奋型及青春型、心境障碍中躁狂抑郁症的躁狂型、躁狂发作、急性反应性精神病的反应兴奋状态大致相当于狂病。凡此诸病出现症状、舌苔、脉象等临床表现与本篇所述相同者，均可参考本篇进行辨证论治。

一、病因病机

癫狂发生的原因，总与七情内伤密切相关，或以思虑不遂，或以悲喜交加，或以恼怒惊恐，皆能损伤心、脾、肝、胆，导致脏腑功能失调和阴阳失于平秘，进而产生气滞、痰结、火郁、血瘀等，蒙蔽心窍而引起神志失常。狂病属阳，癫病属阴，病因病机有所不同。如清代叶天士《临证指南医案》龚商年按："狂由大惊大恐，病在肝胆胃经，三阳并而上升，故火炽则痰涌，心窍为之闭塞。癫由积忧积郁，病在心脾包络，三阴蔽而不宣，故气郁则痰迷，神志为之混淆。"

癫狂发生的存在原发病因、继发病因和诱发因素。原发病因有禀赋不足，情志内伤和饮食不节；继发病因有气滞、痰结、火郁、血瘀等；诱发因素有情志失节，人事怫意，突遭变乱及剧烈的情志刺激。癫病起病多缓慢，渐进发展，癫病病位在肝、脾、心、脑，病之初起多表现为实证，后转换为虚实夹杂，病程日久，损伤心、脾、脑、肾，转为虚证。狂病急性发病，狂病病位在肝、胆、胃、心、脑，病之初起为阳证、热证、实证，渐向虚实夹杂转化，终至邪去正伤，渐向癫病过渡。

兹从气、痰、火、瘀四个方面对本病的病因病机列述如下。

1. 气机阻滞　《素问·举痛论篇》有"百病皆生于气"之说，平素易怒者，由于郁怒伤肝，肝失疏泄，则气机失调，气郁日久，则进一步形成气滞血瘀，或痰气互结，或气郁化火，阻闭心窍而发为癫狂。正如《证治要诀·癫狂》所说"癫狂由七情所郁，遂生痰涎，迷塞心窍"。

2. 痰浊蕴结　自从金元时代朱丹溪提出癫狂与"痰"有关的论点以后，不少医家均宗其说。如明代张景岳《景岳全书·癫狂痴呆》说："癫病多由痰气，凡气有所逆，痰有所滞，皆能壅闭经络，格塞心窍。"近代张锡纯《医学衷中参西录·医方》明确指出"癫狂之证，乃痰火上泛，瘀塞其心与脑相连窍络，以致心脑不通，神明皆乱"。由于长期的忧思郁怒造成气机不畅，肝郁犯脾，脾失健运，痰涎内生，以致气血痰结。或因脾气虚弱，升降失常，清浊不分，浊阴蕴结成痰，则为气虚痰结。无论气郁痰结或气虚痰结，总由"痰迷心窍"而病癫病。若因五志之火不得宣泄，炼液成痰，或肝火乘胃，津液被熬，结为痰火；或痰结日久，郁而化火，以致痰火上扰，心窍被蒙，神志遂乱，也可发为狂病。

3. 火郁扰神 《内经》早就指出狂病与火有关。如《素问·至真要大论篇》指出："诸躁狂越，皆属于火。"《素问·阳明脉解篇》又说："帝曰：病甚则弃衣而走，登高而歌，或至不食数日，逾垣上屋，所上之处，皆非其素所能也，病反能者何也？岐伯曰：四肢者，诸阳之本也，阳盛则四肢实，实则能登高也"、"帝曰：其妄言骂詈不避亲疏而歌者何也？岐伯曰：阳盛则使人妄言骂詈，不避亲疏而不欲食，不欲食故妄走也。"因阳明热盛，上扰心窍，以致心神昏乱而发为狂病。《景岳全书·癫狂痴呆》亦说："凡狂病多因于火，此或以谋为失志，或以思虑郁结，屈无所伸，怒无所泄，以致肝胆气逆，木火合邪，是诚东方实证也，此其邪盛于心，则为神魂不守，邪乘于胃，则为暴横刚强。"综上所述，胃、肝、胆三经实火上升扰动心神，皆可发为狂病。

4. 瘀血内阻 由于血瘀使脑气与脏腑之气不相连接而发狂。如清代王清任《医林改错》说："癫狂一证，哭笑不休，詈骂歌唱，不避亲疏，许多恶态，乃气血凝滞，脑气与脏腑气不接，如同做梦一样。"并自创癫狂梦醒汤治疗本病。另外，王清任还创立脑髓说，其曰："灵机记性在脑者，因饮食生气血，长肌肉，精汁之清者，化而为髓"、"小儿无记性者，脑髓未满，高年无记性者，脑髓渐空。"联系本病的发生，如头脑发生血瘀气滞，使脏腑化生的气血不能正常的充养元神之府，或因血瘀阻滞脉络，气血不能上荣脑髓，则可造成灵机混乱，神志失常发为癫狂。

综上所述，气、痰、火、瘀均可造成阴阳的偏盛偏衰，而历代医家多以阴阳失调作为本病的主要病机。如《素问·生气通天论篇》说："阴不胜其阳，则脉流薄疾，并乃狂。"又《素问·宣明五气论篇》说："邪入于阳则狂，邪入于阴则痹，搏阳则为癫疾。"《难经·二十难》说："重阳者狂，重阴者癫。"所谓重阴重阳者，医家论述颇不一致。有说阳邪并于阳者为重阳，阴邪并于阴者为重阴；有说三部阴阳脉皆洪盛而牢为重阳，三部阴阳脉皆沉伏而细为重阴；还有认为气并于阳而阳盛气实者为重阳，血并于阴而阴盛血实者为重阴。概言之，两种属阳的因素重叠相加称为重阳，如平素好动、性情暴躁，又受痰火阳邪，此为重阳而病狂；两种属阴的因素重叠相加，称为重阴，如平素好静，情志抑郁，又受痰郁阴邪，此为重阴而病癫。此后在《诸病源候论》、《普济方》以及明清许多医家的著述中，也都说明机体阴阳失调，不能互相维系，以致阴虚于下，阳亢于上，心神被扰，神明逆乱而发癫狂。

此外，张仲景《伤寒论》尚有蓄血发狂的记载，应属血瘀一类；由于思虑太过，劳伤心脾，气血两虚，心失所养亦可致病。《医学正传·癫狂痫证》说："癫为心血不足。"癫狂病的发生还与先天禀赋有关，若禀赋充足，体质强壮，阴平阳秘，虽受七情刺激也只是短暂的情志失畅；反之禀赋素虚，肾气不足，复因惊骇悲恐，意志不遂等七情内伤，则每可引起阴阳失调而发病。禀赋不足而发病者往往具有家族遗传性，其家族可有类似的病史。

二、诊断

（一）发病特点

本病发生与内伤七情密切相关，性格暴躁、抑郁、孤僻、易于发怒、胆怯疑虑等，是发病的常见因素；头颅外伤、中毒病史对确定诊断也有帮助。但其主要诊断依据是灵机、情志、行为三方面的失常。所谓灵机即记性、思考、谋虑、决断等方面的功能表现。

（二）临床表现

本病的临床症状大致可分为4类，兹分述于后。

（1）躁狂症状：如弃衣而走，登高而歌，数日不食而能逾垣上屋，所上之处，皆非其力所能，妄言骂詈，不避亲疏，妄想丛生，毁物伤人，甚至自杀等，其证属实热，为阳气有余的症状。

（2）抑郁症状：如精神恍惚，表情淡漠，沉默痴呆，喃喃自语或语无伦次，秽洁不知，颠倒错乱，或歌或笑，悲喜无常，其证多偏于虚。为阴气有余的症状，或为痰气交阻。

（3）幻觉症状：幻觉是患者对客观上不存在的事物，却感到和真实的一样，可有幻视、幻听、幻嗅、幻触等症。如早在《灵枢·癫狂》就对幻觉症状有明确的记载："目妄见，耳妄闻……善见鬼神。"再如明代李梴《医学入门·癫狂》记有："视听言动俱妄者，谓之邪祟，甚则能言平生未见闻事及五色神鬼。"此处所谓邪祟，即为幻觉症状。

（4）妄想症状：妄想是与客观实际不符合的病态信念，其判断推理缺乏令人信服的根据，但患者坚信其正确而不能被说服。正如《灵枢·癫狂》所说："自高贤也，自辨智也，自尊贵也。"《中藏经·癫狂》也说："有自委曲者，有自高贤者。"此外，还可有疑病、自罪、被害、嫉妒等妄想症状。

这些临床症状不是中毒、热病所致，头颅CT及其他辅助检查没有阳性发现。

总之，癫病多见抑郁症状，呆滞好静，其脉多沉伏细弦；狂病多见躁狂症状，多怒好动，其脉多洪盛滑数，这是两者的区别。至于幻觉症状和妄想症状则既可见于癫病，也可见于狂病。

三、鉴别诊断

1. 痫病　痫病是以突然仆倒，昏不知人，四肢抽搐为特征的发作性疾患，与本病不难区分。但自秦汉至金元时期，往往癫、狂、痫同时并称，常常混而不清，尤其是癫病与痫病始终未能明确分清，及至明代王肯堂才明确提出癫狂与痫病的不同。如《证治准绳·癫狂痫总论》说："癫者或狂或愚，或歌或笑，或悲或泣，如醉如痴，言语有头无尾，秽洁不知，积年累月不愈"；"狂者病之发时猖狂刚暴，如伤寒阳明大实发狂，骂詈不避亲疏，甚则登高而歌，弃衣而走，逾垣上屋，非力所能，或与人语所未尝见之事"；"痫病发则昏不知人，眩仆倒地，不省高下，甚而瘛疭抽掣，目上视，或口眼歪斜，或口作六畜之声。"至此已将癫狂与痫病截然分开，为后世辨证治疗指出了正确方向。

2. 谵语、郑声　谵语是因阳明实热或温邪入于营血，热邪扰乱神明，而出现神志不清、胡言乱语的重症。郑声是指疾病晚期心气内损，精神散乱而出现神志不清，不能自主，语言重复，语声低怯，断续重复而语不成句的垂危征象。狂病与谵语、郑声在症状表现上是不同的，如《东垣十书·此事难知集·狂言谵语郑声辨》记有"狂言声大开自与人语，语所未尝见事，即为狂言也。谵语者，合目自语，言所日用常见常行之事，即为谵语也。郑声者，声战无力，不相接续，造字出于喉中，即郑声也"。

3. 脏躁　脏躁好发于妇人，其症为悲伤欲哭，数欠伸，像如神灵所作，但可自制，一般不会自伤及伤害他人，与癫狂完全丧失自知力的神志失常不同。

四、辨证

（一）辨证要点

1. 癫病审查轻重　精神抑郁，表情淡漠，寡言呆滞是癫病的一般症状，初发病时常兼喜怒无常，喃喃自语，语无伦次，舌苔白腻，此为痰结不深，证情尚轻。若病程迁延日久，则见呆若木鸡，目瞪如愚，灵机混乱，舌苔渐变为白厚而腻，乃痰结日深，病情转重。久则正气日耗，脉由弦滑变为滑缓，终至沉细无力。倘使病情演变为气血两虚，而症见神思恍惚，思维贫乏，意志减退者，则病深难复。

2. 狂病明辨虚实　狂病应区分痰火、阴虚的主次先后，狂病初起是以狂暴无知，情感高涨为主要表现，概由痰火实邪扰乱神明而成。病久则火灼阴液，渐变为阴虚火旺之证，可见情绪焦躁，多言不眠，形瘦面赤舌红等症状。这一时期，分辨其主次先后，对于确定治法处方是很重要的。一般说，亢奋症状突出，舌苔黄腻，脉弦滑数者，是痰火为主，而焦虑、烦躁、失眠、精神疲惫，舌质红少苔或无苔，脉细数者，是阴虚为主。至于痰火、阴虚证候出现的先后，则需对上述证候，舌苔、脉象的变化作动态的观察。

（二）证候

1. 癫病　如下所述。

（1）痰气郁结：精神抑郁，表情淡漠，寡言呆滞，或多疑虑，语无伦次，或喃喃自语，喜怒无常，甚则痛不欲生，不思饮食。舌苔白腻，脉弦滑。

病机分析：因思虑太过，所愿不遂，使肝气被郁，脾失健运而生痰浊。痰浊阻蔽神明，故出现抑郁、呆滞、语无伦次等症；痰扰心神，故见喜怒无常，痛不欲生，又因痰浊中阻，故不思饮食。苔腻、脉滑皆为气郁痰结之征。

（2）气虚痰结：情感淡漠，不动不语，甚则呆若木鸡，目瞪如愚，傻笑自语，生活被动，灵机混乱，甚至目妄见，耳妄闻，自责自罪，面色萎黄，便溏溲清。舌质淡，舌体胖，苔白腻，脉滑或脉弱。

病机分析：癫久正气亏虚，脾运力薄而痰浊益甚。痰结日深，心窍被蒙，故情感淡漠而呆若木鸡，甚至灵机混乱，出现幻觉症状；脾气日衰故见面色萎黄，便溏、溲清诸症。舌淡胖，苔白腻，脉滑或弱皆为气虚痰结之象。

（3）气血两虚：病程漫长，病势较缓，面色苍白，多有疲惫不堪之象，神思恍惚，心悸易惊，善悲欲哭，思维贫乏，意志减退，言语无序，魂梦颠倒。舌质淡，舌体胖大有齿痕，舌苔薄白，脉细弱无力。

病机分析：癫病日久，中气渐衰，气血生化乏源，故面色苍白，肢体困乏，疲惫不堪；因心血内亏，心失所养，可见神思恍惚，心悸易惊，意志减退诸症。舌胖，脉细是气血俱衰之征。

2. 狂病　如下所述。

（1）痰火扰心：起病急，常先有性情急躁，头痛失眠，两目怒视，面红目赤，突然狂暴无知，情感高涨，言语杂乱，逾垣上屋，气力逾常，骂詈叫号，不避亲疏，或毁物伤人，或哭笑无常，登高而歌，弃衣而走，渴喜冷饮，便秘溲赤，不食不眠。舌质红绛，苔多黄腻，脉弦滑数。

病机分析：五志化火，鼓动阳明痰热，上扰清窍，故见性情急躁，头痛失眠；阳气独盛，扰乱心神，神明昏乱，症见狂暴无知，言语杂乱，骂詈不避亲疏；四肢为诸阳之本，阳盛则四肢实，实则登高、逾垣、上屋，而气力超乎寻常。舌绛苔黄腻，脉弦而滑数，皆属痰火壅盛，且有伤阴之势。以火属阳，阳主动，故起病急骤而狂暴不休。

（2）阴虚火旺：狂病日久，病势较缓，精神疲惫，时而躁狂，情绪焦虑、紧张，多言善惊，恐惧而不稳，烦躁不眠，形瘦面红，五心烦热。舌质红，少苔或无苔，脉细数。

病机分析：狂乱躁动日久，必致气阴两伤，如气不足则精神疲惫，仅有时躁狂而不能持久。由于阴伤而虚火旺盛，扰乱心神，故症见情绪焦虑，多言善惊，烦躁不眠，形瘦面红等。舌质红，脉细数，也为阴虚内热之象。

（3）气血凝滞：情绪躁扰不安，恼怒多言，甚则登高而歌，弃衣而走，或目妄见，耳妄闻，或呆滞少语，妄思离奇多端，常兼面色暗滞，胸胁满闷，头痛心悸，或妇人经期腹痛，经血紫暗有块。舌质紫暗有瘀斑，舌苔或薄白或薄黄，脉细弦，或弦数，或沉弦而迟。

病机分析：本证由血气凝滞使脑气与脏腑气不相接续而成，若瘀兼实热，苔黄，脉弦致，多表现为狂病；若瘀兼虚寒，苔白，脉沉弦而迟，多表现为癫病。但是无论属狂属癫，均以血瘀气滞为主因。

五、治疗

（一）治疗原则

1. 解郁化痰，宁心安神　癫病多虚，为重阴之病，主于气与痰，治疗宜解郁化痰，宁心安神，补养气血为主要治则。

2. 泻火逐痰，活血滋阴　狂病多实，为重阳之病，主于痰火、瘀血，治疗宜降其火，或下其痰，或化其瘀血，后期应予滋养心肝阴液，兼清虚火。

概言之，癫病与狂病总因七情内伤，使阴阳失调，或气并于阳，或血并于阴而发病，故治疗总则以调整阴阳，以平为期，如《素问·生气通天论篇》所说："阴平阳秘，精神乃治。"

（二）治法方药

1. 癫病　如下所述。

（1）痰气郁结：疏肝解郁，化痰开窍。

方药：逍遥散合涤痰汤加减。药用柴胡配白芍疏肝柔肝，可加香附、郁金以增理气解郁之力，其中茯苓、白术可以健脾化浊。涤痰汤为二陈汤增入胆南星、枳实、人参、石菖蒲、竹茹而成，胆南星、竹茹辅助二陈汤化痰，石菖蒲合郁金可以开窍，枳实配香附可以理气，人参可暂去之。单用上方恐其效力不达，须配用十香返生丹，每服1丸，口服两次，是借芳香开窍之力，以奏涤痰散结之功；若癫病因痰结气郁而化热者，症见失眠易惊，烦躁不安而神志昏乱，舌苔转为黄腻，舌质渐红，治当清化痰热，清心开窍，可用温胆汤送服至宝丹。

(2) 气虚痰结：益气健脾，涤痰宣窍。

方药：四君子汤合涤痰汤加减。药用人参、茯苓、白术、甘草四君益气健脾以扶正培本。再予半夏、胆南星、橘红、枳实、石菖蒲、竹茹涤除痰涎，可加远志、郁金，既可理气化痰，又能辅助石菖蒲宣开心窍。若神思迷惘，表情呆钝，症情较重，是痰迷心窍较深，治宜温开，可用苏合香丸，每服1丸，日服两次，以豁痰宣窍。

(3) 气血两虚：益气健脾，养血安神。

方药：养心汤加减。方中人参、黄芪、甘草补脾益气；当归、川芎养心血；茯苓、远志、柏子仁、酸枣仁、五味子宁心神；更有肉桂引药入心，以奏养心安神之功。若兼见畏寒蜷缩，卧姿如弓，小便清长，下利清谷者，属肾阳不足，应加入温补肾阳之品，如补骨脂、巴戟天、肉苁蓉等。

2. 狂病 如下所述。

(1) 痰火扰心：泻火逐痰，镇心安神。

方药：泻心汤合礞石滚痰丸加减。方中大黄、黄连、黄芩苦寒直折心肝胃三经之火，知母滋阴降火而能维护阴液，佐以生铁落镇心安神。礞石滚痰丸方用青礞石、沉香、大黄、黄芩、朴硝，逐痰降火，待痰火渐退，礞石滚痰丸可改为包煎。胸膈痰浊壅盛，而形体壮实，脉滑大有力者，可采用涌吐痰涎法，三圣散治之，方中瓜蒂、防风、藜芦三味，劫夺痰浊，吐后如形神俱乏，当以饮食调养。阳明热结，躁狂谵语，神志昏乱，面赤腹满，大便燥结，舌苔焦黄起刺或焦黑燥裂，舌质红绛，脉滑实而大者，宜先服大承气汤急下存阴，再投凉膈散加减清以泻实火；病情好转而痰火未尽，心烦失眠，哭笑无常者，可用温胆汤送服朱砂安神丸。

(2) 阴虚火旺：滋阴降火，安神定志。

方药：选用二阴煎加减，送服定志丸。方中生地、麦门冬、玄参养阴清热；黄连、木通、竹叶、灯芯草泻热清心安神；可加用白薇、地骨皮清虚热；茯神、炒酸枣仁、甘草养心安神。定志丸方用人参、茯神、石菖蒲、甘草，其方健脾养心，安神定志，可用汤药送服，也可布包入煎。若阴虚火旺兼有痰热未清者，仍可用二阴煎适当加入全瓜蒌、胆南星、天竺黄等。

(3) 气血凝滞：活血化瘀，理气解郁。

方药：选用癫狂梦醒汤加减，送服大黄䗪虫丸。方中重用桃仁合赤芍活血化瘀，还可加用丹参、红花、水蛭以助活血之力；柴胡、香附理气解郁；青陈皮、大腹皮、桑白皮、苏子行气降气；半夏和胃，甘草调中。如蕴热者可用木通加黄芩以清之；兼寒者加干姜、附子助阳温经。大黄䗪虫丸方用大黄、黄芩、甘草、桃仁、杏仁、芍药、干生地、干漆、虻虫、水蛭、蛴螬、䗪虫。可祛瘀生新，攻逐蓄血，但需要服用较长时期。

(三) 其他治法

1. 单方验方 如下所述。

(1) 黄芫花：取花蕾及叶，晒干研粉，成人每日服1.5~6克，饭前一次服下，10~20日为一个疗程，主治狂病属痰火扰心者。一般服后有恶心、呕吐、腹泻等反应，故孕妇、体弱、素有胃肠病者忌用。

(2) 巴豆霜：1~3克，分2次间隔半小时服完，10次为一个疗程，一般服用2个疗程，第1个疗程隔日1次，第2个疗程隔两日1次。主治狂病，以痰火扰心为主者。

2. 针灸 取穴以任督二脉、心及心包经为主，其配穴总以清心醒脑，豁痰宣窍为原则，其手法多采用三人或五人同时进针法，狂病多用泻法，大幅度捻转，进行强刺激，癫病可用平补平泻的手法。

(1) 癫病主方：①中脘、神门、三阴交。②心俞、肝俞、脾俞、丰隆。两组可以交替使用。

(2) 狂病主方：①人中、少商、隐白、大陵、丰隆。②风府、大椎、身柱。③鸠尾、上脘、中脘、丰隆。④人中、风府、劳宫、大陵。每次取穴一组，4组穴位可以轮换使用。狂病发作时，可独取两侧环跳穴，用四寸粗针，行强刺激，可起安神定志作用。

3. 灌肠疗法　痰浊蒙窍的癫病：以生铁落、牡蛎、石菖蒲、郁金、胆南星、法半夏、礞石、黄连、竹叶、灯芯草、赤芍、桃仁、红花组方，先煎生铁落、礞石30分钟，去渣加其他药物煎30分钟，取汁灌肠。

4. 饮食疗法　心脾不足者：黄芪莲子粥，取黄芪，文火煎10分钟，去渣，入莲子、粳米，煮粥。心肾不交者：百合地黄粥。生地切丝，煮1~2分钟，去渣，入百合，粳米煮成粥，加蜂蜜适量。

六、转归及预后

癫病属痰气郁结而病程较短者，及时祛除壅塞胸膈之痰浊，复以理气解郁之法，较易治愈；若病久失治，则痰浊日盛而正气日虚，乃成气虚痰结之证；或痰郁化热，痰火渐盛，转变为狂病。气虚痰结证如积极调治，使痰浊渐化，正气渐复，则可以向愈，但较痰气郁结证易于复发。若迁延失治或调养不当，正气愈虚而痰愈盛，痰愈盛则症愈重，终因灵机混乱，日久不复成废人。气血两虚治以扶正固本，补养心脾之法，使气血渐复，尚可向愈，但即使病情好转，也多情感淡漠，灵机迟滞，工作效率不高，且复发机会较多。

狂病骤起先见痰火扰心之证，急投泻火逐痰之法，病情多可迅速缓解；若经治以后，火势渐衰而痰浊留恋，深思迷惘，其状如癫，乃已转变为癫病。如治不得法或不及时，致使真阴耗伤，则心神昏乱日重，其证转化为阴虚火旺，若此时给予正确的治疗，使内热渐清而阴液渐复，则病情可向愈发展。如治疗失当，则火愈旺而阴愈伤，阴愈亏则火愈亢，以致躁狂之症时隐时发，时轻时重。另外，火邪耗气伤阴，导致气阴两衰，则迁延难愈。狂病日久出现气血凝滞，治疗得法，血瘀征象不断改善，则癫狂症状也可逐渐好转。若病久迁延不愈，可形成气血阴阳俱衰，灵机混乱，预后多不良。

七、预防与护理

癫狂之病多由内伤七情而引起，故应注意精神调摄：在护理方面，首先应正确对待患者的各种病态表现，不应讽笑、讽刺，要关心患者。对于尚有一些适应环境能力的轻证患者，应注意调节情志活动，如以喜胜忧，以忧胜怒等。对其不合理的要求应耐心解释，对其合理的要求应尽量满足。对重证患者的打人、骂人、自伤、毁物等症状，要采取防护措施，注意安全，防止意外。对于拒食患者应找出原因，根据其特点进行劝导、督促、喂食或鼻饲，以保证营养。对有自杀、杀人企图或行为的患者，必须严密注意，专人照顾，并将危险品如刀、剪、绳、药品等严加收藏，注意投河、跳楼、触电等意外行为。

八、现代研究

有学者认为癫病与狂病都是精神失常的疾患，其表现类似于西医学的某些精神病，癫狂病中以精神分裂症、抑郁症最为常见。精神分裂症以基本个性改变，思维、情感、行为的分裂，精神活动与环境不相协调为主要临床特征。抑郁症以情绪低落、思维迟缓并伴有兴趣减低、主动性下降等精神运动性迟滞症状为主要表现。

目前国内外尚无大样本的单项躁狂发作的统计，小样本显示其患病率和发病率远低于精神分裂症。

（一）病因学的研究

20世纪50年代后，对癫狂的病因学研究，多主张癫狂为内伤疾病，其发病主要与遗传因素、心理性格、精神刺激和出生季节相关。

癫狂的发生与人的心理和性格相关，张良栋等人以《内经》中阴阳为纲，按人的心理和体格特征划分为火、金、土、水、木5种素质分型，对100例正常人和100例精神分裂症患者进行了对照研究，发现中医素质分型的分布在正常人中以火型为最多（45%），水型最少（9%），而患者中则以水型为最多（38%），土型较少（13%）。实验显示的患者中水型素质者较多，符合西医学中内向素质的人易于发生精神分裂症的观点。性格内向是精神分裂症发病的心理诱因之一,人际关系差是显著的诱发因素。癫狂的发生与精神刺激相关,癫狂发作前多存在睡眠障碍、抑郁、孤僻、焦虑、生活懒散、敏感多疑和头痛等症状,突出地表现为性格改变。

癫狂发生受遗传影响,先天禀赋对痰有易感性、易生性者,具有癫狂病易发性;具有心、肝之气易虚易实的先天禀赋,自降生起,无论外感或内伤,均能使脏腑功能失调,积湿瘀浊而生痰;痰浊内阻,瘀血内生,痰瘀相搏,凝结垢敛,心脑窍隧,滞扰与惑乱神明,发为癫狂。青春型患者多具先天禀赋阳强性体质,发病多属痰热内扰;偏执型患者多属先天禀赋阴性体质及柔性气质,发病多属痰瘀内阻;单纯型、紧张型患者多属先天禀赋阴弱性体质,气多偏虚,发病多属痰浊阻滞。

季节对癫狂的发病有影响,在春夏季,癫狂的发作较其他季节多,出生于寒季的患者发病率高于出生于暖季的,有家族史的发生率高于无家族史的,癫狂的发病与遗传相关,证实了癫狂"得之于母腹中"的论点。

(二)病机学的研究

近年来对癫狂的病机也有了深入的认识。在病位上,强调了脑与癫狂发生的关系,同时对脑、肝、肾、心、脾与癫狂的发生发展进行了全面地论述,概括出癫狂不同时期的病机,对癫狂各期的病机转化有了进一步的认识,对痰、火、瘀、郁、虚在癫狂的发生发展所起到的作用有了更深刻的认识。

近代名医张锡纯《医学衷中参西录·治癫狂方》指出:"癫狂之证,亦西人所谓脑气筋病也,而其脑气筋之所以病者,因心与脑相通之道路为痰火所充塞也。"近代医家对癫狂的发生与脑相关多有论述。有学者分期总结癫病病机均与脑相关:初期病位在脑、心、肝、脾,久病病位在脑、心、脾、肾,认为癫狂的主要病位都与脑、心相关,实为邪扰脑心之神,虚为脑心之神失养。他将癫病病机转化归纳为:"始发于肝,并发于心,失调于脏,上扰于脑,癫病乃作。"即在癫病的初期病机为肝气郁结,气机不畅;发展期见肝郁日久,气滞血瘀,心脑受扰;郁久化火,肝火爆发;病势进一步发展,肝火引动心火,风火相煽,扰动脑神;火热灼津,炼液成痰,肝气横逆,克伐脾土,脾运失司,痰浊内阻,阻滞气机,瘀血内生,痰瘀互阻;后期脾虚日渐,精血乏源,阴精亏虚,心肾不足。而狂病的病机转化规律是"始于肝郁,并发心火,阻滞脾胃,痰火内炽,久伤肾水,狂势易见"。狂病早期有肝经郁热,扰动心脑;发展期肝经郁火,内生炽热,扰动心脑,火邪入阳明经;后期狂病日久,火邪伤阴,阴虚火旺,虚火上扰。

多数学者认为在癫狂的初期和发展期以邪实为主,存有气滞、血瘀、痰浊、火邪;久病则转化为气虚、阴虚、阳虚。癫狂的证型随病程长短发生变化,癫狂者新病多实,久病多虚:病程较短的患者多见于痰湿内阻型、痰火内扰型、气滞血瘀型;病程较长的患者多见气滞血瘀、肝郁脾虚、心脾两虚型、阴虚火旺型、阳虚亏损型,而痰湿内阻型在疾病各期均多见到。

对痰、火、瘀、郁、虚在癫狂的发生发展所起到的作用中,癫狂的发生因之于气,痰必内生;因之于痰,气必受阻;痰气交结,火热自生;而癫狂的急性发作均具有火的特征,但火之来源及脏腑归属各不相同,有心经痰火、肝经之火、阳明燥火、阴虚燥火。痰火扰心是狂病发生的根本,多由痰内蕴日久,痰浊壅甚而骤阻气道,致气不往来,阻郁之气迅速化火,灼扰于心,心神溃乱而成。

癫狂的病机可以总结为起病初期多以邪实为主,扰动心脑;发展期,急性起病多有心肝的郁热实邪,扰动脑神;慢性期、康复期多痰气、瘀血,兼见心脾、肝肾、脾肾虚损。病位多责之脑、心、脾、肝。

(三)有关辨证论治规律的探讨

近年来对癫狂的症状进行了细致的观察,结合病因病机、精神症状、躯体症状、舌象及脉象,对癫狂各期的证型、虚实有了深刻的认识。中医病症诊断疗效标准将癫病分为痰气郁结、气虚痰结、心脾两虚、阴虚火旺 4 型;将狂病分为痰火扰神、火盛伤阴、气血瘀滞 3 型。中西医结合学会精神疾病专业委员会于 1987 年将癫病分为痰火内扰、痰湿内阻、气滞血瘀、阴虚火旺、阳虚亏损和其他型 6 个证型,分别治以清热涤痰(礞石滚痰汤)、化痰开窍(温胆汤)、活血化瘀(癫狂梦醒汤)、滋阴降火(玉女煎、清营汤）、温补脾肾（八味肾气丸、龟鹿二仙汤）为主方加减。王氏将癫病分为痰火内结、上扰脑神；肝火内炽、灼及脑神；肝郁痰结、上及脑神；肝郁脾虚、上不及脑；肝肾两虚、上不益脑；脾肾两虚、上不育脑；心脾两虚、上不荣脑；气虚血瘀、脑神失调等8个证型；狂病分为肝郁痰火、上扰脑神；心肝炽盛、上及脑神；阳明热盛、上攻脑神；阴虚阳亢、心肾不交4个证型。对癫病分别治疗以豁痰泻火、清脑安神；镇肝泻火、清脑宁神；解郁化痰、育脑安神；疏肝健脾、养脑安神；补益肝肾、荣脑安神；培土固肾、养脑安神；益心健脾、育养脑神；益气活血、化瘀醒神；对狂病治疗以清热豁痰、醒脑安神；清心镇肝、醒神安神；荡涤阳明、清脑安神；滋阴潜阳、交通心肾法治疗。

近年来从整体观念出发，对癫狂的症状治疗、分期治疗进行了归纳和总结。杜氏等对表现为阳性精神症状者，以祛邪治疗为主，主要治法有：①清热化痰法，温胆汤加减。②活血化瘀法，血府逐瘀汤加减。③疏肝解郁法，逍遥散加减；对表现为阴性精神症状者，以扶正祛邪治疗为主：①健脾化痰法，参苓白术散和二陈汤加减。②养阴清热法，青蒿鳖甲汤加减。③益气活血法，补阳还五汤加减。针对癫狂的特定症状，有学者观察到健脾补肾法可以改善精神分裂症认知损害。也有学者总结癫狂的治法方药主要有：①疏肝解郁法，见表情淡漠，食少神疲，情志抑郁，苔白脉弦者，方用逍遥散加减。②化痰法：又分为理气化痰、清热化痰、化痰开窍，方用顺气导痰汤、温胆汤、苏合香丸以开窍。③清热泻火法，适应于内火亢旺，躁扰不眠，舌红苔少，脉数，方用泻心汤加减。④泻下法，临床症状具有阳明热盛，燥屎内结，舌苔黄粗而干，脉实有力者，里实壅盛最为合适。可用承气汤加减。⑤活血化瘀法，适用于久治不愈或反复发作者，气滞痰结，久而必致瘀血阻络，引起虚实夹杂证，方用癫狂梦醒汤加减。⑥补益法，脾肾两虚者，予补脾益肾法，真武汤加减。心脾两虚者予补益心脾，归脾汤加减。阴虚内热者，予养阴清热法，青蒿鳖甲汤加减；气血亏虚者，予补益气血法，八珍汤加减。⑦重镇法，对狂病，宜重镇安神，方用生铁落饮加减。⑧涌吐法，用于癫狂患者吐痰涎，苔腻，脉弦而滑之象，方用瓜蒂散加减。⑨夺食法，用于癫狂初起，口臭、食多、便结、坐卧不安等足阳明胃热证。对于虚实夹杂的证型采用补泄结合的方法。

（四）单方、验方的临床应用

国内近年来对癫狂的临床报道较多，均报道有较好的疗效，丰富了治疗癫狂的内容。

化痰类方药有半夏厚朴汤治疗精神分裂辨证为痰湿偏盛，气机郁滞；有柴胡加龙骨牡蛎汤治疗躁狂抑郁症，证系情志郁久化热生痰，上扰神明，治以疏肝泻热，化痰开窍，重镇安神，方用柴胡加龙骨牡蛎汤加减，共服药50余剂后精神正常；有用顺气导痰治疗精神分裂症属癫病初为气郁痰结、痰迷心窍，可有效改善焦虑抑郁、精神运动迟滞、控制敌对猜疑、消除幻觉、妄想、改善思维；有温胆汤为主治疗辨证为肝郁气滞、痰热扰心的精神分裂症；还有用礞石涤痰汤治疗精神分裂症有联想障碍，情感淡漠，情感不协调，意志活动减退、幻觉妄想等症取得一定疗效；尚有用清开灵注射液治疗精神分裂症，清心抗狂汤、涌痰汤、有甘遂散治疗癫狂取得一定疗效。

活血化瘀类中药方剂有大黄三棱胶囊合并抗精神药物治疗精神分裂症残留型有一定疗效，治疗8星期后对情感平淡迟钝退缩、社交缺乏、兴趣减少及注意障碍都有一定改善。桃仁承气汤、血府逐瘀汤治疗癫狂都取得一定的疗效。

通腑药的运用如大承气汤可有效缓解证属肝火炽盛，热盛肠燥的狂病发作；亦有用防风通圣散、龙胆泻肝汤、附子泻心汤治疗癫狂取得一定疗效。

在癫狂的治疗中安神剂亦有较好的疗效，报道朱砂安神汤可有效缓解精神分裂症幻听症状，逍遥散可改善精神分裂症妄想症状。运用补益剂参芪五味子汤、二仙益智胶囊对精神分裂阴性症状有较好的疗效；甘麦大枣汤合百合地黄汤可治疗心肝阴虚，虚火上扰的癫病，症见自言自语，自笑，失眠，心烦，坐立不安，舌淡红有裂纹，苔薄白，脉弦软无力。四逆汤可改善病癫狂患者的精神呆滞，表情淡漠，目瞪不瞬，语言极少，喜闷睡，孤独被动，情感反应迟钝，饮食少思，面色苍白，四肢不温，舌体胖大有齿痕，舌质淡嫩，苔白，脉沉迟微细症状。防己地黄汤通过补肺健脾温肾亦可治疗以癫病为主要特征，兼见狂病表现的患者。

九、小结

癫狂的病因以内伤七情为主。其病位主要在心、脾、肝、胆、脑,而气、火、痰、瘀引起脏腑功能失调,阴阳失于平衡,则是本病的主要病机。癫病属阴,多见抑郁症状,狂病属阳,多见躁狂症状。临床上癫病一般分为痰气郁结、气虚痰结、气血两虚3证,治疗多以顺气化痰,宁心安神为主,久病致虚者兼以补气养血。狂病一般分为痰火扰心、阴虚火旺、血气凝滞3证,治疗方面,痰火壅盛,神明逆乱者,急予泻火涤痰之法;后期阴伤者则当以滋阴养血,兼清虚火。至于血瘀气滞者,当以活血化瘀为主。癫狂患者除药物治疗外,预防和护理也很重要,不可忽视。

(涂元宝)

第二节 中风

中风又名"卒中",是在气血内虚的基础上,因劳倦内伤、忧思恼怒、嗜食厚味及烟酒等诱因,引起脏腑阴阳失调,气血逆乱,直冲犯脑,导致脑脉痹阻或血溢脑脉之外,临床以卒然昏仆、半身不遂、口舌㖞斜、言语謇涩或不语、偏身麻木为主症,并具有起病急、变化快的特点,好发于中老年人的一种常见病。因本病起病急剧,变化迅速,与自然界善行而数变之风邪特性相似,故古人以此类比,名为中风。但与《伤寒论》所称"中风"名同实异。临床还可见以突发眩晕,或视一为二,或不识事物及亲人,或步履维艰,或偏身疼痛,或肢体抖动不止等为主要表现,而不以半身不遂等症状为主者,仍属中风病范畴。

有关中风的记述,始见于《内经》。该书有关篇章对中风发病的不同表现和阶段早有记载。对于卒中神昏有"仆击"、"大厥"、"薄厥"之称;对于半身不遂有"偏枯"、"偏风"、"身偏不用"等称。《灵枢·九宫八风》篇谓:"其有三虚而偏中于邪风,则为击仆偏枯矣。"所指"击仆偏枯"即属本病。至汉代张仲景《金匮要略·中风历节病脉证治》篇中,对于本病的病因、脉证论述较详,自此,始有中风专论。

关于中风的病因学说,唐宋以前多以"内虚邪中"立论。《灵枢·刺节真邪论》说:"虚风之贼伤人也,其中人也深,不能自去","虚邪偏客于身半,其入深,内居营卫,营卫稍衰,则真气去,邪气独留,发为偏枯。"《金匮要略》认为"脉络空虚",风邪乘虚侵入人体,导致中风。隋代巢元方《诸病源候论·中风候》有"风偏枯者,由血气偏虚,则腠理开,受于风湿"的记载。宋代严用和《济生方·中风论治》对其病因论述更为具体,他说:"荣卫失度,腠理空疏,邪气乘虚而入,及其感也,为半身不遂……"总之,这一历史时期的医家认为中风是外风。当人体气血亏损,脉络空虚,外卫不固时,招致风邪入中脉络,突然出现口眼㖞斜,半身不遂,偏身麻木诸症。至金元时代,许多医家对外风入侵的理论提出了不同的看法。例如刘完素提出"心火暴盛"的观点,李东垣认为"正气自虚",朱丹溪则以为"湿痰生热"所致。三家虽立论不同,但都偏重于内在因素,这是中风病因学说的一个重大转折。与此同时,王履又提出"真中风"与"类中风"的论点,《医经溯洄集·中风辨》说:"因于风者,真中风也;因于火、因于气、因于湿者,类中风而非中风也。"明确指出,外风入中所致的病证是"真中风";而河间、东垣、丹溪以内风立论的中风应是"类中风"。王氏还强调:"中风者,非外来风邪,乃本气病也,凡人年逾四旬气衰之际,或因忧喜忿怒伤其气者,多有此疾,壮岁之时无有也,若肥盛则间有之。"进一步说明中风是由于人体自身的病变所引起,患者年龄多在40岁以上,情绪激动常为发病诱因,这对中风病因学说无疑是一大贡献。明代张景岳在《景岳全书·非风》中也提出了"中风非风"的论点,认为本病的发生"皆内伤积损颓败而然,原非外感风寒所致"、"凡此病者,多以素不能慎,或七情内伤,或酒色过度,先伤五脏之真阴"。其病机是"阴亏于前,而阳损于后;阴陷于下,而阳泛于上。以致阴阳相失,精气不交,所以忽而昏愦,卒然仆倒……"王肯堂十分重视饮食习惯和营养成分与中风发病的关系,指出"久食膏粱厚味,肥甘之品,损伤心脾"。清代沈金鳌《杂病源流犀烛·中风源流》则从体质类型与发病关系作了阐发,他说:"肥人多中风。河间曰:人肥则腠理致密而多郁滞，气血难以通利，故多卒中也。"叶天士综合诸家学说，结合自己的临床体验，进一步阐明"精血衰耗，水不涵木，木少滋荣，故肝阳偏亢"，导致"内风旋动"的发病机制。王清任《医林改错》指出"中风半身不遂，偏身麻木是由'气虚血瘀'而成"。近人张山雷《中风斠铨》亦十分强调："肥甘太过，酿痰蕴湿，积热生风，致为暴仆偏枯，猝然而发，如有物击之使仆者，故曰仆击而特著其病源，名以膏粱之疾。"使中风病因学说日臻全面。上述各家对火、气、痰、湿、瘀血阻络等致病因素都分别作了探讨，对于完善中风的中医病因学、发病学理论具有重要意义。

有关中风的证候，历代文献记载较多。例如《素问·通评虚实论篇》"仆击偏枯"，即是突然晕倒而半身不遂。《素问·生气通天论篇》："阳气者，大怒则形气绝，而血菀于上，使人薄厥。"《素问·调经论篇》："血之与气并走于上，则为大厥"，等等，皆属此类论述，后世许多医家都认为本病属昏瞀猝仆之病。《金匮要略·中风历节病脉证治》除指出"夫风之为病，当半身不遂"的主症外，还首先提出中络、中经、中腑、中脏的证候分类方法。隋代巢元方《诸病源候论》对于中风证候做了较详细的描述，有中风候、风懿候、风口喎候、风痱候、风偏枯候等，对中风的症、脉、病机、预后也一一作了叙述。唐代孙思邈《备急千金要方·论杂风状》中指出："中风大法有四：一曰偏枯，二曰风痱，三曰风懿，四曰风痹。"偏枯者，半身不遂；风痱者，身无痛，四肢不收；风懿者，奄忽不知人；风痹者，诸痹类风状。这是中风另一种证候分类的方法。孙氏所述的中风是从广义角度去认识的风病。明代戴思恭《证治要诀·中风》对中风的临床症状做了比较细致的描述："中风之证，卒然晕倒，昏不知人，或痰涎壅盛，咽喉作声，或口眼喎斜，手足瘫痪，或半身不遂，或舌强不语。"说明卒然昏倒是起病时的主要症状。清代程钟龄《医学心悟·中风不语辨》则按心、脾、肾三经进行分证："若心经不语，必昏冒全不知人，或兼直视摇头等证。盖心不受邪，受邪则殆，此败症也。若胞络受邪，则时昏时醒，或时自喜笑；若脾经不语，则人事明白，或唇缓，口角流涎，语言謇涩；若肾经不语，则腰足痿痹，或耳聋遗尿，以此为辨。"由此可见，中风中脏多以神志障碍为主症。沈金鳌《杂病源流犀烛·中风源流》更明确指出："盖中脏者病在里，多滞九窍……中腑者病在表，多著四肢，其症半身不遂，手足不随，痰涎壅盛，气喘如雷，然目犹能视，口犹能言，二便不秘，邪之中犹浅。"沈氏根据病变部位的浅深和病情的轻重探讨中风证候分类的方法，对病情的了解和预后判断均有帮助。预后方面，《中藏经·风中有五生死论》谓："中风之病，口噤筋急，脉迟者生，脉急而数者死。"刘完素谓："暴病暴死，火性疾速。"均可供参考。总之，历来医家多认为本病是难治病证之一。喻嘉言《医门法律·中风论》谓："中风一证，动关生死安危，病之大而且重，莫有过于此者。"

对中风的治疗，历代医家积累了许多宝贵经验，对其治则的学术争鸣更加突出。如张山雷在《中风斠铨·中风总论》中说："古之中风皆是外因，治必温散解表者，所以祛外来之邪风也。今之中风多是内因，治必潜降镇摄者，所以靖内动之风阳也。诚能判别此外内二因之来源去委，则于古今中风证治，思过半矣。"可见中风治则的争议是以病因学说的分歧为依据的。因此，所谓古今治疗原则的不同，仍应以金元时代为分水岭。金元以前医家，因持外风入中之说，故治则以祛风为主。而金元以后，对中风治疗已有较大发展，清代尤在泾《金匮翼·中风统论》立有中风八法：一曰开关，二曰固脱，三曰泄大邪，四曰转大气，五曰逐痰涎，六曰除热气，七曰通窍燧，八曰灸俞穴。强调按病期，分阶段进行辨证论治。例如开窍法，适用于闭证："卒然口噤目张，两手握固，痰壅气塞，无门下药，此为闭证。闭则宜开，不开则死。"固脱法回阳救逆，适用于脱证"猝然之候，但见目合、口开、遗尿自汗者，无论有邪无邪，总属脱证。脱则宜固，急在无气也"。除开窍与固脱外，后世医家多综合前人之说，依临床辨证而灵活运用滋阴潜阳、平肝息风、通腑化痰、活血通络、清热除痰、健脾利湿、益气养血等治则。而活血化瘀治则，为清代王清任以后的许多医家所共同推崇，近代运用这一治则治疗本病取得了很好的疗效。

本病与西医学所称的脑卒中大体相同。包括缺血性脑卒中和出血性脑卒中。缺血性脑卒中主要包括短暂性脑缺血发作、血栓形成性脑梗死、血栓栓塞性脑梗死；出血性脑卒中主要包括高血压性脑出血。上述疾病均可参考本篇辨证论治。

一、病因病机

本病在脏腑功能失调，气血亏虚的基础上，多由于忧思恼怒，或饮食不节，或房室所伤，或劳累过度，或气候骤变等诱因，以致阴亏于下，肝阳暴张，内风旋动，夹痰夹火，横窜经脉，气血逆乱，直冲犯脑，导致脑脉痹阻或血溢脑脉之外，蒙蔽心窍而发生卒然昏仆、半身不遂诸症。兹将其病因病机分述于下。

1. 内风动越　内风因脏腑阴阳失调而生，《中风斠诠》说："五脏之性肝为暴，肝木横逆则风自生，五志之极皆生火，火焰升腾则风亦动，推之而阴虚于下，阳浮于上，则风以虚而暗煽，津伤液耗，营血不充则风以燥而猖狂。"即火极可以生风，血虚液燥可以动风。内风旋转，必气火俱浮，追血上涌，致成中风危候。

2. 五志化火　《素问玄机原病式·六气为病》说："所以中风瘫痪者，非谓肝木之风实甚而卒中之也，亦非外中于风雨，由乎将息失宜而心火暴甚，肾水虚衰，不能制之，则阴虚阳实，而热气怫郁，心神昏冒，筋骨不用，而卒倒无所知也，多因喜怒思悲恐之五志有所过极而卒中者，由五志过极，皆为热甚故也。"提出"心火暴甚"、"五志过极"可以发生卒中。

3. 痰阻脉络　痰分风痰、热痰、湿痰。风痰系内风旋动，夹痰横窜脉络，蒙塞心窍而发病；热痰乃痰湿内郁使然，《丹溪心法·中风》谓"由今言之，西北二方，亦有其为风所中，但极少尔。东南之人，多是湿土生痰，痰生热，热生风也"；湿痰则常由气虚而生，多在中风恢复期或后遗症期，因气虚湿痰阻络而见半身不遂，言语不利诸症。

4. 气机失调　对中风发病，李杲有"正气自虚"之说。盖气虚既可生痰，又可因气虚运行无力使血行阻滞；而气郁则化火，火盛阴伤可致风动；气逆则影响血行，若血随气逆上壅清窍则使肝风动越。故凡气虚、气郁、气滞、气逆与痰浊、瘀血莫不相关，而为发病之主要病机。

5. 血液瘀滞　血瘀之成，或因暴怒血菀于上，或因气滞血不畅行，或因气虚运血无力，或因感寒收引凝滞，或因热灼阴伤，液耗血滞等，本病之病机以暴怒血菀或气虚血滞最为常见。

总之，本病的病位在脑髓血脉，涉及心、肝、脾、肾等多个脏腑。常由于脑络受损，神机失用，而导致多脏腑功能紊乱。其病性属本虚标实，急性期以风、火、痰、瘀等标实证候为主，恢复期及后遗症期则表现为虚实夹杂或本虚之证，以气虚血瘀、肝肾阴虚为多，亦可见气血不足、阳气虚衰之象，而痰瘀互阻是中风病各阶段的基本病机。

二、诊断

（一）发病特点

1. 起病急剧，病情复杂　古代医家称中风之病，如矢石之中人，骤然而至。临床上既有暴怒之后内风旋动、顷刻昏仆、骤然起病者，也有卒然眩晕、麻木，数小时后迅速发生半身不遂，伴见口舌㖞斜，病情逐步加重者，此虽起病急但有渐进的发展过程。还有卒发半身不遂、偏身麻木等症，历时短暂而一日三五次复发者，此种起病速而好转亦速，但不及时治疗，终将中而不复。

2. 本病多发生在中年以上，老年尤多　如元代王履指出："凡人年逾四旬气衰之际……多有此疾。"但近些年中风的发病年龄有提早的趋向，30～40岁发病的也不少，甚至有更年轻者，但仍以50～70岁年龄组发病率最高。

3. 本病未发之前，多有先兆症状　《中风斠诠》说："其人中虚已久，则必有先机，为之朕兆。"眩晕和肢体一侧麻木，为常见之发病先兆。临床可见眩晕、头痛、耳鸣，突然出现一过性言语不利或肢体麻木、视物昏花，甚则晕厥，一日内发作数次，或几日内多次复发。

（二）临床表现

中风病临床表现复杂，多以神志昏蒙，半身不遂，口舌㖞斜，言语謇涩或不语，偏身麻木为主要症状。

（1）神志昏蒙：轻者神思恍惚，迷蒙，嗜睡，或昏睡，重者昏愦不知。可伴有谵妄，躁扰不宁，喉中痰鸣等症。或起病即神昏，或起病虽神清，但3～5日后渐致神昏。

（2）半身不遂：轻者一侧肢体力弱或活动不利，重者肢体完全瘫痪。也有仅一侧上肢或下肢出现力弱或瘫痪者。瘫痪肢体可见强痉拘急或松懈瘫软。

（3）口舌歪斜：伸舌时多歪向瘫痪侧肢体，可见病例口角下垂，常伴流涎。

（4）言语謇涩或不语：患者自觉舌体发僵，言语迟缓不利，吐字不清，重者不语。

（5）偏身麻木：一侧肢体感觉减退，甚或麻木不仁，或伴有病侧肢体发凉等。

中风急性期还可出现呕血、便血、壮热、喘促、顽固性呃逆、瞳神异常、抽搐等变证，多是病情危重之象。

部分中风患者不以上述五大症状为主要表现者，可称之为类中风，仍属中风病范围。如：风眩是以卒发眩晕为主要症状，可伴恶心呕吐、视物模糊或视一为二，坐立不稳，如坐舟车，还可兼有肢体麻木、力弱等症，病情较重者可直中脏腑而出现神志昏蒙；风懿是以突发舌强言謇或言语不能，不识事物与亲人为主要特征；风痱是以突然出现坐立步态不稳、双手笨拙为特征；风痹则以突发一侧肢体疼痛为特征等。此类中风临床表现复杂，病情变化较快，应注意及时识别与救治。

三、鉴别诊断

1. 痫病 痫病与中风都有卒然昏仆的见症，但痫病为发作性病证，卒发仆地时常口中作声，如猪羊啼叫，四肢频抽而口吐白沫，醒如常人，但可再发。中风则仆地无声，一般无四肢抽搐及口吐涎沫的症状，并多有口舌歪斜、半身不遂等症。神昏尚浅者，口舌歪斜、半身不遂可以通过检查发现；神昏重者，待醒后则有半身不遂诸症。中风急性期可出现痫病发作，后遗症期可继发此病证。

2. 痿证 中风后，半身不遂日久不能恢复者，则肌肉瘦削，筋脉弛缓，应注意与痿证区别。痿证一般起病缓慢，多表现为双下肢痿躄不用，或四肢肌肉萎缩，痿软无力，与中风半身不遂不同。

3. 口僻 中风病是以突然昏仆，半身不遂，言语謇涩，口舌歪斜，偏身麻木为主症；口僻以突发口眼歪斜为主要症状，多表现为病侧额纹消失，闭目不能，鼻唇沟变浅，口角下垂，发病前可有同侧耳后疼痛，但不伴有半身不遂诸症。

4. 瘤卒中 与中风相比起病相对缓慢，也可表现为半身不遂，言语謇涩，口舌歪斜等症，或见突然出现上述症状者。可有肿瘤病史，可借助影像学检查鉴别。

四、辨证论治

中风之发生，总不外乎在本为阴阳偏盛，气血逆乱；在标为风火交煽、痰浊壅塞、瘀血内阻，形成本虚标实，上盛下虚的证候。但病位有浅深，病情有轻重，证候有寒热虚实，病势有顺逆的不同，因此要全面掌握辨证的要领。

1. 辨证要点 如下所述。

（1）辨病位浅深和病情轻重：中风急性期分中经络与中脏腑。《金匮要略·中风历节病脉证治》说："邪在于络，肌肤不仁；邪在于经，即重不胜；邪入于腑，即不识人；邪入于脏，舌即难言，口吐涎。"中络是以肌肤麻木、口舌歪斜为主症，其麻木多偏于一侧手足，此邪中浅，病情轻。中经是以半身不遂，口舌歪斜，偏身麻木，言语謇涩为主症，无昏仆，比中络为重。两者可统称中经络。中腑是以半身不遂、口舌歪斜、偏身麻木、言语謇涩而神志不清为主症，但其神志障碍较轻，一般属意识蒙眬，思睡或嗜睡；中脏是以卒然昏仆而半身不遂为主，其神志障碍重，甚至完全昏愦不知；或以九窍闭塞为主要表现，如目瞪，视一为二，视长为短，目不能瞬，言语謇涩，吞咽困难，尿闭便秘等，虽起病时可不伴神志障碍，但病位深、病情重，若神机失用可迅速出现神志昏蒙，故也属中脏腑。一般中风发病2星期以内属急性期，2星期至6个月为恢复期，6个月以后为后遗症期。起病中脏腑者，经治疗神志转清，而转化为中经络；起病中经络者，可渐进加重，出现神志障碍，发展为中脏腑。

（2）辨闭证与脱证：中脏腑以神志昏蒙为主要表现，但有闭证和脱证的区别。闭证是邪闭于内，症见牙关紧闭，口噤不开，两手握固，大小便闭，肢体强痉，多属实证；脱证是阳脱于外，症见目合口张，鼻鼾息微，手撒遗尿，肢体松懈瘫软，呈五脏之气衰弱欲绝的表现，多属虚证。在闭证中，又有阳闭与阴闭之分。阳闭是闭证兼有热象，为痰热闭郁清窍，症见面赤身热，气粗口臭，躁扰不宁，舌苔黄腻，脉象弦滑而数；阴闭是闭证兼有寒象，为湿痰闭阻清窍，症见面白唇黯，静卧不烦，四肢不温，痰涎壅盛，舌苔白腻，脉象沉滑或缓。阳闭与阴闭的辨别，以舌诊、脉诊为主要依据。阳闭苔黄腻，舌质偏红；阴闭苔白腻，舌质偏淡。阳闭脉数而弦滑，且偏瘫侧脉大有力；阴闭脉缓而沉滑。阳闭和阴闭可相互转化，可依据舌象、脉象结合症状的变化来判定。

（3）辨病势的顺逆：先中脏腑，如神志渐渐转清，半身不遂未再加重或有恢复者，病由中脏腑向中经络转化，病势为顺，预后多好。如见呃逆频频，或突然神昏，四肢抽搐不已，或背腹骤然灼热而四肢发凉及至手足厥逆，或见戴阳证及呕血证，均属病势逆转。呃逆频频，是痰热郁闭，渐耗元气，胃气衰败的表现。突然神昏、四肢抽搐不已，是由内风鸱张，气血逆乱而成。背腹骤然灼热而四肢发凉，手足厥逆，或见戴阳之证，皆由阴阳离绝所致，病入险境。至于合并呕血、便血者，是邪热猖獗，迫伤血络而成，亡血之后气随血脱，多难挽救。

（4）辨证候特征：内风、火热、痰浊、血瘀、气虚、阴虚阳亢是中风病的基本证候，临床所见证候往往是这些基本证候的组合，而且随着病程的发展，其组合与演变规律具有动态时空性，明辨其特征有助于临床准确辨证。如：内风证特征为起病急骤，病情数变，肢体抽动，颈项强急，目偏不瞬，头晕目眩等；火热证特征为心烦易怒，躁扰不宁，面红身热，气促口臭，口苦咽干，渴喜冷饮，大便秘结，舌红或红绛，舌苔黄而干等；痰证特征为口多黏涎或咳痰，鼻鼾痰鸣，表情淡漠，反应迟钝，头昏沉，舌体胖大，舌苔腻，脉滑等；血瘀证特征为头痛，肢痛，口唇紫暗，面色晦暗，舌背脉络瘀张青紫，舌质紫暗或有瘀点、瘀斑等；气虚证特征为神疲乏力，少气懒言，心悸自汗，手足肿胀，肢体瘫软，二便自遗，脉沉细无力等；阴虚阳亢证特征为心烦不寐，手足心热，盗汗，耳鸣，咽干口燥，两目干涩，舌红少苔或无苔等。

2. 证候 如下所述。

（1）中经络

1）络脉空虚，风邪入中：手足麻木，肌肤不仁，或突然口舌㖞斜，言语不利，口角流涎，甚则半身不遂。舌苔薄白，脉象浮弦或弦细。

病机分析：因卫外不固，络脉空虚，风邪乘虚入中于络，气血痹阻，运行不畅，筋脉失于濡养，则见麻木不仁，口㖞，语謇，偏瘫等症。苔薄白，脉浮弦为表邪入中之征；若气血不足，则脉见弦细。

2）肝肾阴虚，风阳上扰：平素头晕头痛，耳鸣目眩，少眠多梦，腰酸腿软，突然一侧手足沉重麻木，口舌㖞斜，半身不遂，舌强语謇。舌质红，苔白或薄黄，脉弦滑或弦细而数。

病机分析：由于肝肾阴虚，肝阳偏亢，血菀气逆，形成上盛下虚，故见头晕头痛，耳鸣目眩，少眠多梦，腰酸腿软等症，还可出现面部烘热，心烦易怒，走路脚步不稳，似有头重脚轻之感等阴虚阳亢的症状；肝属厥阴风木之脏，体阴用阳，肝阴亏损，肝阳亢进而动肝风，风为阳邪，若肝风夹痰上扰，风痰流窜经络，故突然发生舌强语謇、口舌㖞斜、半身不遂等症。脉象弦滑主肝风挟痰，弦细而数者为肝肾阴虚而生内热，热动肝风之象；舌质红为阴不足，苔薄黄是化热之征。

3）风痰瘀血，痹阻脉络：半身不遂，口舌㖞斜，言语謇涩或不语，偏身麻木，头晕目眩，痰多而黏。舌质暗淡，舌苔薄白或白腻，脉弦滑。

病机分析：肝风挟痰上扰清窍，流窜经络，留滞脑脉，导致脑脉瘀阻，神机不用，故出现突然半身不遂，口舌㖞斜，言语謇涩或不语；风痰扰动清阳，则出现头晕目眩；痰浊内蕴，可见咳痰而黏。舌质暗淡，舌苔薄白或白腻，脉弦滑为肝风挟痰瘀之象。

4）痰热腑实，风痰上扰：突然半身不遂，偏身麻木，口舌㖞斜，便干或便秘，或头晕，或痰多，舌强言謇。舌苔黄或黄腻，脉弦滑，偏瘫侧脉多弦滑而大。

病机分析：由于肝阳暴盛，加之平素饮食不节，嗜酒过度，致聚湿生痰，痰郁化热，内风夹痰上扰经络常可引起半身不遂，偏身麻木，口舌㖞斜；若痰热夹滞阻于中焦，传导功能失司，升清降浊受阻，下则腑气不通而便秘，上则清阳不升而头晕，亦可见咳痰等症；风痰阻于舌本，则脉络不畅，言语謇涩。舌苔黄或黄腻，脉弦滑是属痰热；脉大为病进，偏瘫侧脉弦滑而大，由痰浊阻络，病有发展趋势。

（2）中脏腑

1）闭证

阳闭：突然昏倒，不省人事，牙关紧闭，口噤不开，两手握固，大小便闭，肢体强痉，还可兼有面赤身热，气粗口臭，躁扰不宁。舌苔黄腻，脉弦滑而数等症。

病机分析：肝阳暴亢，阳升风动，血随气逆而上涌，上蒙清窍则突然昏倒，不省人事；风火相煽，痰热内闭，则见面赤身热，气粗口臭、口噤、便闭等症。苔黄腻，脉弦滑，皆由邪热使然。

阴闭：突然昏倒，不省人事，牙关紧闭，口噤不开，两手握固，大小便闭，肢体强痉，还可兼有面白唇黯，静卧不烦，四肢不温，痰涎壅盛。舌苔白腻，脉象沉滑或缓。

病机分析：素体阳虚湿痰偏盛，风夹湿痰之邪上壅清窍而成内闭之证。痰气内阻则神昏、口噤，痰涎壅盛；阳虚于内则面白唇黯，四肢不温，静卧不烦。舌苔白腻是湿痰盛；脉沉主里、主阳虚，脉滑主湿痰重。

2）脱证：突然昏倒，不省人事，目合口张，鼻鼾息微，手撒肢冷，汗多，大小便自遗，肢体瘫软，舌痿。脉微欲绝。

病机分析："脱"，指正气虚脱，五脏之气衰弱欲绝，故见目合口张，鼻鼾息微，手撒遗尿等症。除上述见症外，还可见汗多不止，四肢冰冷等阴阳离决之象。

（3）后遗症：中风后，半身不遂，偏身麻木，言语不利，口舌歪斜等症，或渐而痴呆，或神志失常，或抽搐发作，此属中风后遗症。神志失常，痴呆及抽搐发作，可参考癫狂、痴呆及痫病等进行辨证论治。现就半身不遂和言语不利的辨证分述于后。

1）半身不遂：以一侧肢体不能自主活动为主要表现。或兼有偏身麻木，重则感觉完全丧失；或肢体强痉而屈伸不利；或肢体松懈瘫软。舌质正常或紫黯，或有瘀斑，舌苔薄白或较腻，脉多弦滑，或滑缓无力。

病机分析：风痰流窜经络，血脉痹阻，经隧不通，气不能行，血不能濡，故肢体废而不用成半身不遂。凡患侧肢体强痉屈伸不利者，多为阴血亏虚，筋失柔养，风阳内动；瘫软无力，多为血不养筋，中气不足；偏身麻木系气血涩滞；舌质黯或有瘀斑是血瘀阻络之象；苔腻为痰湿较重的表现，脉象弦滑是风痰阻滞之症，而多见于患侧肢体强痉者；脉象滑缓无力是气血虚弱或内蕴痰湿所致，多见于患侧瘫软无力者。

2）言语不利

症状：舌欠灵活，言语不清，或舌痦不语，伸舌多歪偏，舌苔或薄或腻，脉象多滑。本证或单独出现，或与半身不遂同见，或兼有神志失常。

病机分析：本证又名中风不语。言语不清、舌痦不语是风痰、血瘀阻滞舌本脉络。如兼有神志失常，时昏时清，喜忘喜笑者，为风痰蒙心之证；如神志清楚，唯有唇缓流涎，舌强笨拙，言语謇涩，舌苔腻，舌体胖，脉滑缓者，为湿痰、风邪伤脾之征。

五、治疗

（一）治疗原则

中风为本虚标实、上盛下虚之证。急性期虽有本虚之证，但以风阳、痰热、腑实、血瘀等"标实"之候为主；又因风夹浊邪蒙蔽心窍，壅塞清阳之府，故"上盛"症状也较明显：按急则治其标的原则，治用平肝息风、化痰通腑、活血通络、清热涤痰诸法。此时邪气盛，证偏实，故治无缓法，速去其病即安，但泻热通腑勿使通泻过度，以防伤正。恢复期以后，多属本虚标实而侧重在"本虚"，其虚可见气虚与阴虚，但以气虚为多见。按缓则治其本的原则，应以扶正为主；然半身不遂、偏身麻木之症俱在，乃瘀血、湿痰阻络而成，故治宜标本兼顾，益气活血、育阴通络、滋阴潜阳、健脾化痰均是常用之法。

（二）治法方药

1. 中经络　如下所述。

（1）络脉空虚，风邪入中：祛风通络。

方药：大秦艽汤加减。本方以大队风药合养血、活血、清热之品组成。秦艽祛风而通行经络；羌活、防风散太阳之风；白芷散阳明之风；细辛、独活搜少阴之风；风药多燥，配白芍敛阴养血；复用白术、茯苓、甘草健脾益气；而黄芩、生石膏、生地凉血清热，是为风夹热邪而设。若治后，偏身麻木诸症月余未复，多有血瘀痰湿阻滞脉络，酌加白芥子、猪牙皂祛除经络之痰湿；丹参、鸡血藤、穿山甲以逐瘀活络，即所谓"治风先治血，血行风自灭"之意。

（2）肝肾阴虚，风阳上扰：滋养肝肾，平息内风。

方药：镇肝息风汤加减。药用生龙骨、生牡蛎、代赭石镇肝潜阳，并配钩藤、菊花以息风清热，用白芍、玄参、龟板滋养肝肾之阴，又重用牛膝，辅以川楝子引气血下行，合茵陈、麦芽以清肝舒郁。痰盛者可去龟板加胆南星、竹沥；心中烦热者可加黄芩、生石膏；头痛重者可加生石决明、夏枯草。另外还可酌情加入通窍活络的药物，如石菖蒲、远志、地龙、红花、鸡血藤等。若舌苔白厚腻者，滋阴药应酌情减少。若舌苔黄腻，大便秘结可加全瓜蒌、枳实、生大黄。此方适用于因肝肾阴虚、风痰上扰而致半身不遂、偏身麻木者。若偏身麻木，一侧手足不遂，因肝经郁热复受风邪者，以清肝散风饮加减，药用夏枯草、黄芩、薄荷、防风、菊花、钩藤、地龙、乌梢蛇、赤芍、红花、鸡血藤。方中夏枯草、黄芩可清肝热，薄荷、防风、菊花、钩藤四味皆入肝，对外风可散，内风可息；赤芍、红花、鸡血藤为活血达络之品，地龙、乌梢蛇配用既可辅助祛风，又能活血通络。若肝热得清，风邪得散，使阴阳平复，气血循行正常，则麻木不遂之症自除。

（3）风痰瘀血，痹阻脉络：息风化痰，活血通络。

方药：化痰通络方加减。方中半夏、白术健脾化痰；胆南星清化痰热；天麻平肝息风；丹参活血化瘀；香附疏肝理气，调畅气机，以助化痰、活血；少佐大黄通腑泻热，以防腑实形成。

瘀血重，舌质紫暗或有瘀斑，加桃仁、红花、赤芍；舌苔黄，兼有热象者，加黄芩、栀子以清热泻火；舌苔黄腻，加天竺黄清化痰热；头晕、头痛，加钩藤、菊花、夏枯草平肝清热。一般发病初期，病情波动或渐进加重，风象突出，可以加重平肝息风之力，如选用钩藤、生石决明、羚羊角粉等。病情平稳后，以痰瘀阻络为主，重在活血通络，可选鸡血藤、伸筋草、地龙等。若进入恢复期，渐显气虚之象时，注意及早使用甘平益气之品，如太子参、茯苓、山药等。

（4）痰热腑实，风痰上扰：化痰通腑。

方药：星蒌承气汤加减。药用胆南星、全瓜蒌、生大黄、芒硝四味。方中胆南星、全瓜蒌清化痰热；生大黄、芒硝通腑导滞。如药后大便通畅，则腑气通、痰热减，神志障碍及偏瘫均可有一定程度的好转。本方使用硝黄剂量应视病情及体质而定，一般控制在10~15克，以大便通泻，涤除痰热积滞为度，不可过量，以免伤正。腑气通后应予清化痰热、活血通络，药用胆南星、全瓜蒌、丹参、赤芍、鸡血藤。若头晕重者，可加钩藤、菊花、珍珠母。若舌质红而烦躁不安，彻夜不眠者，属痰热内蕴而兼阴虚，可适当选加鲜生地、沙参、麦门冬、玄参、茯苓、夜交藤等育阴安神之品。但不宜过多，恐有碍于涤除痰热。少数患者服用星蒌承气汤后，仍腑气不通，可改投大柴胡汤治疗。

2. 中脏腑　如下所述。

（1）闭证

阳闭：辛凉开窍，清肝息风。

方药：至宝丹一粒灌服或鼻饲以开窍；并用《医醇賸义》羚羊角汤加减，以清肝息风，滋阴潜阳。方中羚羊角粉可以冲服，配以石决明、代赭石、菊花、黄芩、夏枯草、钩藤清肝息风；龟板、白芍育阴；代赭石潜镇；丹皮凉血清热；天竺黄清化痰热；痰盛者可加竹沥、胆南星，或用竹沥水鼻饲，每次30~50毫升，间隔4~6小时1次。若阳闭证兼有抽搐者可加全蝎、蜈蚣；兼呕血者酌加水牛角、丹皮、竹茹、鲜生地、白茅根等品。临床还可选用清开灵注射液20~40毫升加入0.9%氯化钠注射液或5%葡萄糖注射液250~500毫升中静脉滴注。

阴闭：辛温开窍，除痰息风。

方药：苏合香丸1粒灌服或鼻饲以开窍，并用《济生方》涤痰汤加减。药用制南星、半夏、陈皮、茯苓、枳实、地龙、钩藤、石菖蒲、郁金。方中制南星、半夏、陈皮、茯苓除痰理气；地龙、钩藤息风活络；石菖蒲、郁金开窍豁痰；以枳实降气和中，气降则痰消。若见戴阳证，乃属病情恶化，宜急进参附汤、白通加猪胆汁汤（鼻饲），以扶元气，敛浮阳。临床还可选用醒脑静注射液20毫升加入0.9%氯化钠注射液或5%葡萄糖注射液250～500毫升中静脉滴注。

（2）脱证：回阳固脱。

方药：可选用《世医得效方》参附汤加减。药用人参10～15克，或党参30～60克，附子10～15克，急煎灌服或鼻饲，也可用参附注射液40毫升加入0.9%氯化钠注射液或5%葡萄糖注射液250～500毫升中静脉滴注。方中人参大补元气，附子回阳救逆，汗出不止者可加黄芪、龙骨、牡蛎、山茱萸、五味子以敛汗固脱。阳气回复后，如患者又见面赤足冷，虚烦不安，脉极弱或突然脉大无根，是由于真阴亏损，阳无所附而出现虚阳上浮欲脱之证，可用《宣明论方》地黄饮子加减，滋养真阴，温补肾阳以固脱。

3. 后遗症　如下所述。

（1）半身不遂：益气活血。

方药：补阳还五汤加减。方中重用黄芪以益气，配当归养血，合赤芍、川芎、红花、地龙以活血化瘀通络。若有肢体拘挛疼痛可加穿山甲、水蛭、桑枝等药加重活血通络，祛瘀生新。兼有言语不利者加石菖蒲、远志化痰开窍；兼有心悸而心阳不足者加桂枝、炙甘草。若以患侧下肢瘫软无力突出者，可选加补肾之品，如桑寄生、川断、牛膝、地黄、山茱萸、肉苁蓉等药。

（2）言语不利：祛风除痰开窍。

方药：解语丹加减。方中以天麻、全蝎、白附子平肝息风除痰；制南星、天竺黄豁痰宁心；石菖蒲、郁金芳香开窍；远志交通心肾；茯苓健脾化湿。按《医学心悟》将中风不语分属于心、脾、肾三经。如病邪偏在脾者可加苍术、半夏、陈皮；如偏在心者可加珍珠母、琥珀；如偏在肾者可用地黄饮子加减。

（三）其他治法

1. 针灸　如下所述。

（1）半身不遂：调和经脉、疏通气血。以大肠、胃经俞穴为主；辅以膀胱、胆经穴位。初病时，仅刺患侧，病程日久后，可先刺健侧，后再刺灸患侧。取穴：上肢：肩髃、曲池、外关、合谷，可轮换取肩髎、肩贞、臂臑、阳池等穴。下肢取环跳、阳陵泉、足三里、昆仑，可轮换取风市、绝骨、腰阳关等穴。

对于初病半身不遂，属中风中经者，可用手足十二针，即取双侧曲池、内关、合谷、阳陵泉、足三里、三阴交共12穴。对于中风后遗症的半身不遂，其疏踝难伸，肘膝挛急者，可用手足十二透穴。此法取手足12穴，用2～3寸长针透穴强刺。这12个穴是：肩髎透臂臑，腋缝透胛缝，曲池透少海，外关透内关，阳池透大陵，合谷透劳宫，环跳透风市，阳关透曲泉，阳陵泉透阴陵泉，绝骨透三阴交，昆仑透太溪，太冲透涌泉。手足十二针和手足十二透穴，临床疗效较好，可供参考。

（2）中风不语：祛风豁痰，宣通窍络。取穴：金津、玉液放血，针内关、通里、廉泉、三阴交等。

（3）中风闭证：开关通窍，泄热祛痰。用毫针强刺或三棱针刺出血。可先用三棱针点刺手十二井穴出血，再刺人中、太冲、丰隆。若手足拘挛或抽搐可酌加曲池、阳陵泉穴。

（4）中风脱证：益气固脱，回阳救逆。多以大柱艾灸，如汗出、肢温、脉起者，再用毫针，但刺激要轻。取穴：灸关元、神阙，刺气海、关元、足三里。如见内闭外脱之证，可先取人中强刺，再针足三里、气海以调其气。

头皮针、耳针治疗中风：头皮针取穴可按《素问·刺热论篇》五十九刺的头部穴位，中行有上星、额会、前顶、百会、后顶；次两旁有五处、承光、通天、络却、玉枕；又次两旁有临泣、目窗、正营、承灵、脑空。每次取7～9个穴位，交替使用，宜浅刺留针，留针15～30分钟即可。此法治中风阳闭及中经络偏于邪实之证，有较好疗效。治疗中风先兆症状，可针刺或艾灸风市、足三里等穴。

2. 推拿　推拿适用于以半身不遂为主要症状的中风患者，尤其是半身不遂的重证。其手法：推、搽、按、捻、搓、拿、擦。取穴有风池、肩井、天宗、肩髃、曲池、手三里、合谷、环跳、阳陵泉、委中、承山。推拿治疗促进气血运行，有利于患肢功能的恢复。

3. 中药熏洗　中药熏洗、药浴具有温经活血、通络逐瘀的作用，直接作用在局部，可以明显减轻中风后的肩关节疼痛、手部发胀等直接影响患者运动功能恢复的症状。药物选用红花、川草乌、当归、川芎、桑枝等，以上药物煎汤取1 000～2 000毫升，煎煮后趁热以其蒸气熏蒸病侧手部，待药水略温后，洗、敷胀大的手部及病侧的肢体，可明显减轻手肿胀等症状。此外，还可选用透骨草、急性子、片姜黄、三棱、莪术、汉防己、穿山甲、威灵仙等药，水煎外洗，亦可取得良好的疗效。

4. 康复训练　中风后强调早期康复，在患者神志清楚，没有严重精神、行为异常，生命体征平稳，没有严重的并发症、合并症时即可开始康复方法的介入，但需注意康复方法的正确选择，要持之以恒，循序渐进。中风急性期患者，以良肢位保持及定时体位变换为主。对于意识不清或不能进行主动运动者，为预防关节挛缩和促进运动功能改善，应进行被动关节活动度维持训练。对于意识清醒并可以配合的患者可在康复治疗师的指导下逐步进行体位变化的适应性训练、平衡反应诱发训练及抑制肢体痉挛的训练等。对言语不利、吞咽困难的患者应进行言语、吞咽功能的训练。

从中医理论出发，在康复中应贯彻"松"和"静"的原则和方法。"松"是精神的放松和偏瘫侧肢体，包括健侧肢体局部的放松。"静"是心静气宁，克服焦躁、压抑的情绪，而且要避免误动、盲动，在"动"中强调动作的质量，而不强求动作的次数。结合现代康复学理论进行针灸治疗可以缓解肢体痉挛，针灸治疗时应注意避免对上肢屈肌和下肢伸肌进行强刺激。对于肢体松懈瘫软者，可以灸法为主。中药煎汤熏洗，对缓解痉挛同样有很好的效果。

六、转归及预后

中风起病以半身不遂、口舌歪斜、言语謇涩为主症而无神志昏蒙者，属中经络，病位较浅，经治疗可逐渐恢复，但大约3/4的中风患者遗留言语不利、半身不遂、偏身麻木、饮水呛咳等后遗症。部分患者虽起病时神清，但三五日内病情渐进加重，出现神志昏蒙，由中经络发展为中脏腑，多预后不良。起病即见神昏者多为邪实窍闭，直中脏腑，病位深，病情重，经治疗神志转清者，则预后较好，但多数遗留较明显的后遗症。若昏愦不知，瞳神异常，甚至出现呕血，抽搐，高热，呃逆等，则病情危重，如正气渐衰，多难救治。以突发眩晕，饮水呛咳，言语不能，视一为二等九窍不利症状为主要表现者，也可迅速出现神昏，危及生命。

中风急性期病机转化迅速，如发病时表现为痰热腑实，可因腑气不通，而清阳不升，浊气不降，导致痰浊蒙闭清窍，出现神志障碍；发病时即见神昏者，或为风火上扰、痰热内闭清窍的阳闭证，或为痰湿蒙塞心神的阴闭证，若救治及时得当，一般1星期内神志转清，以痰瘀阻络为主，若治疗不当或邪气亢盛，可迅速耗伤正气，转化为内闭外脱、阴阳离绝而危及生命。如急性期表现为风、火、痰为主者，数日后风邪渐息，火热渐减，而成痰、瘀为患，这时往往病情趋于稳定。一般在发病2～3星期时患者渐显正气不足之象，或以气虚为主，或以阴虚为著，亦有气血亏虚或肝肾精亏，阳气虚衰者。

恢复期和后遗症期，可因痰浊内阻、气机郁滞而出现情绪低落，寡言少语而成郁证，则影响肢体、言语功能的康复；如毒损脑络，神机失用则可渐致反应迟钝，神情淡漠而发展为痴呆；或出现发作性抽搐，肢体痉挛，疼痛，手足肿胀，吞咽困难，小便失禁等症；若调摄不当，致阴血亏虚，阴不敛阳，可再发中风。

七、预防和护理

（一）预防

鉴于中风的发病率、病死率较高，积极加强对本病的预防十分重要。

1. 加强先兆症状的观察　古代医家对此积累了一定的经验，如朱丹溪说："眩晕者，中风之渐也。"

元代罗天益说:"凡大指、次指麻木或不用者,三年中有中风之患。"明代张三锡强调:"中风症,必有先兆。中年人但觉大拇指作麻木或不仁,或手足少力,或肌肉微掣,三年内必有暴病。"王清任《医林改错》记录了34种中风前驱症状:有偶尔一阵头晕者,有耳内无故一阵风响者,有无故一阵眼前发直者,有睡卧口流涎沫者,有平素聪明忽然无记性者,有两手长战者,有胳膊无故发麻者,有肌肉无故跳动者,有腿无故抽筋者……王氏还强调说:"因不痛痒,无寒无热,无碍饮食起居,人最易于疏忽。"清代李用粹《证治汇补》说:"平人手指麻木,不时眩晕,乃中风先兆,须预防之,宜慎起居,节饮食,远房帏,调情志。"实践证明,中风的预防,确应从慎起居、调情志、节饮食三方面着手。所谓慎起居,不仅生活要有规律,注意劳逸适度,更重要的是中、老年人要重视体育锻炼,使气机和调,血脉流畅,关节疏利,防止本病的发生。所谓调情志,是指经常保持心情舒畅,情绪稳定,避免七情所伤。节饮食是指避免过食肥甘厚味,切忌酗酒等。

2. **加强对先兆症状的早期治疗** 若见眩晕,目瞤,肉瞤,抽搐等症,为肝阳偏亢、肝风欲动之象,予平肝息风之钩藤、菊花、白蒺藜、牡蛎、白芍等药。若见肢体麻木、沉滞者,为脉络气血痹阻,予活血通络之丹参、赤芍、鸡血藤等药。

3. **关于复发问题** 明代秦景明《症因脉治·内伤中风证》提到:"中风之证……一年半载,又复举发,三四发作,其病渐重。"沈金鳌《杂病源流犀烛·中风源流》说:"若风病即愈,而根株未能悬拔,隔一二年或数年必再发,发则必加重或至丧命,故平时宜预防之,第一防劳暴怒郁结,调气血,养精神,又常服药以维持之。庶乎可安。"由此可见中风容易复发,且复发时病情必然加重,故应强调以预防为主。

(二) 护理

中风急性期,重症患者多有五不会,即翻身、咳痰、说话、进食、大小便均不能自主。要严密观察、精心护理,积极抢救,以促进病情向愈,减少后遗症。

1. **认真观察病情的变化是判断病情顺逆的重要环节** 如患者神志的清醒与昏迷,由昏迷转清醒者为顺,反之为逆;手足转温与逆冷,由逆冷转温者为顺,反之为逆。如伴抽搐,应对其发作次数、表现形式以及持续时间等进行详细观察;对戴阳、呕血、便血等症状表现,都应该仔细观察、记录。脉证的相应与否,对辨别顺逆很重要。如《景岳全书·脉神章》说:"凡暴病脉来浮洪数实者为顺,久病脉来微缓软弱者为顺。若新病而沉微细弱,久病而浮洪数实者,皆为逆也。凡脉证贵乎相合。"本病如阳闭之证,脉来沉迟或见到代脉,是有暴亡之可能。后遗症的半身不遂,本属气虚脉缓者,骤然脉弦劲而数,多有复中之可能,所以在护理上均应细察。中风急性期应注意保持呼吸道通畅,定时翻身拍背,鼓励患者咳嗽,咳嗽困难而多痰者,可鼻饲竹沥水清化痰热。对中风后情绪低落或情绪波动的患者注意及时发现和治疗。

2. **饮食宜忌** 中风患者的饮食以清淡为宜。对阳闭者,除鼻饲混合乳外,应每日给菜汤200毫升,可用白菜、菠菜、芹菜等。或饮绿豆汤、鲜果汁亦可,皆有清热作用。对阴闭者除鼻饲混合乳之外,每日可用薏苡仁、赤小豆、生山药煮汤,鼻饲200毫升左右,具有健脾化湿作用。中经络以半身不遂为主的患者,在急性期可按清淡饮食Ⅰ号配膳,至恢复期以后则可参考清淡饮食Ⅱ号配膳。其膳食原则及内容如下。

清淡饮食Ⅰ号膳食原则:清内热,化痰湿,散瘀血。避免油腻厚味、肥甘助湿助火之品。

膳食内容:绿豆汤、大米山楂汤、小豆山楂汤、莲子汤、豆浆、米粥、藕粉、藕汁、果子汁等。果汁可根据季节用西瓜汁、甘蔗汁、梨汁、荸荠汁等调配。蔬菜以白菜、菠菜、芹菜、冬瓜、黄瓜甘寒为主的菜,进行调配。

清淡饮食Ⅱ号膳食原则:清热育阴,健脾和胃。

膳食内容:稀饭和米粥、绿豆米粥、赤豆苡仁米粥、莲子粥、荷叶粥等;面片、面汤、素馅饺子、包子或馄饨亦可。蔬菜同Ⅰ号,可酌加猪、鸭类的瘦嫩肉和鸡蛋。但少食鸡、牛、羊等肉类。此外,凡中风患者必须戒酒。

3. **预防压疮** 中风急性期最易发生压疮。为防止压疮的发生,必须做到勤翻身,对神昏者要检查皮肤、衣服、被单是否干燥和平整，当受压皮肤发红时，应用手掌揉擦，或外搽红花酊，以改善局部血液的循环。

4. 功能锻炼　鼓励和辅导患者进行功能锻炼，是中风恢复期和后遗症期护理工作的重点。在瘫痪肢体不能自主运动时，应帮助患者被动运动，进行肢体按摩，同时作大小关节屈伸、旋转、内收、外展等活动，以促进气血的运行。当肢体瘫痪恢复到可以抬举时，应加强自主运动，有条件者应接受系统规范的康复训练。

八、现代研究

中风病因其发病率、病死率、致残率及复发率高，而严重影响着中老年人的身体健康和生活质量，同时也给社会和家庭带来沉重的经济负担。20余年来，中医药在中风病防治研究方面取得了很大进展，涉及预防、治疗、康复等多个层面，显示出中医药在治疗中风病方面的优势。其临床研究成果主要体现在中风病证候规范的研究、辨证论治规律的探讨、综合治疗方案的研究评价等。

（一）证候规范的研究

经过对中风病多年的系统研究，中医学术界在中风病病因病机认识上基本达成共识。大量临床研究资料表明，中风病急性期以风、火、痰、瘀为主，恢复期和后遗症期以本虚或虚实夹杂为主，多表现为气虚或阴虚之证，而痰瘀阻络为中风的基本病机。20世纪80年代初期，从事本领域研究的中西医专家对中风病证候诊断的量化问题进行了临床探索，1988年拟定了中风病辨证量表，并进行了初步临床验证。1989年在国家中医药管理局全国中医脑病急症科研协作组工作会议上，全国中医脑病研究领域的专家学者对中风病辨证量表进行讨论修改，确定了《中风病专家经验辨证量表》。1991年相关的研究工作被列入国家"八五"科技攻关项目中，按照临床流行病学的研究方法，开展了前瞻性、多中心、大样本的中风病证候调研，在《中风病专家经验辨证量表》的基础上，研究制定了用于证候量化评定的《中风病辨证诊断标准》。建立了风、火、痰、瘀、气虚、阴虚阳亢六个中风病证候因素；每个证候因素包含若干项具有辨证特异性的症状体征，并根据权重赋予不同的分值；每个证候因素的各项最高分值之和为30分。《中风病专家经验辨证量表》与《中风病辨证诊断标准》的临床对照研究，总体符合情况达到87.79%，证候可辨率为98.8%。

该标准可以较好地表达出不同患者之间的证候差异，既提高了临床辨证的一致性，又可以显示患者的个体特征，对于探讨证候的动态演变规律及其与疾病转归的关系具有重要的临床实用价值。如运用《中风病辨证诊断标准》对中风病始发态（72小时以内）的证候发生组合规律及急性期证候演变规律进行研究，结果表明证候发生概率依次从实到虚，即风、痰、火、气虚、血瘀、阴虚阳亢；证候组合十分复杂，有54种组合形式，其中二证或三证组合最多，达到62.84%，如风+痰，火+痰，火+痰+瘀等。说明风、火、痰、瘀是中风病急性期的主要病机。

在中风病证候研究的基础上，有学者进一步提出证候具有"内实外虚、动态时空、多维界面"的特征，以及以"证候要素，应证组合"为核心完善中医辨证方法体系的创新思路。即借鉴"降维""升阶"的方法将复杂多变的证候进行梳理，从而提高了中医临床辨证的可操作性。在中风病证候诊断标准研究的基础上，近年来开展了更加科学规范的中风病证候诊断与疗效评价标准的研究，探索中风病证候要素的提取方法，提出了建立病证结合的中风病诊断与疗效评价体系的新思路，力争经过几年的深化研究，建立被认可、立得住、可推广的中风病临床评价标准。

（二）辨证论治方法的研究

针对中风病不同阶段的证候特点，不断探讨新治法新方药，丰富了中风病的临床治疗手段和中医证治理论，提高了中风病的临床疗效。如活血化瘀、清热解毒、化痰通腑等治法已较广泛地应用于中风病的治疗中。

1. 活血化瘀法　多年的临床实践和科学研究表明活血化瘀法是治疗缺血性中风的有效治疗方法，已被中西医学术界和临床医生广泛接受，并成为目前治疗缺血性中风的主要治疗方法。以活血化瘀为主要功效的中成药品种较多，近年研制了多种具有活血化瘀作用的中药注射液，并广泛应用于缺血性中风的治疗，如丹参注射液、川芎嗪注射液、灯盏细辛注射液、三七皂苷注射液、丹红注射液、苦碟子注射液等，临床研究结果都显示了较好的疗效。

中医学认为离经之血便是血瘀。关于出血性中风早期使用活血化瘀药是否安全，也有不同的观点。有人认为运用活血化瘀法治疗脑出血符合中医辨证论治思想，活血化瘀不会引起再出血。但也有学者认为，对脑出血超早期用活血化瘀药治疗应持慎重态度。国家"八五"科技攻关课题组，对具有破血逐瘀通络功效的中风脑得平冲剂治疗出血性中风的作用机制进行了研究，该复方由大黄、桃仁、蒲黄等药物组成。实验研究结果表明：中风脑得平冲剂对自发性高血压大鼠出血性中风神经元有保护作用，可能与降低兴奋性氨基酸的含量有关。并有保护血脑屏障功能，对脑水肿也有明显的防治作用。课题组研制的醒脑健神胶囊，主要由牛黄、郁金、石菖蒲、胆南星、虻虫、川芎组方，具有破血行瘀、化痰、醒脑健神之功效，经过大量的临床观察，对出血性中风具有良好的疗效。实验研究结果提示醒脑健神胶囊可能是通过降低兴奋性氨基酸的含量起到保护神经细胞作用。有学者在"七五"、"八五"攻关研究的基础上，优选方药，研制适合于出血性中风的静脉注射剂救脑宁注射液。主要成分是三七、牛黄等的提取物，具有活血化瘀、清热解毒、化痰开窍之功。实验研究表明，救脑宁注射液中活血化瘀药与解毒化痰开窍药协同作用，优于单纯的活血化瘀药。结果还表明治疗组在降低颅内压、减轻脑水肿、促进血肿吸收等方面均有明显的效果，可明显降低患者的致残率。由于活血化瘀治疗出血性中风急性期的安全性问题尚缺乏循证医学的研究证据，因此，临床医生在治疗出血性中风急性期时仍慎用活血化瘀药物，一般多在恢复期和后遗症期采用活血通络的方药以促进半身不遂等症的恢复。

2. 清热解毒法　自20世纪80年代以来将清开灵注射液用于中风急性期的治疗，取得了较好的疗效，从而确立了清热解毒法治疗中风急症的新治法。国家"七五"攻关研究成果"清开灵注射液治疗中风病痰热证的临床与实验研究"获得1991年国家科技进步三等奖。有学者根据中风病研究成果进而提出"毒损脑络"的病机学说，指出中风病不同的病程阶段，其证候表现不同，具体到治疗必须重视"毒邪"的作用。认为"毒"主要是因邪气亢盛，败坏形体，即转化为毒。中风后，可产生瘀毒、热毒、痰毒等，毒邪可损伤脑络，包括浮络、孙络与缠络。强调提高脑血管疾病疗效的突破口就中医学而言，是应重视病因病理学说的发展，"毒邪"和"络病"可以作为深入研究的切入点，也即中西医共同研究的结合点。在此基础上又进一步提出了络脉、病络、络病的概念，认为络病是以络脉阻滞为特征的一类疾病，邪入络脉标志着疾病的发展和深化，其基本的病机变化是虚滞、瘀阻、毒损络脉。病络概念的外延是络脉某种具体的非正常的状态，而内涵是以证候表达为核心的联系病因病机的多维界面的动态时空因素，直接提供干预的依据。

近些年，有学者在清开灵研究基础上，根据对中风病"毒损脑络"病机的认识，结合药性理论又创立了由栀子、丹参、黄芩、天麻等药组成的"解毒通络方"，该复方具有泄热解毒、养血和络、调和营卫的作用。实验研究结果显示：解毒通络方具有促进突触再建和增强、完善再建突触效能的作用，在抗脂质过氧化损伤的能力方面解毒通络方与尼莫地平有相当的功效。上述研究对于进一步阐释"毒损脑络"病机学说的科学内涵和清热解毒法治疗中风的作用机制具有重要意义。

3. 化痰通腑法　在20世纪80年代初开展了化痰通腑法治疗中风病痰热腑实证的临床研究，并总结出应用化痰通腑法的临床指征是便干便秘，舌质红，苔黄腻，脉弦滑有力。目前，该治法已成为中风病急性期的主要治疗方法，近些年很多学者从不同层面对其进行了深入探讨。将240例急性缺血性中风患者随机分为治疗组和对照组各120例，治疗组服用中风星蒌通腑胶囊，对照组采用西药常规治疗，结果：治疗组总有效率91.9%，治愈显效率73.3%；对照组总有效率69.1%，治愈显效率38.3%，两组疗效比较，差异有统计学意义（$P<0.01$）。两组患者神经功能缺损程度评分和血液流变学各项指标治疗后比较，治疗组较对照组改善明显（$P<0.01$ 或 $P<0.05$）。

4. 醒脑开窍法　醒脑开窍法是治疗中风闭证的传统治疗方法，在安宫牛黄丸、苏合香丸等药物应用的同时，醒脑静注射液是用于治疗中风神昏的中药制剂。有学者报道采用随机对照方法观察256例急性缺血性中风患者，治疗组采用醒脑静注射液治疗，对照组采用右旋糖酐40静脉滴注，西药基础治疗两组相同。治疗14日后，治疗组治愈10人，显效41人，有效67人，无效26人，总有效率80.6%，对照组治愈5人，显效25人，有效47人，无效49人，总有效率61.2%，两组有效率比较差异有统计学意义（$P<0.05$）；治疗组能有效改善患者的神经功能缺损，与对照组比较差异有统计学意义（$P<0.05$）。通过观察醒脑静注射液对脑缺血再灌注诱导的神经细胞凋亡的防治作用，探讨其神经保护作用的机制，结果显示：醒脑静治疗组较脑缺血再灌注模型组脑组织水肿减轻、梗死面积减小，神经细胞凋亡数目减少，病理损害明显减轻。说明醒脑静注射液可显著抑制由缺血再灌注诱导的脑神经细胞凋亡，从而起到一定程度的神经保护作用。

5. 扶正护脑法　有学者提出扶正护脑法则治疗中风病，突出了正虚（气虚、阴虚）在中风病机转化中的主导作用，进而指出中风急性期治疗的关键在于扶正，通过扶助正气，不仅可以挽救气阴，而且可抑制内生毒邪的产生，达到扶正以祛邪的目的。扶正护脑法则应当贯穿中风急性期治疗的始终，且越早应用越好。以参麦注射液为观察药，以尼莫地平注射液作为对照药进行临床随机对照研究，结果显示，参麦注射液治疗缺血性中风急性期，神经功能改善及总有效率明显高于尼莫地平注射液。另有学者的实验研究报告为扶正护脑法则的确立及应用也提供了一定的科学依据。临床实践表明，具有扶正作用的中药在中风病急性期应用对于稳定病情，促进康复起着重要的作用，但其应用的具体时机和适应证有待通过进一步深入的研究加以明确，以便更好地指导临床用药，提高中风病的疗效。

（三）综合治疗方案的研究

由北京中医药大学、天津中医药大学等全国11家单位共同完成的国家"十五"攻关课题"中风病急性期综合治疗方案研究"，在国家"七五""八五""九五"攻关研究成果的基础上，制订了具有辨证论治特点的中风病急性期综合治疗方案。首先开展了通治、辨治、针灸方案与西医治疗方案的多中心、单盲、随机对照研究，通治方案采用一种中药注射液（脑出血用清开灵注射液，脑梗死用苦碟子注射液），辨治方案采用辨证论治口服中药汤剂，针灸方案以针灸治疗为主。根据临床随机对照研究结果，集各治疗方案优势，建立了以辨证论治为特点的综合治疗方案，并进行了多中心的临床验证和评价。随机对照研究结果表明，综合治疗方案疗效优于西医治疗方案，从而优化出疗效可靠、符合临床实际的具有辨证论治特点的中风病急性期综合治疗方案。该方案强调根据中风病证候演变规律，据证立法，依法选方，方证相应，符合中风病证候的动态时空性特征，并突出了复杂干预的效果。该项研究将临床流行病学的方法与中医辨证论治的评价相结合，建立了符合中医学特点的临床研究模式。

20余年来，中风病的临床研究逐步深化，从对一方一药的临床观察到辨证论治为核心的综合治疗方案的研究，经过了多年的研究积累和众多学者的不懈努力，并积极吸收相关学科的理论和方法，如：循证医学、临床流行病学、数理统计、医学量表学、生物信息学等。探索了既符合循证医学的要求又能够反映中医药自身特点的临床研究模式与评价方法，为中医药治疗重大疾病的研究提供了可借鉴的模式。中风病综合治疗方案的进一步推广验证，将有力地提高中风病的临床疗效和防治水平。近些年，以中药注射液为代表的一系列中成药在综合医院中已广泛应用于中风病的治疗，但由于缺乏对一些中成药临床疗效的科学评价，难以为临床医生提供最佳的研究证据，在一定程度上导致了医药卫生资源的浪费。因此，应进一步加强对现有临床治疗方法和中成药的临床再评价。同时，应重视中医药对个体化的具体治疗效果的评价，而这种评价难以用多中心、大样本、随机对照的方法完全解决，需研究和建立能够准确反映中医药疗效特点的临床评价方法。多学科的交叉渗透，中西医学的相互促进，将有力地推动中风病的临床研究，中医药在中风病的防治中必将发挥着越来越重要的作用。

九、小结

中风病是一种严重危害人类健康的疾病。根据中医"治未病"的思想，加强中风病防治的研究，是减少发病率、病死率，降低病残率的关键。本病常于急性期病情迅速恶化，进而威胁生命。因此，及时采取救治措施，精心护理，严密地观察病情，把握病势的顺逆，关系到抢救的成败。中风，论其病因病机，多从风、火、痰、气、血立论；论其病位在脑髓血脉，而与肝心脾肾密切相关；论其证候属本虚标实，而急性期侧重在标实，常以风火、痰热、腑实、瘀血证候突出；至恢复期以后侧重本虚，又常以气虚为多见，属气虚血瘀证者较多。治疗方面，应重视辨证分析，据证立法，依法遣方，方证相应。恢复期应尽早进行康复训练，同时还宜采取综合治疗措施，配合针灸、按摩、药浴等，以促进肢体功能的恢复。总之，中医药治疗中风病具有显著的临床疗效，充分利用已取得的临床研究成果，在病证结合基础上，不断探讨疾病与证候的发生演变以及转归预后的规律，总结临床经验，深化临床研究，优化治疗方案，将会进一步提高中风病的临床疗效，降低病死率和致残率，提高患者的生活质量。

（涂元宝）

第三节 痫病

痫病，又称癫痫，是以发作性的神情恍惚，甚则突然仆倒，昏不知人，口吐涎沫，两目上视，肢体抽搐，或口中怪叫，移时苏醒为主要临床表现的一种疾病。

痫病有关记录始见于《内经》，称为"巅疾"，对其病因及临床表现均有载。在病因方面强调先天因素，《素问·奇病论篇》云："人生而有病巅疾者，病名曰何，安所得之？岐伯曰：病名为胎病，此得之在母腹中时，其母有所大惊，气上而不下，精气并居，故令子发为癫疾也。"这里不仅提出了癫疾的病名，还指出癫疾又称胎病，发病与先天因素有关。《灵枢·癫狂》云"癫疾始作，先反僵，因而脊痛"及"癫疾始作，而引口啼呼，喘悸者"，为关于本病最早的论述。

隋代巢元方《诸病源候论》对本病的临床特点做了细致的描述，对不同类型的癫痫发作情况做了记载，其"癫狂候"云："癫者，卒发仆也，吐涎沫、口㖞、目急、手足缭戾，无所觉知，良久乃苏。"已认识到本病是一种发作性神志失常的疾患。并提出痫病病名，"痫候"云："痫者，小儿病也，十岁以上为癫，十岁以下为痫。其发病之状，或口眼相引而目睛上摇，或手足掣纵，或背强直，或颈项反折。""五痫病候"云："发作时时，反目口噤，手足相引，身体皆然"、"若僵惊，起如狂。"并根据病因的不同将其分为风痫、惊痫、食痫、痰痫等。

唐代孙思邈《备急千金要方》首次提出了癫痫的病名。"候痫法"将癫痫证候归纳为20条，如"目瞳子卒大，黑如常是痫候"；"鼻口青，时小惊是痫候"；"闭目青，时小惊是痫候"；"卧惕惕而惊，手足振摇是痫候"；"弄舌摇头是痫候"等。并强调重视癫痫发作之前的精神状态表现的观察，"夫痫，小儿之恶病也，或有不及求医而致者；然气发于内，必先有候，常宜审察其精神而采其候也"。

宋代严用和对痫病按五脏分类，《济生方·癫痫论治》："夫癫痫病者……一曰马痫，作马嘶鸣，应乎心；二曰羊痫，作羊叫声，应乎脾；三曰鸡痫，作鸡叫声，应乎肝；四曰猪痫，作猪叫声，应乎肾；五曰牛痫，作牛吼声，应乎肺。此五痫应乎五畜，五畜应乎五脏者也。"

金代张子和对癫痫病机及治疗均有一定认识，所著《儒门事亲》卷四云："大凡风痫病发，项强直视，不省人事，此乃肝经有热也。"认为癫痫发病为肝经热盛所致，治疗则提出"夫痫病不至于目瞪如愚者，用三圣散投之。更用大盆一个，于暖室中令汗下吐三法俱行，次服通圣散，百余日则愈矣"。元代朱丹溪《丹溪心法·痫》指出："痫证有五……无非痰涎壅塞，迷闷孔窍。"从痰浊与痫病的发病关系作了探讨，并提出治疗应"大率行痰为主，用黄连、南星、瓜蒌、半夏，寻火寻痰，分多分少治之，无不愈者"。

明清医家较前者的不同在于将癫、狂、痫三证分而论之，对痫病临床表现进行了较详细的说明。明代王肯堂论述了痫病的主要症状、发病过程和起病突然、具有反复性等特点。《证治准绳·癫狂痫总论》中曰："痫病发则昏不知人，眩仆倒地，不省高下，甚而瘛疭抽掣，目上视或口眼歪斜，或口作六畜之声。""痫"篇又载"痫病仆时，口中作声，将醒时吐涎沫，醒后又复发，有连日发者，有一日三五发者。"清代程国彭《医学心悟·癫狂痫》对癫狂痫三病进行了鉴别，并对五痫之说持反对态度，认为"《经》云重阴为癫，重阳为狂，而痫症，则痰涎聚于经络也"，"痫者忽然发作，眩仆倒地，不省高下，甚则瘛疭抽掣，目斜口㖞，痰涎直流，叫喊作畜声，医家听其五声，分为五脏……虽有五脏之殊，而为痰涎则一，定痫丸主之；既愈之后，则用河车丸以断其根"。清代李用粹在《证治汇补·痫病》提出阳痫、阴痫的分证方法及相应治则："痫分阴阳：先身热掣疭，惊啼叫喊而后发，脉浮洪者为阳痫，病属六腑，易治。先身冷无惊掣啼叫而病发，脉沉者为阴痫，病在五脏，难治。阳痫痰热客于心胃，闻惊而作，若痰热甚者，虽不闻惊亦作也，宜用寒凉。阴痫亦本乎痰热，因用寒凉太过，损伤脾胃变而成阴，法当燥湿温补祛痰。"清代王清任则认为本病与元气虚致"不能上转入脑髓"及脑髓瘀血有关，创龙马自来丹、黄芪赤风汤治疗。

关于痫病的治疗方法，历代医家多认识到其有发作性的特点，主张发作时先行针刺。若频繁发作则于醒后急予汤药调治，着重治标；神志转清，抽搐停止，处于发作间期可配制丸药常服，调和气血，息风除痰，以防痫病再发。

综上所述，《内经》奠定了痫病的理论基础，而后世医家则对其病因、病机、临床症状及治疗进行了较多的补充和发展，虽然有些认识和理论与现代认识有所分歧，但其为现代中医学治疗本病提供了丰富的基础资料。

本病与西医学所称的癫痫基本相同，无论原发性癫痫或某些继发性癫痫，均可参照本篇进行辨证论治。

一、病因病机

本病《内经》称为"巅疾"，可理解为病变部位在巅顶，属于脑病。以卒暴昏仆和四肢抽搐为主症，应属内风证。其病因病机多与先天因素、情志失调、饮食及劳逸失节，跌打外伤或患他病后，导致脏腑功能失调，风、火、痰、瘀肆虐于内而发病。

1. 积痰内生　痰与痫病的发生密切相关，积痰内伏是痫病发病的原因之一。故有"无痰不作痫"之论。初病实证，多由痰热迷塞心窍所成；久病虚证，多由痰湿扰乱神明而致。痰有热痰及湿痰之分。热痰之生，可由五志过极或房劳过度成郁火，如郁怒忧思可生肝火；房劳伤肾，肾阴不足，因肾水不济，心火过盛，火邪炼熬津液，酿成热痰；或过食醇酒肥甘，损伤脾胃而生痰热，痰热迷塞心窍可成痫；另外，火邪可触动内伏痰浊，痰随火升，阻蔽心包，可使痫发，即"无火不动痰"之谓。湿痰则可由脾失健运，聚湿而生。

2. 先天因素　《慎斋遗书·羊癫风》云："羊癫风，系先天之元阴不足，以致肝邪克土伤心故也。"这里明确提出发病与先天因素有关，由于肝肾阴血不足，心肝之气易于受损，致使肝气逆乱，神不守舍，则发昏仆、抽搐之症。此多见于儿童发病者。

3. 惊恐而致　《证治汇补·痫病》云："或因卒然闻惊而得，惊则神出舍空，痰涎乘间而归之。"可见惊对癫痫的发作至关重要。因惊则心神失守，如突然感受大惊大恐，包括其他强烈的精神刺激都可导致发痫，此即《诸病源候论》所称惊怖之后，气脉不足，因惊而作痫者。

4. 脑部外伤　多由跌扑挫伤，或出生难产，致脑窍受伤，神志逆乱，昏不知人，瘀血阻滞，络脉不和，可致痫病发生。

由于痫病多时发时止，反复发作，日久必然影响到五脏的功能，导致五脏气血阴阳俱虚，即所谓"痫久必归五脏"，故多见虚实夹杂、正虚邪实。

综上所述，本病病位在脑，以头颅神机受损为本，心、肝、脾、肾脏腑功能失调为标，病因病机总不离风、痰、火、瘀，而其中尤以积痰为主要。内风触动痰、火、瘀之邪，气血逆乱，清窍蒙蔽则发病。正如《临证指南医案·癫痫门》按语所云："痫证或由惊恐，或由饮食不节，或由母腹中受惊，以致脏气不平，经久失调，一触积痰，厥气内风，卒焉暴逆，莫能禁止，待其气反然后已。"

二、诊断

（一）发病特点

具有突然、短暂、反复3个特点。发病突然，指起病急，若有发作前的前驱症状，也为时极短，旋即昏仆、抽搐发作。短暂，指发作时间短，一般发作至神志转清 5~15 分钟。但病情有轻重的不同，发作时间也有长短的区别。有的突然神志丧失仅几秒钟，有的神昏抽搐持续半小时以上而不能自止。反复，指反复发作，发无定时，但其间歇长短亦因病情轻重而不同，严重者有一日数十次以上发作的，也有数日一发者，比较轻的患者有逾月或半年以上一发者。

（二）临床表现

1. 发作前可有眩晕、胸闷、叹息等先兆　发作时一般具有神志失常和（或）肢体抽搐等特定的临床症状。因证候轻重之异，发作表现各有不同。小发作者，表现为突然神志丧失而无抽搐，如患者突然中断活动，手中物件掉落，或短暂时间两目凝视、呆木不动、呼之不应，经几秒钟即迅速恢复，事后对发作情况完全不知。大发作者症见来势急骤，卒倒叫号，昏不知人，频频抽掣，口吐涎沫，经数分钟，甚至数十分钟，神志渐清，苏醒后对发作情况一无所知，常觉全身倦怠，头昏头痛，精神萎靡。一般来说，发作时间短、间歇时间长者病情轻，反之，则病情重。

2. 多有先天因素或家族史　尤其发于幼年者，发作前多有诱因，如惊恐、劳累、情志过极、饮食不洁或不节，或头部外伤、劳累过度等。

3. 临床检查有阳性表现　脑电图检查可有阳性表现，颅脑CT及MRI检查有助于诊断。

三、鉴别诊断

1. 中风　痫病重症应与中风鉴别。清代李用粹《证治汇补·痫与卒中痉病辨》云："三症相因，但痫病仆时口作六畜声，将醒时吐涎沫，醒后复发，有连日发者，有一日三五发者。若中风……则仆地无声，醒时无涎沫，亦不复发。唯痉病虽时发时止，然身体强直，反张如弓，不似痫病身软作声也。"痫病与中风虽可同有昏仆，然痫病多仆地有声，神昏片刻即醒，醒后如常，且多伴有肢体抽搐、口吐白沫、四肢僵直、两手握固、双目上视、小便失禁等，多无半身不遂、口眼歪斜等，并有多次发作病史可寻；中风则仆地无声，神昏者多较重，持续时间长，需经救治或可逐渐清醒，多遗有半身不遂、偏身麻木诸症存在。但应注意少数中风先兆者表现与癫痫相似，对年龄40岁以上首次发作者需注意鉴别。临床上中风有继发癫痫者。

2. 痉病　痫病与痉病均有时发时止、四肢抽搐拘急症状，但痫病发时可有口吐涎沫及口中可有异常叫声，发作后四肢软瘫，短时内神志转清，不伴发热；痉病发时多身强直而兼角弓反张，不易清醒，常伴发热，多有原发病存在。

3. 厥证　厥证除见突然仆倒，昏不知人外，还可见面色苍白、四肢厥冷，而无痫病之口吐涎沫，两目上视，四肢抽搐和口中怪叫等症状，临床上可资鉴别。

四、辨证

（一）辨证要点

1. 辨病情轻重　判断本病之轻重决定于两个方面，一是病发持续时间之长短，一般持续时间长则病重，短则病轻；二是发作间隔时间久暂，间隔时间久则病轻，短暂则病重，临床表现的轻重与痰结之深浅和正气的盛衰相关。

2. 辨证候虚实　痫病发作期多见痰火扰神或风痰闭窍，以实为主或实中挟虚，休止期多见心脾、亏虚，多属虚证或虚中挟实。阳痫发作多实，阴痫发作多虚。

（二）证候

发作期分阳痫、阴痫两类，休止期分脾虚痰盛、肝火痰热、肝肾阴虚3种证候。

1. 发作期　如下所述。

（1）阳痫证：发作前常有头晕头痛，胸闷，善欠伸等先兆症状，或可无明显症状，旋即昏倒仆地，不省人事，面色先潮红、紫红，继之青紫或苍白，口唇青暗，两目上视，牙关紧闭，颈项侧扭，项背强直，四肢抽掣，或喉中痰鸣，或口吐涎沫，或发时有口中怪叫，甚则二便自遗，移时苏醒，除感疲乏无力外，一如常人。舌质红或暗红，苔多白腻或黄腻，脉弦数或弦滑。

病机分析：头晕头痛，胸闷欠伸为风痰上逆；内风挟痰横窜，气血逆乱于胸中，心神失守，故昏仆、不省人事；面色先见潮红系由风阳上涌而成，继之面色紫红、青紫或苍白，口唇青暗皆由风痰、痰热蔽塞心胸，阳气受遏，或血行瘀阻，使清气不得入，而浊气不得出所致；重者发痫时手足冰冷，两目上视，牙关紧闭，颈项侧扭，四肢抽掣皆由内风窜扰筋脉所成。喉中痰鸣、口吐涎沫、并发怪叫等，按《张氏医通·痫》所论："惟有肝风故作搐搦，搐搦则通身之脂液逼迫而上，随逆气而吐出于口也。"舌红属热，苔腻主湿盛，黄腻苔为内蕴痰热；其脉弦滑，属风痰内盛之征。唯风痰聚散无常，故反复发作而醒后一如常人。

本证若调治不当，或经常遇有惊恐、劳累、饮食不节等诱因触动，导致频繁发作，进而正气渐衰，湿痰内盛，可转变为阴痫。

（2）阴痫证：发作时面色黯晦萎黄，手足清冷，双眼半开半合而神志昏愦，偃卧拘急，或颤动、抽搐时发，口吐涎沫，一般口不啼叫，或声音微小。也有仅表现为呆木无知，不闻不见，不动不语；或动作中断，手中持物落地；或头突然向前倾下，又迅速抬起；或仅二目上吊数秒至数分钟即可恢复，而病发后对上述症状全然不知，多一日数次频作。醒后全身疲倦，数日后逐渐恢复，或醒后如常人。舌质淡，苔白腻，脉多沉细或沉迟。

病机分析：本证在儿科常由慢惊之后痰迷心窍而成。成人则因阳痫病久，频繁发作使正气日衰，痰结不化，逐渐演变而来。阴痫病主在脾肾先后天受损，一则气血生化之源，再则命火不足，气化力薄，水寒上泛，故发病时面色黯晦萎黄，手足清冷；湿痰上壅，蒙蔽神明，故双眼半开半阖，神志昏愦；如血不养筋，筋膜燥涩，虚风暗煽，则偃卧拘急或颤动抽搐时发；口吐涎沫乃内伏痰湿壅盛，随气逆而涌出；口不啼叫或叫声微小，是虽有积痰阻窍所致；呆木无知，二目上吊是神明失灵之象；痫病频发，耗伤正气，而见全身疲倦，数日方可恢复。舌腻脉沉，均属阳虚湿痰内盛之征。

2. 休止期 如下所述。

（1）脾虚痰盛：神疲乏力，身体瘦弱，食欲不佳，大便溏薄，咳痰或痰多，或恶心泛呕，或胸宇痞闷。舌质淡，苔白腻，脉濡滑或细弦滑。

病机分析：脾虚生化乏源，气血不足，故神疲乏力，身体瘦弱；因积痰内伏日久则伤脾，脾虚则痰浊日增，壅塞中州，升降失调，致食欲不佳、恶心泛呕、咳痰胸闷、大便溏薄。

（2）肝火痰热：平素情绪急躁，每因焦急郁怒诱发病发生，痫止后，仍然烦躁不安，失眠，口苦而干，便秘，或咳痰胶稠。舌质偏红，苔黄，脉弦数。

病机分析：肝火亢盛则情绪急躁，口苦而干；痫止后急躁加重者，因风阳耗竭肝阴，虚火内扰而致；肝火扰乱心神，故心烦失眠；肝火煎熬津液，结而为痰，故痰胶稠咳吐不爽。

（3）肝肾阴虚：痫病频发，神思恍惚，面色晦暗，头晕目眩，两目干涩，耳轮焦枯不泽，健忘失眠，腰酸腿软，大便干燥。舌质红，脉细数。

病机分析：痫病频发则气血先虚，肝肾俱亏，肾精不足，髓海失养，可见神思恍惚，面色晦暗，健忘诸症；肝血不足，两目干涩，血虚肝旺故头晕目眩；肾开窍于耳，主腰膝，故肾精虚亏则耳轮焦枯不泽，腰酸腿软；阴亏大肠失润则便秘。舌质红，脉细数，为精血不足之征。

以上3种证候，临床上可互相转化。因痫病总属神志疾患，故五志之火常是主要的诱发因素，心肝之火可以动痰，火与痰合则痰热内生，痰热耗气日久，必致中气虚乏，痰浊愈盛即成脾虚痰盛之证；痰热灼阴也可出现肝肾阴虚之证。另一方面，以痫久必归五脏，若病程长、发作频者，由肝肾阴精不足，虚火炼液生痰，可在阴虚的基础上出现肝火痰热之证；脾虚痰盛者，如遇情志之火所激，也可使痰浊化热而见肝火痰热的证候。

五、治疗

（一）治疗原则

1. 治分新久 大抵痫病初发，多为阳痫，治以息风涤痰泻火为主。痫病日久，多属阴痫，以补益气血，调理阴阳为大法。肝虚者养其血，肾虚者补其精，脾气虚者助其运，心气不足者，安其神，总以补虚为本。

2. 病分急缓 病发为急，以开窍醒神定痫以治标；平时为缓，以去邪补虚以治其本。

3. 重视行痰　治病当重行痰，而行痰又当顺气。顽痰胶固，需辛温开导，痰热胶着须清化降火。要言之，本病治疗主要在风、痰、火、虚4个字。

（二）治法方药

1. 发作期　如下所述。

（1）阳痫证：急以开窍醒神，继以泻热涤痰，息风定痫。

方药：急救时针刺人中、十宣、合谷等穴以醒神开窍，或可静脉用清开灵注射液，或灌服清热镇惊汤。方中生石决明平肝息风，紫石英镇心定惊，龙胆草泻肝经之实火，与山栀、木通同用有通达三焦利湿之效。用生大黄泻热，反佐干姜辛开苦降和胃降逆，又助天竺黄、胆南星清热豁痰；远志、石菖蒲逐痰开窍；天麻、钩藤息风止痉；柴胡为引经药，又能疏气解郁，配用朱砂、麦门冬可防龙胆草等苦燥伤阴，兼可安神。

此外，尚可用汤药送服定痫丸，方中天麻、全蝎、僵蚕平肝息风而止抽搐；川贝母、胆南星、半夏、竹沥、石菖蒲化痰开窍，而降逆气；琥珀、茯神、远志、辰砂镇心安神而定惊；茯苓、陈皮健脾理气；丹参、麦门冬理血育阴；姜汁、甘草可温胃和中。服药后如大量咳痰，或大便排出黏痰样物者，均属顽痰泄化现象，为病情好转的表现。

（2）阴痫证：急以开窍醒神，继以温阳除痰，顺气定痫。

方药：急针刺人中、十宣穴以开窍醒神，或可静脉用参附注射液，或灌服以五生饮合二陈汤。五生饮中以生南星、生半夏，生白附子辛温除痰，半夏兼以降逆散结，南星兼祛风解痉，白附子祛风痰、逐寒湿；川乌大辛大热，散沉寒积滞，黑豆补肾利湿。合二陈汤顺气化痰，共奏温阳、除痰、定痫之功效。

2. 休止期　如下所述。

（1）脾虚痰盛：健脾化痰。

方药：六君子汤加减。若痰多加制南星、瓜蒌，呕恶者加竹茹、旋覆花；便溏者加薏苡仁、白扁豆。若痰黄量多，舌苔黄腻者，可改用温胆汤。

（2）肝火痰热：清肝泻火，化痰开窍。

方药：用龙胆泻肝汤合涤痰汤加减。方以龙胆草、山栀、黄芩、木通等泻肝经实火；半夏、橘红、胆南星、石菖蒲化痰开窍。若项强直视，手足抽搐者，可兼用化风锭1~2丸。

（3）肝肾阴虚：滋养肝肾。

方药：大补元煎加减。方中熟地、山药、山茱萸、杜仲、枸杞子均滋养肝肾之品；还可酌情加用鹿角胶、龟板胶、阿胶等以补髓养阴，或牡蛎、鳖甲以滋阴潜阳。若心中烦热者可加竹叶、灯芯草以清热除烦；大便干燥者，加肉苁蓉、当归、火麻仁以滋液润肠。也可用定振丸，滋补肝肾，而息风止痫。在休止期投以滋养肝肾之品，既能息风，又能柔筋，对防止痫病的频发具有一定的作用。

有外伤病史而常发痫者，或痫病日久频繁发作者，常可见瘀血之证，如头痛头晕，胸中痞闷刺痛，气短，舌质暗或舌边有瘀点、瘀斑，脉沉弦。治疗应重视活血化瘀，并酌加顺气化痰，疏肝清火等品，如通窍活血汤加减。另外上述各证方中，均可加入适量全蝎、蜈蚣等虫类药，以息风解毒、活络解痉而镇痫，可提高疗效。一般多研粉，每服1~1.5克，每日2次为宜，小儿酌减。

（三）其他治法

1. 单方验方　如下所述。

（1）三圣散（《儒门事亲》）：防风、瓜蒂、藜芦。用于痰涎壅盛的阳痫，但体虚者慎用。

（2）七福饮（《景岳全书》）：人参、熟地、当归、炒白术、炙甘草、酸枣仁、远志。用治痫病气血俱虚而心脾为甚者。

（3）平补镇心丹（《和剂局方》）：龙齿、远志、人参、茯神、酸枣仁、柏子仁、当归身、石菖蒲、生地、肉桂、山药、五味子、麦门冬、朱砂。治痫病止时惕惕不安，因惊怖所触而发者。

2. 针灸　多用于发作期，法拟豁痰开窍，平肝息风。取穴以督脉、心及心包经穴为主，痫发时刺用泻法。

（1）主方：分两组，可交替使用。①百会、印堂、人中、内关、神门、三阴交。②鸠尾、中脘、内关、间使、太冲。

（2）加减法：①阳痫而抽掣搐搦重者，酌加风池、风府、合谷、太冲、阳陵泉。②阴痫而湿痰盛者，酌加天突、丰隆，灸百会、气海、足三里。③癫痫反复频发者，针印堂、人中，灸中脘，也可针会阴、长强穴。

六、转归及预后

痫病转归及预后取决于患者的体质强弱及正气盛衰、邪气轻重。本病发病有反复发作的特点，病程一般较长，少则一两年，甚则终身不愈。体质强，正气足者，治疗恰当，痫发后调理适当，可控制发作次数，但多难以根治；体质弱，正气不足，痰浊沉固者，多迁延日久，缠绵难愈，预后较差。故如病为阳痫者，治疗确当，痫止后再予丸药调理数月，可以控制发作；阴痫及久病正虚而邪实者，则疗效较差。阳痫初发或病程在半年以内者，尤应重视休止期的治疗和精神、饮食的调理，如能防止痫病的频繁发作，一般预后较好。如虽病阳痫，但因调治不当，或经常遇有情志不遂、饮食不节等诱因的触动，可致频繁发作，进而正虚邪盛转变为阴痫。另外，若频繁反复发作者，少数年幼患者智力发育受到影响，可出现智力减退，甚至成为痴呆，或因昏仆跌伤而致后遗症，也可因发病时痰涎壅盛，痰阻气道，而成窒息危候，若不能及时抢救，致阴阳离决而亡。

七、预防和护理

痫病预防有二：一是对已知的致病因素和诱发因素的预防，以及采取增强体质的有关措施。最重要的是保持精神愉快，情绪乐观，避免精神刺激，怡养性情。生活宜规律，起居有节。适当参加文娱活动和体育锻炼，不可过劳，保证充足的睡眠。对病程长、体质差的患者，适当加强营养也很重要。二是加强休止期的治疗，防止痫病频繁发作，延长发作的间歇时间，也是预防的重要方面。痫病患者不宜参加驾驶及高空作业等，不宜骑自行车，以免发生意外。孕妇应加强保健，避免胎元受损。

本病的护理工作非常重要。对病情观察要认真仔细，重视神志的变化、持续的时间和证候表现以及舌象、脉象、饮食、睡眠和二便的情况，为辨证论治提供可靠的资料。对频繁发作者，要加用床挡等保护装置，以免发作时从床上跌下。有义齿者应取下。痫病发作时，应用裹纱布的压舌板放于上下磨牙间，以免咬伤舌头。神志失常者，应加强护理，以免发生意外。对痫病日久又频繁发作的重症患者，于发作时特别应注意保持呼吸道的通畅，以免发生窒息死亡。饮食宜清淡，多吃青菜，或选用山药、薏苡仁、赤豆、绿豆、小米煮粥，可收健脾化湿的功效。忌过冷过热食物刺激，少食肥甘之品，减少痰湿滋生。

八、现代研究

痫病，即西医学癫痫，患病率在国内外调查约为0.5%，一般人群的年发病率为（50～70）/10万，是神经科疾病中仅次于中风的第2大常见疾病，我国约有600万以上的癫痫患者，且每年新发患者在65万～75万人。加强中医药对其防治研究十分必要。

对于本病的病名，20世纪90年代前一直沿用"癫痫"病名，与西医学病名相同，至90年代后逐渐统一为"痫证"，现多痫证与痫病同用。

对于本病的证候学研究，1991年11月由北京中医学院东直门医院草拟方案，于1992年7月由国家中医药管理局全国脑病急症协作组讨论制定了《痫病诊断与疗效评定标准》，对痫病的病名诊断、病类诊断、证类诊断标准及分期标准、疗效评定标准，将痫病分为风火上炎、风动痰阻、瘀血内停、心脾两虚、肾元不足5个证型；目前现行的《中医病证诊断疗效标准》则将痫病分为痰火扰神、血虚风动、风痰闭窍、瘀阻脑络、心脾两虚及肝肾阴虚6个证型，目前中医药对痫病的临床研究多以以上2个辨证诊断标准相互参照此为指导，对痫病的规范化研究起到了一定的作用。但近十年来对于痫病的中医药研究目前尚无突破性的研究成果报道，文献以临床治验总结为多，有些文献结合了对药物治疗的机制研究，为进一步明确癫痫的中医药治疗机制进行了探索。

（一）脏腑辨证

1. 从肝论治　癫痫以抽动为特点，动者属风，责之于肝，故多从肝论治。有学者通过对108例癫痫患者在西药治疗基础上运用柴胡疏肝汤（柴胡、桂枝、生龙骨、生牡蛎、川芎、当地、白芍、半夏、黄芩、党参、钩藤、生姜、大枣、甘草）治疗后提出：癫痫的治疗以小柴胡汤疏肝为主，可起到多靶点治疗的目的，利用癫痫动物模型对其药物作用机制进行研究，证实其对脑的电生理及神经递质均有影响。

2. 从脾论治　以温中健脾治疗腹型癫痫。腹型癫痫，中医古名"内钓"。根据文献记载，其以中阳不足，脏腑虚寒为发病关键，认为腹型癫痫的病因与寒湿关系密切，寒滞中焦，脾失健运，痰自内生，阻遏气机，不通则痛，病乃作。其提出的由湿致痫之论值得深入探讨。建中汤能温中补虚，和里缓急而止腹痛，有学者以建中汤为基础配合生铁落饮益气温里，治疗儿童腹型癫痫，通过对发作次数观察结果显示，有效率为84.2%，脑电图改善与临床疗效基本一致。

（二）从风痰论治

中医学认为其发病主要是"风"、"痰"为患。风主动摇故抽搐，痰蒙清窍、瘀阻脑络而神昏。因此，定痫息风、豁痰开窍、活血化瘀法是治疗痫病的常法。目前，运用传统成方的有：五痫神应丸、白金丸、定痫丸、温胆汤、风引汤、磁朱丸、紫金锭等，但疗效不等。也有在传统方基础上化裁应用者，如以白金丸化裁组方定痫散（白矾、郁金、石菖蒲、僵蚕、朱砂等）治疗。

（三）从瘀论治

有学者认为痫病主要病机为瘀血生风，应从瘀治癫痫。提出痫病大脑"致痫灶"微循环和代谢障碍病理与中医局部微观"血瘀"证有相同之处。痫病顽疾反复发作，病程缠绵迁延不愈，与久病多瘀、久病入络及久病多虚致气血亏虚，运血无力，血行不畅则瘀滞脑部，脑部脉络，气血不能上荣脑髓，元神失养，神机失用则发痫病。瘀血不行为痫病发病的主要病机过程，采用化瘀之法可堵邪生之源，治其之本。

（四）单味中药及提取物

利用现代药理研究手段，从中药中提取有效成分治疗癫痫，是探索治疗本病的有效途径。有学者临床观察到曾经多种抗惊厥药物长期治疗而未获满意疗效者，在加用青阳参2~9个月后，癫痫发作的次数减少80%以上者达65.63%（21/32），脑电图变化不论是局灶性异常或弥散性异常，均随病情好转而改善。另有学者对柴胡皂苷对癫痫大鼠脑电的影响研究显示，柴胡皂苷对癫痫大鼠脑电图及痫性发作有改善作用。

（五）中西医结合

有学者报道以拉莫三嗪合定痫丸（天麻、川贝母、姜半夏、茯苓、茯神、丹参、麦门冬、石菖蒲、胆南星、全蝎、僵蚕、琥珀、远志、陈皮、朱砂、甘草）治疗118例，总有效率71.19%。采用丙戊酸钠或卡马西平合用调督抗痫胶囊（全蝎、白花蛇、紫河车、桑寄生、桂枝、制南星、荷叶、冰片、川芎）治疗癫痫，疗效优于单纯西药治疗。

（六）分型治疗

以往中医药治疗癫痫对部分性发作及癫痫持续状态报道较少，20世纪90年代后逐渐增加。

1. 癫痫持续状态　在癫痫持续状态时先予针刺及中成药促醒，控制抽搐，后以中药煎剂治疗，辨证以阴阳为纲。阳衰者以苏合香丸水化灌服，参附注射液静推或静点。阴竭者以安宫牛黄丸水化灌服，静推参附注射液或清开灵注射液。抽搐重者可予紫雪丹水化灌服；并强调息风涤痰应贯彻癫痫治疗始终。体现中医急症处理的特点。

2. 头痛型癫痫　采用天麻钩藤饮（天麻、钩藤、石决明、黄芩、茯苓、石菖蒲、白芍、菊花、女贞子、胆南星）治疗小儿头痛癫痫15例，总有效率93.5%。

3. 精神运动型癫痫　采用顺气豁痰法治疗小儿精神运动型癫痫，基本方：石菖蒲、青果、半夏、青礞石、胆南星、陈皮、枳壳、川芎、沉香、六曲。根据辨证分型加减，痰浊迷窍型用基本方；痰火壅盛型原方加黄芩、栀子、代赭石，痰浊动风型酌加僵蚕、钩藤、生铁落；正气偏虚型加太子参、茯苓。治38例，总有效率76.3%。

4. 腹型癫痫　腹型癫痫发作的主要症状就是反复发作的无其他原因的腹痛，其主要病机是积痰内伏，阻滞经络，气机壅塞，血瘀阻络，治疗以五磨饮子合手拈散、芍药甘草汤为主，根据证型再加减。

（七）其他疗法

针灸疗法在痫病的治疗中也运用较广。采用以大椎为主穴，辅穴辨证配穴：头晕神疲及脑外伤者配百会、神庭、本神、三阴交、太冲；食欲缺乏痰盛胸脘痞闷者配丰隆、中脘、内关、膻中；儿童及久病体弱者配脾俞、肝俞、丰隆、足三里诸穴；正值大发作即时强刺激人中、涌泉、内关、百会，缓解后起针，总有效率为81.5%。

另外穴位埋线在痫病治疗中报道较多，穴位埋线是经络理论和现代医学结合的产物，除了利用腧穴的功能外，还可通过羊肠线在穴位产生比针刺更为长久的刺激作用。有学者报道以头穴为主埋植药线治疗癫痫，治疗组112例，取百会、率谷为主穴，风痫型配风门、肝俞，食痫型配胃俞、足三里，痰痫型配脾俞、丰隆，血瘀型配膈俞、血海，先天型配肾俞、心俞；对照组63例，以鸠尾、癫痫（经外奇穴，大椎穴与尾骨端的中点处）。结果治疗组总有效率93.7%，对照组总有效率84.1%，经统计学处理，治疗组疗效优于对照组。

另外还有采用头针、化脓灸、割治、挑刺等方法治疗者。

总结以上，近年来中医药在癫痫的预防发作、提高疗效、减少抗癫痫药物的不良反应等方面取得了一定的进展，但中医药对本病的辨证分型和疗效评定标准尚不统一，治疗结果及对照标准缺乏公正客观，辨证施治的辨证标准存在差异，难以客观、科学地评价。今后应在中医理论指导下，规范痫病的辨证分型及评定标准。在发挥中医整体辨证论治优势的同时，结合现代医学研究方法深入探讨，推动癫痫临床研究的进步和提高，力求更有效地攻克这一顽疾。

九、小结

痫病是一种短暂性发作性脑病，中医对本病历代论述较多：其病机后世医家多强调积痰内伏，每由情志不遂或劳累等因诱发，以致气逆、风阳挟痰上扰，阻塞心窍而发病。痫病初发多为阳证、实证，当以息风涤痰定痫为主；痫病既久，多为阴证、虚证，当以益气、育阴、养血为主。本病发作期，总以定痫治标为先，而休止期以调补气血，强健脾胃，滋养肝肾为主。

（涂元宝）

第四节　眩晕

眩晕是以目眩与头晕为主要表现的病证。目眩即眼花或眼前发黑，视物模糊；头晕即感觉自身或外界景物摇晃、旋转，站立不稳。两者常同时并见，故统称为"眩晕"。

眩晕最早见于《内经》，称为"眩冒"、"眩"。《内经》对本病病因病机的论述主要包括：外邪致病，如《灵枢·大惑论》说："故邪中于项，因逢其身之虚……入于脑则脑转。脑转则引目系急，目系急则目眩以转矣。"因虚致病，如《灵枢·海论》说："髓海不足，则脑转耳鸣，胫酸眩冒。"《灵枢·卫气》说"上虚则眩"。与肝有关，如《素问·至真要大论篇》云："诸风掉眩，皆属于肝。"与运气有关，如《素问·六元正纪大论篇》云："木郁之发……甚则耳鸣眩转。"

汉代张仲景对眩晕一病未有专论，仅有"眩"、"目眩"、"头眩"、"身为振振摇"、"振振欲擗地"等描述，散见于《伤寒论》和《金匮要略》中。其病因，或邪袭太阳，阳气郁而不得伸展；或邪郁少阳，上干空窍；或肠中有燥屎，浊气攻冲于上；或胃阳虚，清阳不升；或阳虚水泛，上犯清阳；或阴液已竭,阳亡于上;或痰饮停积胃中(心下),清阳不升等多个方面,并拟订出相应的治法方药。例如,小柴胡汤治少阳眩晕;刺大椎、肺俞、肝俞治太少并病之眩晕;大承气汤治阳明腑实之眩晕;真武汤治少阴阳虚水泛之眩晕;苓桂术甘汤、小半夏加茯苓汤、泽泻汤等治痰饮眩晕,等等,为后世论治眩晕奠定了基础。

隋、唐、宋代医家对眩晕的认识,基本上继承了《内经》的观点。如隋代巢元方《诸病源候论·风头眩候》说:"风头眩者,由血气虚,风邪入脑,而引目系故也……逢身之虚则为风邪所伤,入脑则脑转而目系急,目系急故成眩也。"唐代王焘《外台秘要》及宋代《圣济总录》亦从风邪立论。唐代孙思邈的《备急千金要方》则提出风、热、痰致眩的论点。在治疗方面,诸家方书在仲景方药的基础上,又有发展,如《外台秘要》载有治风头眩方9首,治头风旋方7首;《圣济总录》载有治风头眩方24首。

金元时期,对眩晕从概念、病因病机到治法方药等各个方面都有所发展。金代成无己在《伤寒明理论》中提出了眩晕的概念,还指出了眩晕与昏迷的鉴别:"伤寒头眩,何以明之?眊非毛而见其毛,眩非元(玄)而见其元(玄,黑色)。眊为眼花,眩为眼黑。眩也、运也、冒也,三者形俱相近。有谓之眩者,有谓之眩冒者;运为运转之运,世谓之头旋者是也矣;冒为蒙冒之冒,世谓之昏迷者是矣。"金代刘完素在《素问玄机原病式·五运主病》中给眩晕下的定义是:"掉,摇也;眩,昏乱旋运也。"并主张眩晕的病因病机应从"火"立论:"所谓风气甚而头目眩运者,由风木旺,必是金衰,不能制木,而木复生火,风火皆属阳,多为兼化;阳主乎动,两动相搏,则为之旋转。"张子和则从"痰"立论,提出吐法为主的治疗方法,他在《儒门事亲》中说:"夫头风眩运……在上为之停饮,可用独圣散吐之,吐讫后,服清下辛凉之药。凡眩运多年不已,胸膈痰涎壅塞,气血颇实,吐之甚效。"李杲《兰室秘藏·头痛》所论恶心呕吐,不食,痰唾稠黏,眼黑头旋,目不能开,如在风云中,即是脾胃气虚、浊痰上逆之眩晕,主以半夏白术天麻汤。认为:"足太阴痰厥头痛,非半夏不能疗;眼黑头眩,风虚内作,非天麻不能除。"元代朱丹溪更力倡"无痰不作眩"之说,如《丹溪心法·头眩》说:"头眩,痰挟气虚并火,治痰为主,挟补气药及降火药。无痰则不作眩,痰因火动,又有湿痰者。"

明、清两代对眩晕的论述日臻完善。对眩晕病因病机的分析颇为详尽。如明代徐春甫的《古今医统大全·眩运门》以虚实分论,提出虚有气虚、血虚、阳虚之分;实有风、寒、暑、湿之别。并着重指出"四气乘虚""七情郁而生痰动火""淫欲过度,肾家不能纳气归元""吐血或崩漏,肝家不能收摄营气"是眩晕发病之常见原因。刘宗厚《玉机微义》、李梴《医学入门》等书,对《内经》"上盛下虚"而致眩晕之论,作了进一步的阐述,认为"下虚者乃气血也,上盛者乃痰涎风火也"。张景岳则特别强调因虚致眩,认为:"无虚不能作眩"、"眩运一证,虚者居其八九,而兼火兼痰者,不过十中一二耳"(《景岳全书·眩运》)。陈修园则在风、痰、虚之外,再加上火,从而把眩晕的病因病机概括为"风""火""痰""虚"四字。此外,明代虞抟提出"血瘀致眩"的论点,值得重视。虞氏在《医学正传·眩运》中说:"外有因呕血而眩冒者,胸中有死血迷闭心窍而然。"对跌仆外伤致眩晕已有所认识。

关于眩晕的治疗,此期许多著作,集前人经验之大成,顿为详尽。如《医学六要·头眩》即分湿痰、痰火、风痰、阴虚、阳虚、气虚、血虚、亡血、风热、风寒、死血等证候立方。《证治汇补》亦分湿痰、肝火、肾虚、血虚、脾虚、气郁、停饮、阴虚、阳虚。程国彭除总结了肝火、湿痰、气虚、肾水不足、命门火衰等眩晕的治疗大法外,并着重介绍了以重剂参、䓼、芪治疗虚证眩晕的经验。叶天士《临证指南医案·眩晕》华岫云按,认为眩晕乃"肝胆之风阳上冒",其证有夹痰、夹火、中虚、下虚之别,治法亦有治胃、治肝之分。"火盛者先生用羚羊、山栀、连翘、天花粉、玄参、鲜生地、丹皮、桑叶以清泄上焦窍络之热,此先从胆治也;痰多者必理阳明,消痰如竹沥、姜汁、菖蒲、橘红、二陈汤之类;中虚则兼用人参,外台茯苓饮是也;下虚者必从肝治,补肾滋肝,育阴潜阳,镇摄之治是也"。

此外,元、明、清部分医家还认识到某些眩晕与头痛、头风、肝风、中风诸证之间有一定的内在联系,如朱丹溪云:"眩运乃中风之渐。"张景岳亦谓:"头眩有大小之异,总头眩也……至于中年之外,多见眩仆卒倒等证,亦人所常有之事。但忽运忽止者,人皆谓之头运眼花;卒倒而不醒者,人必谓之中风中痰。"华岫云在《临证指南医案·眩晕门》按语中更明确地指出："此证之原，本之肝风；当与肝风、中风、头风门合而参之。"这些论述也是值得注意的。

总之，继《内经》之后，经过历代医家的不断总结，使眩晕的证治内容更加丰富、充实。近代学者对前人的经验与理论进行了全面的整理，并在实践的基础上加以提高，在本病的辨证论治、理法方药等方面都有进一步的发展。

眩晕作为临床常见症状之一，可见于西医学的多种病症。如椎-基底动脉供血不足、颈椎病、梅尼埃病、高血压、低血压、阵发性心动过速、房室传导阻滞、贫血、前庭神经元炎、脑外伤后综合征等。临床以眩晕为主要表现的疾病，或某些疾病过程中出现眩晕症状者，均可参考本篇有关内容辨证论治。

一、病因病机

眩晕，以内伤为主，尤以肝阳上亢、气血虚损，以及痰浊中阻为常见。眩晕多系本虚标实，实为风、火、痰、瘀，虚则为气血阴阳之虚。其病变脏腑以肝、脾、肾为重点，三者之中，又以肝为主。

1. 肝阳上亢　肝为风木之脏，体阴而用阳，其性刚劲，主动主升，如《内经》所说："诸风掉眩，皆属于肝。"阳盛体质之人，阴阳平衡失其常度，阴亏于下，阳亢于上，则见眩晕；或忧郁、恼怒太过，肝失条达，肝气郁结，气郁化火，肝阴耗伤，风阳易动，上扰头目，发为眩晕；或肾阴素亏不能养肝，阴不维阳，肝阳上亢，肝风内动，发为眩晕。正如《临证指南医案·眩晕门》华岫云按："经云诸风掉眩，皆属于肝，头为六阳之首，耳目口鼻皆系清空之窍，所患眩晕者，非外来之邪，乃肝胆之风阳上冒耳。"

2. 肾精不足　脑为髓之海，髓海有余则轻劲多力，髓海不足则脑转耳鸣，胫酸眩冒。而肾为先天之本，主藏精生髓。若年老肾精亏虚；或因房事不节，阴精亏耗过甚；或先天不足；或劳役过度，伤骨损髓；或阴虚火旺，扰动精室，遗精频仍；或肾气亏虚，精关不固，滑泄无度，均使肾精不足而致眩晕。

3. 气血亏虚　脾胃为后天之本，气血生化之源，如忧思劳倦或饮食失节，损伤脾胃，或先天禀赋不足，或年老阳气虚衰，而致脾胃虚弱，不能运化水谷，生化气血；或久病不愈，耗伤气血；或失血之后，气随血耗。气虚则清阳不振，清气不升；血虚则肝失所养，虚风内动；皆能发生眩晕。如《景岳全书·眩晕》所说："原病之由有气虚者，乃清气不能上升，或汗多亡阳而致，当升阳补气；有血虚者，乃因亡血过多，阳无所附而然，当益阴补血，此皆不足之证也。"

4. 痰浊中阻　饮食不节、肥甘厚味太过损伤脾胃，或忧思、劳倦伤脾，以致脾阳不振，健运失职，水湿内停，积聚成痰；或肺气不足，宣降失司，水津不得通调输布，留聚而生痰；或肾虚不能化气行水，水泛而为痰；或肝气郁结，气郁湿滞而生痰。痰阻经络，清阳不升，清空之窍失其所养，则头目眩晕。若痰浊中阻更兼内生之风火作祟，则痰挟风火，眩晕更甚；若痰湿中阻，更兼内寒，则有眩晕昏仆之虑。

5. 瘀血内阻　跌仆坠损，头脑外伤，瘀血停留，阻滞经脉，而致气血不能荣于头目；或瘀停胸中，迷闭心窍，心神飘摇不定；或妇人产时感寒，恶露不下，血瘀气逆，并走于上，迫乱心神，干扰清空，皆可发为眩晕。如《医学正传·眩运》说："外有因坠损而眩运者，胸中有死血迷闭心窍而然。"

总之，眩晕反复发作，病程较长，多为本虚标实，并常见虚实之间相互转化。如发病初期，病程较短时多表现为实证，即痰浊中阻、瘀血内阻，或阴阳失调之肝阳上亢，若日久不愈，可转化为气血亏虚、肾精不足之虚证；也有气血亏虚、肾精不足所致眩晕者，反复发作，气血津液运行不畅，痰浊、瘀血内生，而转化为虚实夹杂证。痰浊中阻者，由于痰郁化火，煽动肝阳，则可转化为肝阳上亢或风挟痰浊上扰；由于痰浊内蕴，阻遏气血运行，日久可致痰瘀互结。

二、诊断

（一）发病特点

眩晕可见于任何年龄，但多见于40岁以上的中老年人。起病较急，常反复发作，或渐进加重。可以是某些病证的主要临床表现或起始症状。

（二）临床表现

本证以目眩、头晕为主要临床表现，患者眼花或眼前发黑，视外界景物旋转动摇不定，或自觉头身动摇，如坐舟车，同时或兼见恶心、呕吐、汗出、耳鸣、耳聋、急懈、肢体震颤等症状。

三、鉴别诊断

1. 厥证　厥证以突然昏倒，不省人事，或伴有四肢逆冷，一般常在短时内苏醒，醒后无偏瘫、失语、口舌歪斜等后遗症。眩晕发作严重者，有欲仆或晕旋仆倒的现象与厥证相似，但神志清醒。

2. 中风　中风以猝然昏仆，不省人事，伴有口舌歪斜，半身不遂，言语謇涩为主症，或不经昏仆而仅以㖞僻不遂为特征。而眩晕仅以头晕、目眩为主要症状，不伴有神昏和半身不遂等症。但有部分中风患者以眩晕为起始症状或主要症状，需密切观察病情变化，结合病史及其他症状与单纯的眩晕进行鉴别。

3. 痫病　痫病以突然仆倒，昏不知人，口吐涎沫，两目上视，四肢抽搐，或口中如作猪羊叫声，移时苏醒，醒后一如常人为特点。而眩晕无昏不知人，四肢抽搐等症状。痫病昏仆与眩晕之甚者似，且其发作前常有眩晕、乏力、胸闷等先兆，痫病发作日久之人，常有神疲乏力，眩晕时作等症状出现，故亦应与眩晕进行鉴别。

四、辨证论治

1. 辨证要点　如下所述。

（1）辨虚实：眩晕辨虚实，首先要注意舌象和脉象，再结合病史和伴随症状。如气血虚者多见舌质淡嫩，脉细弱；肾精不足偏阴虚者，多见舌嫩红少苔，脉弦细数；偏阳虚者，多见舌质胖嫩淡暗，脉沉细、尺弱；痰湿重者，多见舌苔厚滑或浊腻，脉滑；内有瘀血者，可见舌质紫黯或舌有瘀斑瘀点，唇黯，脉涩。起病突然，病程短者多属实证；反复发作，缠绵不愈，或劳则诱发者多属虚证，或虚实夹杂证。

（2）辨标本缓急：眩晕多属本虚标实之证，肝肾阴亏，气血不足，为病之本；痰、瘀、风、火为病之标。痰、瘀、风、火，其临床特征不同。如风性主动，火性上炎，痰性黏滞，瘀性留著等等，都需加以辨识。其中尤以肝风、肝火为病最急，风升火动，两阳相搏，上干清空，症见眩晕，面赤，烦躁，口苦，脉弦数有力，舌红，苔黄等，亟应注意，以免缓不济急，酿成严重后果。

2. 证候　如下所述。

（1）肝阳上亢：眩晕，耳鸣，头胀痛，易怒，失眠多梦，脉弦。或兼面红，目赤，口苦，便秘尿赤，舌红苔黄，脉弦数或兼腰膝酸软，健忘，遗精，舌红少苔，脉弦细数；或眩晕欲仆，泛泛欲呕，头痛如掣，肢麻震颤，语言不利，步履不正。

病机分析：肝阳上亢，上冒巅顶，故眩晕、耳鸣、头痛且胀，脉见弦象；肝阳升发太过，故易怒；阳扰心神，故失眠多梦；若肝火偏盛，循经上炎，则兼见面红，目赤，口苦，脉弦且数；火热灼津，故便秘尿赤，舌红苔黄；若属肝肾阴亏，水不涵木，肝阳上亢者，则兼见腰膝酸软，健忘遗精，舌红少苔，脉弦细数。若肝阳亢极化风，则可出现眩晕欲仆，泛泛欲呕，头痛如掣，肢麻震颤，语言不利，步履不正等风动之象。此乃中风之先兆，宜加防范。

（2）气血亏虚：眩晕，动则加剧，劳累即发，神疲懒言，气短声低，面白少华，或萎黄，或面有垢色，心悸失眠，纳减体倦，舌色淡，质胖嫩，边有齿印，苔薄白，脉细或虚大；或兼食后腹胀，大便溏薄，或兼畏寒肢冷，唇甲淡白；或兼诸失血证。

病机分析：气血不足，脑失所养，故头晕目眩，活动劳累后眩晕加剧，或劳累即发；气血不足，故神疲懒言，面白少华或萎黄；脾肺气虚，故气短声低；营血不足，心神失养，故心悸失眠；气虚脾失健运，故纳减体倦。舌色淡，质胖嫩，边有齿印，苔薄白，脉细或虚大，均是气虚血少之象。若偏于脾虚气陷，则兼见食后腹胀，大便稀溏。若脾阳虚衰，气血生化不足，则兼见畏寒肢冷，唇甲淡白。

（3）肾精不足：眩晕，精神萎靡，腰膝酸软，或遗精，滑泄，耳鸣，发落，齿摇，舌瘦嫩或嫩红，少苔或无苔，脉弦细或弱或细数。或兼见头痛颧红，咽干，形瘦，五心烦热，舌嫩红，苔少或光剥，脉细数；或兼见面色㿠白或黧黑，形寒肢冷，舌淡嫩，苔白或根部有浊苔，脉弱尺甚。

病机分析：肾精不足，无以生髓，脑髓失充，故眩晕，精神萎靡；肾主骨，腰为肾之府，齿为骨之余，精虚骨骼失养，故腰膝酸软，牙齿动摇；肾虚封藏固摄失职，故遗精滑泄；肾开窍于耳，肾精虚少，故时时耳鸣；肾其华在发，肾精亏虚故发易脱落。肾精不足，阴不维阳，虚热内生，故颧红，咽干，形瘦，五心烦热，舌嫩红、苔少或光剥，脉细数。精虚无以化气，肾气不足，日久真阳亦衰，故面色㿠白或黧黑，形寒肢冷，舌淡嫩，苔白或根部有浊苔，脉弱尺甚。

（4）痰浊内蕴：眩晕，倦怠或头重如蒙，胸闷或时吐痰涎，少食多寐，舌胖，苔浊腻或白厚而润，脉滑或弦滑，或兼结代。或兼见心下逆满，心悸怔忡，或兼头目胀痛，心烦而悸，口苦尿赤，舌苔黄腻，脉弦滑而数，或兼头痛耳鸣，面赤易怒，胁痛，脉弦滑。

病机分析：痰浊中阻，上蒙清窍，故眩晕；痰为湿聚，湿性重浊，阻遏清阳，故倦怠，头重如蒙；痰浊中阻，气机不利，故胸闷；胃气上逆，故时吐痰涎；脾阳为痰浊阻遏而不振，故少食多寐；舌胖、苔浊腻或白厚而润，脉滑、或弦滑、或兼结代，均为痰浊内蕴之征。若为阳虚不化水，寒饮内停，上逆凌心，则兼见心下逆满，心悸怔忡。若痰浊久郁化火，痰火上扰则头目胀痛，口苦；痰火扰心，故心烦而悸；痰火劫津，故尿赤；苔黄腻，脉弦滑而数，均为痰火内蕴之象。若痰浊夹肝阳上扰，则兼头痛耳鸣，面赤易怒，胁痛，脉弦滑。

（5）瘀血阻络：眩晕，头痛，或兼见健忘，失眠，心悸，精神不振，面或唇色紫黯。舌有紫斑或瘀点，脉弦涩或细涩。

病机分析：瘀血阻络，气血不得正常流布，脑失所养，故眩晕时作；头痛，面唇紫黯，舌有紫斑瘀点，脉弦涩或细涩均为瘀血内阻之征。瘀血不去，新血不生，心神失养，故可兼见健忘、失眠、心悸、精神不振。

五、治疗

（一）治疗原则

1. 标本兼顾　眩晕多属本虚标实之证，一般在眩晕发作时以治标为主，眩晕减轻或缓解后，常须标本兼顾，如日久不愈，则当针对本虚辨治。

2. 治病求本　眩晕的治疗应注意治疗原发病，如因跌仆外伤，鼻衄，妇女血崩、漏下等失血而致的眩晕，应重点治疗失血；脾胃不健，中气虚弱者，应重在治疗脾胃。一般原发病得愈，眩晕亦随之而愈。辨证论治中应注意审证求因，治病求本。

（二）治法方药

1. 肝阳上亢　平肝潜阳，清火息风。

方药：天麻钩藤饮加减。本方以天麻、钩藤平肝风治风晕为主药，配以石决明潜阳，牛膝、益母草下行，使偏亢之阳气复为平衡；加黄芩、栀子以清肝火；再加杜仲、桑寄生养肝肾；夜交藤、茯神以养心神、固根本。若肝火偏盛，可加龙胆草、丹皮以清肝泄热；或改用龙胆泻肝汤加石决明、钩藤等以清泻肝火。若兼腑热便秘者，可加大黄、芒硝以通腑泄热。若肝阳亢极化风，宜加羚羊角（或羚羊角骨）、牡蛎、代赭石之属以镇肝息风，或用羚羊角汤加减（羚羊角、钩藤、石决明、龟板、夏枯草、生地、黄芩、牛膝、白芍、丹皮）以防中风变证的出现。若肝阳亢而偏阴虚者，加滋养肝肾之药，如牡蛎、龟板、鳖甲、何首乌、生地、淡菜之属。若肝肾阴亏严重者，应参考肾精不足证结合上述化裁治之。

2. 气血亏虚　补益气血，健运脾胃。

方药：八珍汤、十全大补汤、人参养营汤等加减。若偏于脾虚气陷者，用补中益气汤；若为脾阳虚衰，可用理中汤加何首乌、当归、川芎、肉桂等以温运中阳。若以心悸、失眠、健忘为主要表现者，则以归脾汤为首选。血虚甚者，用当归补血汤，本方以黄芪五倍于当归，在补气的基础上补血，亦可加入枸杞子、山药之属，兼顾脾肾。

若眩晕由失血引起者，应针对失血原因而治之。如属气不摄血者，可用四君子汤加黄芪、阿胶、白及、三七之属；若暴失血而突然晕倒者，可急用针灸法促其复苏，内服方可用六味回阳饮，重用人参，以取益气回阳固脱之意。

3. 肾精不足　补益肾精，充养脑髓。

方药：河车大造丸加减。本方以党参、茯苓、熟地、天门冬、麦门冬大补气血而益真元，紫河车、龟板、杜仲、牛膝以补肾益精血；黄柏以清妄动之相火。可选加菟丝子、山茱萸、鹿角胶、女贞子、莲子等以增强填精补髓之力。若眩晕较甚者，可选加龙骨、牡蛎、鳖甲、磁石、珍珠母之类以潜浮阳。若遗精频频者，可选加莲须、芡实、桑螵蛸、沙苑子、覆盆子等以固肾涩精。

偏于阴虚者，宜补肾滋阴清热，可用左归丸加知母、黄柏、丹参。方中熟地、山茱萸、菟丝子、牛膝、龟板补益肾阴；鹿角胶填精补髓；加丹参、知母、黄柏以清内生之虚热。偏于阳虚者，宜补肾助阳，可用右归丸。方中熟地、山茱萸、菟丝子、杜仲为补肾主药；山药、枸杞子、当归补肝脾以助肾；附子、肉桂、鹿角胶益火助阳。可酌加巴戟天、淫羊藿、仙茅、肉苁蓉等以增强温补肾阳之力。在症状改善后，可辨证选用六味地黄丸或《金匮》肾气丸，较长时间服用，以固其根本。

4. 痰浊内蕴　燥湿祛痰，健脾和胃。

方药：半夏白术天麻汤加减。方中半夏燥湿化痰，白术健脾去湿，天麻息风止头眩为主药；茯苓、甘草、生姜、大枣俱是健脾和胃之药，再加橘红以理气化痰，使脾胃健运，痰湿不留，眩晕乃止。若眩晕较甚，呕吐频作者，可加代赭石、旋覆花、胆南星之类以除痰降逆，或改用旋覆代赭汤；若舌苔厚腻水湿盛重者，可合五苓散；若脘闷不食，加白蔻仁、砂仁化湿醒胃；若兼耳鸣重听，加青葱、石菖蒲通阳开窍；若脾虚生痰者可用六君子汤加黄芪、竹茹、胆南星、白芥子之属；若为寒饮内停者，可用苓桂术甘汤加干姜、附子、白芥子之属以温阳化寒饮，或用黑锡丹。若为痰郁化火，宜用温胆汤加黄连、黄芩、天竺黄等以化痰泄热或合滚痰丸以降火逐痰。若动怒郁勃，痰、火、风交炽者，用二陈汤下当归龙荟丸，并可随症酌加天麻、钩藤、石决明等息风之药。若兼肝阳上扰者，可参用上述肝阳上亢之法治之。

5. 瘀血阻络　祛瘀生新，活血通络。

方药：血府逐瘀汤加减。方中当归、生地、桃仁、红花、赤芍、川芎等为活血消瘀主药；枳壳、柴胡、桔梗、牛膝以行气通络，疏理气机。若兼气虚，身倦乏力，少气自汗，宜加黄芪，且应重用（30～60克以上），以补气行血。若兼寒凝，畏寒肢冷，可加附子、桂枝以温经活血。若兼骨蒸劳热，肌肤甲错，可加丹皮、黄柏、知母，重用生地，去柴胡、枳壳、桔梗，以清热养阴，祛瘀生新。若为产后血瘀血晕，可用清魂散，加当归、延胡索、血竭、没药、童便，本方以人参、甘草益气活血；泽兰、川芎活血祛瘀；荆芥理血祛风，合当归、延胡索、血竭、没药、童便等活血去瘀药，全方具有益气活血，祛瘀止晕的作用。

（三）其他治法

1. 单方验方　如下所述。

（1）五月艾生用45克，黑豆30克，煲鸡蛋服食；或川芎10克，鸡蛋1只，煲水服食；或桑葚子15克，黑豆12克水煎服。治血虚眩晕。

（2）羊头1个（包括羊脑），黄芪15克，水煮服食，或胡桃肉3个，鲜荷蒂1枚捣烂，水煎服；或桑寄生120克水煎服。治肾精不足眩晕。

（3）生地30克，钩藤30克，益母草60克，小蓟30克，白茅根30克，夏枯草60克，山楂30克，红花9克，地龙30克，决明子30克，浓煎成160毫升，每次服40毫升，每日服2次。治瘀血眩晕。

（4）生明矾、绿豆粉各等分研末，用饭和丸如梧桐子大，每日早晚各服5丸，常服；或明矾7粒（如米粒大），晨起空腹开水送下。治痰饮眩晕。

（5）假辣椒根（罗芙木根）30～90克，或生芭蕉根60～120克，或臭梧桐叶30克，或棕树嫩叶

15克，或向日葵叶30克（鲜60克），或地骨皮30克，或丹皮45克，或芥菜花30~60克，或杉树枝30克，或鲜车前草90克，或鲜小蓟根30克，或鲜马兜铃30克，任选一种，水煎服，每日1剂。治肝阳眩晕。

（6）芹菜根10株，红枣10枚，水煎服，每日1剂，连服2星期；或新鲜柳树叶每日250克，浓煎成100毫升，分2次服，6日为一个疗程；紫金龙粉每次服1克，开水冲服；或草决明30克，海带50克，水煎服；或野菊花15克，钩藤6克，益母草15克，桑枝15克，苍耳草15克，水煎服；或猪笼草60克，糯稻根15克，土牛膝15克，钩藤15克，水煎服；或芫荽子30克，玉兰花12克，榕树寄生15克，山楂子、叶各15克，水煎服；或夏枯草、万年青根各15克，水煎服；或小蓟草30克，车前草30克，稀莶草15克，水煎服；或香瓜藤、黄瓜藤、西瓜藤各15克，水煎服；或桑寄生、苦丁茶、钩藤、荷叶、菊花各6克，开水泡代茶。上述均每日1剂，治肝阳眩晕。

2. 针灸　艾灸百会穴，可治各种虚证眩晕急性发作；针刺太冲穴，泻法，可治肝阳眩晕急性发作。气血亏虚眩晕，可选脾俞、肾俞、关元、足三里等穴，取补法或灸之；肝阳上亢者，可选风池、行间、侠溪等穴，取泻法；兼肝肾阴亏者，加刺肝俞、肾俞用补法，痰浊中阻者，可选内关、丰隆、解溪等穴，用泻法。

六、转归及预后

眩晕的转归，既包括病证虚实之间的变化，又涉及变证的出现。眩晕反复发作，日久不愈，常出现虚实转化。如气血亏虚者，日久可致气血津液运行不畅，痰瘀内生，而成虚实夹杂证；肝阳上亢者，木克脾土，脾失健运，痰湿内生，而转化为痰浊中阻证。

眩晕的预后，一般来说，与病情轻重和病程长短有关。若病情较轻，治疗护理得当，则预后多属良好。反之，若病久不愈，发作频繁，发作时间长，症状重笃，则难于获得根治。尤其是肝阳上亢者，阳愈亢而阴愈亏，阴亏则更不能涵木潜阳，阳化风动，血随气逆，夹痰夹火，横窜经隧，蒙蔽清窍，即成中风危证，预后不良。如突发眩晕，伴有呕吐或视一为二、站立不稳者，当及时治疗，防止中风的发生。少数内伤眩晕患者，还可因肝血、肾精耗竭，耳目失其荣养，而发为耳聋或失明之病证。

七、预防与护理

增强人体正气，避免和消除能导致眩晕发病的各种内、外致病因素。例如，坚持适当的体育锻炼，其中太极拳、八段锦及其他医疗气功等对预防和治疗眩晕均有良好的作用；保持心情舒畅、乐观，防止七情内伤；注意劳逸结合，避免体力和脑力的过度劳累；节制房事，切忌纵欲过度；饮食尽可能定时定量，忌暴饮暴食及过食肥甘厚味，或过咸伤肾之品；尽可能戒除烟酒。这些都是预防眩晕发病及发作的重要措施。注意产后的护理与卫生，对防止产后血晕的发生有重要意义。避免突然、剧烈的主动或被动的头部运动，可减少某些眩晕证的发生。

眩晕发病后要及时治疗，注意适当休息，症状严重者一定要卧床休息及有人陪伴或住院治疗，以免发生意外，并应特别注意生活及饮食上的调理。这些措施对患者早日康复是极为必要的。

八、现代研究

眩晕是临床中的常见症状，其病因复杂，与多种疾病有关，既是一些疾病的主要临床表现，也是某些疾病的首发或前驱症状之一。因此，眩晕的病因诊断比较困难，常需要一些辅助检查以明确病因。中医辨证论治对于减轻眩晕发作程度，控制眩晕发作次数具有一定疗效，但不同病因引发的眩晕，其中医药治疗效果存在较大差异，临床中往往需要从病证结合的层面对疗效进行评价。

近些年，在中医、中西医结合治疗眩晕方面的研究报道不断增加，其研究内容主要围绕眩晕的中医辨证论治规律探讨、中药复方的临床疗效观察以及从病证结合角度对中西医结合疗法进行疗效评价等。主要涉及椎-基底动脉供血不足、颈椎病、高血压、梅尼埃病、前庭神经元炎等所致的眩晕。

（一）椎-基底动脉供血不足性眩晕

椎-基底动脉供血不足（Vertebral-Basilar Insufficiency，VBI）是中、老年人的常见病。这一病名已广泛用于临床诊断，但它的发病机制和诊断存在不少尚待解决的问题，目前尚缺乏统一的诊断标准。本病以发作性眩晕、恶心呕吐、共济失调等为主要临床表现。如反复发作，可导致脑卒中的发生。因此，积极治疗本类眩晕对于脑卒中的防治十分重要。

近些年，关于中医药治疗椎-基底动脉供血不足性眩晕的报道逐渐增多，主要从肝风、痰浊、瘀血以及气虚进行临床辨治，常用的治疗方法有平肝潜阳、息风化痰、活血化瘀、益气活血、健脾补肾等。其临床研究类型多是针对中药复方的随机对照研究，或以中药复方治疗，或在西药治疗的基础上迭加中药治疗。有学者报道观察养血清脑颗粒治疗椎-基底动脉供血不足性眩晕的疗效。将符合诊断的66例患者随机分为治疗组和对照组，治疗组应用养血清脑颗粒，对照组用盐酸氟桂利嗪口服治疗。结果：治疗组有效率优于对照组，差异具有统计学意义（$P<0.01$）。两组治疗前后TCD各项指标比较均有显著性差异（$P<0.01$），治疗组优于对照组，认为养血清脑颗粒可以有效改善椎-基底动脉供血不足性眩晕。另有学者报道采用葛根素注射液治疗椎-基底动脉供血不足性眩晕36例，并与川芎嗪注射液治疗的22例进行随机对照观察，发现在改善患者眩晕症状方面葛根素疗效较明显。对西比灵和葛根素联合应用与单用氟桂利嗪治疗椎-基底动脉供血不足性眩晕进行临床随机对照研究，治疗组34例，对照组30例，两组疗程均为2星期，结果表明联合应用较单用氟桂利嗪效果更好（$P<0.01$）。

椎-基底动脉供血不足的发生原因和临床表现均比较复杂，可产生多种多样的症状和体征，很容易和椎-基底动脉系统短暂性脑缺血发作（TIA）混淆。单纯的眩晕或头晕症状难以做出椎-基底动脉供血不足的诊断，需要排除其他病因，并结合相应的神经系统症状体征。近年关于中医药治疗椎-基底动脉供血不足性眩晕的文献报道，多缺乏严格的临床诊断与纳入标准和严格的随机对照设计，因而影响对其治疗效果的评价。

（二）颈源性眩晕

颈源性眩晕是指椎动脉颅外段受颈部病变的影响导致血流障碍引起的以眩晕为主的临床综合征。其临床特点是眩晕多发生在颈部转动时。中医药治疗颈性眩晕的临床研究报道，涉及辨证论治口服中药、针灸、推拿等多种治疗手段。对颈性眩晕的病机认识，则是肝肾亏虚，脾失健运为本，风、寒、痰、瘀为标，治疗采用补肾生髓，化痰逐瘀，药物结合其他疗法的综合治疗常获得较好的疗效。有学者根据临床经验将其分为精髓不足型、肝肾阴虚型、痰湿中阻型、气虚血滞型及寒凝督脉型。认为虚者，精髓不足、肝肾阴虚、心脾气虚为病之本；实者，风、寒、痰、湿为病之标。另有学者根据眩晕的中医辨证特点，将本病分为清气不升型、痰浊壅盛型、肝阳上亢型。还有学者则分为痰浊中阻型、肝阳上亢型、气血两虚型、肾精亏虚型。临床上本虚标实为多，中医治疗以不同的辨证概念加以分析归纳，采取不同的治疗方法，使机体重新恢复到平衡状态。

从目前文献报道看，颈源性眩晕采用中药、针灸、推拿等综合治疗的方法疗效较好，可改善症状，减少发作。但缺乏统一的诊断标准和疗效评价标准，因此，难以得到具有符合循证医学要求的研究证据。同时，因对复杂干预的疗效评价方法的不完善，导致临床确有疗效的方案难以被认可，这均是需要进一步深入研究的课题。

（三）其他病症所致的眩晕

目前，虽然关于中医药治疗眩晕的临床观察报告屡见报道，但由于导致眩晕的病症较多，影响预后的因素比较复杂，同时，缺乏统一的中西医诊断标准和严格的临床试验设计以及质量控制措施，因而导致各文献报道的研究结果存在着不同程度的偏倚。如何体现中医药治疗眩晕的优势，以及进一步明确中医药在各种病症所致眩晕的最佳干预环节或适应证候，仍需要进行更加严格的临床研究设计，并建立能够客观准确地评价中医药疗效的临床评价标准。

九、小结

眩晕是临床常见病证之一，临床需仔细询问病史，观察有无其他症状出现，以助判断病情轻重，选择治疗方法。一般眩晕发作时，宜及时采取治疗措施以控制病情，多从肝风、痰浊、瘀血论治；眩晕缓解后，则以扶正固本为主，予以益气升阳、滋补肝肾等。眩晕反复发作，或逐渐加重，或发作时伴有视一为二、站立不稳、肢体麻木等症状时，需密切观察病情变化，及时救治，防止发生中风。

（涂元宝）

第五节 颤证

颤证亦称颤振、颤震、振掉，是指以头部或肢体摇动、颤抖为主要表现的病证。轻者仅有头摇，或限于手足、肢体的轻微颤动，尚能坚持工作和自理生活；重者头部震摇大动，甚至扭转痉挛，全身颤动不已，或筋肉僵硬，颈项强直，四肢拘急，卧床不起。

颤证在《内经》称为"振掉"。《素问·至真要大论篇》谓："诸风掉眩，皆属于肝。"《素问·脉要精微论篇》谓："骨者，髓之府，不能久立，行则振掉。"即指颤振。指出颤证多属内风，病在肝肾。此论一直为后世所宗。

明代以来，对颤证的病因病机及临床发病规律阐释更趋深入，明代王肯堂《证治准绳·杂病》分析："颤，摇也；振，动也。筋脉约束不住而莫能任持，风之象也。"同时指出颤证"壮年鲜有，中年以后乃有之，老年尤多。夫老年阴血不足，少水不能治壮火，极为难治，前哲略不治之"。明代楼英《医学纲目·颤振》亦说："颤，摇。振，动也。风火相乘，动摇之象。"而颤振的病因"多由风热相合"、"亦有风挟湿痰者"。明代孙一奎《赤水玄珠·颤振》认为颤证的基本病机是"木火上盛，肾阴不充，下虚上实，实为痰火，虚为肾亏"，属本虚标实，虚实夹杂之候。提出治疗本证应"清上补下"，以扶正祛邪，标本同治为原则。

清代张璐《张氏医通·卷六》指出，本病主要是风、火、痰为患，更阐述了颤证与瘈疭的区别："颤证与瘈疭相类，瘈疭则手足牵引而或伸或屈；颤振则震动而不屈也，也有头摇手不动者。盖木盛则生风生火，上冲于头，故头为颤振；若散于四末，则手足动而头不动也。"并按脾胃虚弱、心气虚热、心虚挟痰、肾虚、实热积滞等13个证候提出论治方药，并通过脉象判断预后，从而使颤证的理法方药，趋于充实。清代高鼓峰《医宗己任编》强调气血亏虚是颤振的重要原因："大抵气血俱虚，不能荣养筋脉，故为之振摇，而不能主持也。"治疗"须大补气血，人参养荣汤或加味人参养荣汤；若身摇不得眠者，十味温胆汤倍加人参，或加味温胆汤"。高氏等以人补气血治疗本病虚证，至今仍为临床治疗颤证的重要方法。

西医学所称的某些椎体外系疾病所致的不随意运动，如帕金森病、舞蹈病、手足徐动症等，均可参照本篇辨证论治。

一、病因病机

颤证以头部或肢体摇动、颤抖为主要表现，其病位在脑髓、筋脉。病因以内因为主，或由年老体衰，髓海不足，或由情志不遂，引动内风，或由劳欲过度，损及脾肾，或饮食不节，助湿生痰。

1. 肝肾阴亏　颤证多见于年迈体弱及久病之人，肾精亏虚，肝血渐耗，髓海不足，以致神机失养。水不涵木，虚风内动，脑髓筋脉失养，则头项肢体颤动振掉。

2. 气虚血少　劳倦过度，思虑内伤，则心脾两虚。心血虚神机失养，脾气虚生化乏源，以致气血不足，不能荣于四末，则筋脉肌肉𥆧动，渐成颤振之疾。

3. 肝阳化风　肝性刚强，喜柔恶燥，肝阴不足，肝阳化风，或五志过极，木火太盛，或肝气郁结，气逆于上，以致经脉不利，则肢体筋脉震颤。

4. 痰瘀交阻　素体肥胖或过食肥甘，或嗜酒无度，致使痰浊内生。痰浊随气升降，内而脏腑，外而筋骨，且与风火瘀相兼，可致风痰阻络，痰火扰神，痰瘀互结，阻遏气血通达，则脑络、筋脉失荣，而见头摇、身动、肢颤。而瘀血阻络，又为贯穿于疾病全过程的重要因素。

总之，本病的基本病机为肝肾不足，脾运失健，致使脑髓筋脉失养，虚风内动。而瘀、痰、风、火为主要病理因素。病性以虚为本，以实为标，临床又以虚实夹杂为多见。

二、诊断

（一）发病特点

颤证多发于中老年人，男性多于女性。起病隐袭，渐进发展加重，不能自行缓解。

（二）临床表现

本病以头及四肢颤动、震摇为特征性临床表现。轻者头摇肢颤可以自制；重者头部、肢体震摇大动，持续不已，不能自制，继之肌强直，肢体不灵，行动迟缓，行走呈"慌张步态"，表情淡漠，呆滞，而呈"面具脸"。

三、鉴别诊断

1. 瘛疭　瘛疭多为急性热病或某些慢性病的急性发作，其症见手足屈伸牵引，常伴发热、神昏、两目窜视，头、手颤动。《张氏医通》谓："瘛者，筋脉拘急也；疭者，筋脉驰纵也，俗谓之抽。"《证治准绳》谓："颤，摇也；振，动也。筋脉约束不住，而莫能任持风之象也。"颤证以头部、肢体摇动、颤抖为特征，一般无发热、神昏、手足抽搐牵引及其他特殊神志改变表现，多为慢性渐进病程。

2. 中风　中风以突然昏倒、不省人事，或不经昏仆而以半身不遂、口舌歪斜为主要表现。颤证以头及四肢颤动、震摇为主，而无半身不遂、口舌歪斜等见症。《医学纲目》谓："战摇振动，轻利而不痿弱，必止中风身躯曳，牵动重迟者，微有不同。"

四、辨证

（一）辨证要点

1. 辨轻重　颤震幅度较小，可以自制，脉小弱缓慢者为轻症；颤震幅度较大，生活不能自理，脉虚大急疾者为重症。

2. 审标本　以病象而言，头摇肢颤为标，脑髓及肝脾肾虚损为本；以病因病机而言，气血亏虚，髓海不足为病之本，瘀痰风火为病之标。

3. 察虚实　颤证为本虚标实，虚实夹杂的病证。机体脏器虚损的见症属虚，瘀痰风火的见证属实。

（二）证候

1. 肝肾不足　四肢、头部及口唇、舌体等全身性颤动不止，伴见头晕耳鸣，少寐多梦，腰膝酸软，肢体麻木，形体消瘦，急躁易怒，日久举止迟钝，呆傻健忘，生活不能自理。舌体瘦小，舌质暗红苔少，脉细弦，或沉细弦。

病机分析：本型多见于中老年人，也可见于先天禀赋不足而幼年发病者。肝肾精血不足，筋脉失养则颤动不止，肢体麻木；阴虚阳亢，肝阳化风则头晕耳鸣；虚阳上扰，神不安舍则少寐多梦；举止迟钝，呆傻健忘为肾虚髓海不充所致。舌体瘦小，舌质暗红少苔，脉细弦均为肝肾阴精不足之象。

2. 气血两虚　肢体及头部颤震日久，程度较重，或见口唇、舌体颤动，行走呈"慌张步态"，表情淡漠而呆滞，伴面色无华，心悸气短，头晕眼花，倦怠懒言，自汗乏力。舌体胖嫩，边有齿痕，舌色暗淡，脉细弱。

病机分析：气血两虚，筋脉失于濡养，血虚风动故头部及手足颤动，行走慌张；气虚则倦怠懒言，自汗乏力，表情淡漠；血虚则面色无华，心悸头晕。舌胖嫩，脉细弱为气血不足之象。

3. 痰热动风　颤震或轻或重，尚可自制。常胸脘痞闷，头晕口干，咳痰色黄。舌苔黄腻，脉弦滑数。

病机分析：痰热内蕴，阳盛动风，而筋脉失于约束，以致颤震发作。胸脘痞闷，头晕口干，咳痰色黄，苔黄腻，脉滑数，皆为痰热动风表现。

4. 痰瘀交阻　素体肥胖，肢体颤抖不止，或手指呈"搓丸状"颤动，致使生活不便，不能工作，伴有胸闷，头晕，肢麻，口唇色暗。舌紫苔厚腻，脉沉伏涩滞。

病机分析：肥胖痰浊内蕴，病久入络，气滞血瘀，致使筋脉因痰瘀阻滞而失养，故见肢体颤抖麻木；痰瘀内阻，气滞不行，清阳不升，故头晕胸闷。痰瘀阻络，则口唇色暗，舌紫苔腻，脉沉伏涩滞。

五、治疗

（一）治疗原则

1. 补益扶正填髓　肝肾不足，脾虚精亏，髓海空虚而颤者，治宜滋养肝肾，健脾益气养血，以冀脏腑脑髓得充，筋脉血络得滋而内风得宁。

2. 祛除风火痰瘀　风动痰滞，瘀血阻络为病之标，息风，清热，涤痰，化瘀，清除病理因素，则脑络、筋脉气血通达。

（二）治法方药

1. 肝肾不足　滋补肝肾，育阴息风。

方药：大补阴丸合滋生青阳汤化裁。药用龟板、生熟地、何首乌、山茱萸、玄参、白芍、枸杞子、菟丝子、黄精，滋补肝肾，石决明、灵磁石潜纳浮阳；丹皮、知母、黄柏滋阴降火；天麻、菊花、桑叶清肝；可配合钩藤、白蒺藜、生牡蛎、全蝎、蜈蚣等以加强平肝息风之力。年迈体弱，病程较长者可选用大定风珠。

2. 气血两亏　益气养血，息风活络。

方药：八珍汤和天麻钩藤饮加减。药用人参、茯苓、白术补气；当归、白芍、熟地、何首乌养血；天麻、钩藤、生石决明、全蝎、蜈蚣平肝息风；杜仲、桑寄生、川断益肾；益母草、川牛膝、桃仁、丹参活血通络。心血虚少，心悸怔忡者，配伍龙齿、川芎、琥珀，重镇安神。

3. 痰热动风　豁痰清热，息风解痉。

方药：羚羊角汤合导痰汤化裁。方以羚羊角、珍珠母、竹茹、天竺黄清化痰热；夏枯草、丹皮凉肝清热；半夏、橘红、茯苓、胆南星、枳实、石菖蒲、远志豁痰行气开窍；可配伍天麻、钩藤、生石决明、川牛膝以加强平肝息风，潜阳降逆之力。

4. 痰瘀交阻　涤痰化瘀，通络息风。

方药：以血府逐瘀汤合涤痰汤加减。方中以当归、川芎、赤芍、桃仁、红花活血；柴胡、桔梗、枳壳行气；牛膝引血下行；半夏、陈皮、茯苓健脾燥湿化痰；胆南星、竹茹、石菖蒲化痰开窍。若痰湿较重，胸闷昏眩，呕吐痰涎，肢麻震颤，手不持物，甚则四肢不知痛痒，舌苔厚腻，脉沉滑或沉濡者，酌加僵蚕、地龙、皂角刺，以燥湿豁痰，开郁通窍。

（三）其他治法

1. 单方验方　如下所述。

（1）定振丸（《临证备要》）：生地、熟地、当归、白芍、川芎、黄芪、防风、细辛、天麻、秦艽、全蝎、荆芥、白术、威灵仙。适用于老年体虚，阴血不足，脉络瘀滞之颤证。

（2）化痰透脑丸：制胆星25克、天竺黄100克、煅皂角5克、麝香4克、琥珀50克、郁金50克、半夏50克、蛇胆陈皮50克、远志100克、珍珠10克、沉香50克、石花菜100克、海胆50克、共为细末，蜜为丸（重约6克），每服1丸，日三服，白开水送下。

2. 针灸　主穴：百会、曲池、合谷、足三里、阳陵泉、三阴交。隔日针刺1次，健侧与患侧交替进行，以调和气血，祛风通络。

六、转归及预后

颤证多为中老年原发之疾，亦可继发于温热病、痹证、中毒、颅脑外伤及脑瘤等病变。其预后与原始病因和病情轻重密切相关。原发性病因所致颤证，病程绵长，早期病情较轻者若运用综合治疗方法，加之生活调摄得当，一般能改善症状，延缓病情发展，提高生活质量。颤证若继发于某些疾病基础之上，其预后多取决于该病本身的治疗状况。本病多呈进行性加重，患者可由部分起居不能自理，直至生活能力完全丧失。若病变最终累及多脏，则预后不良。

七、预防与护理

颤证的预防，主要在于早期明确诊断，积极治疗，干预危险因素。同时应注意进行病因预防。

颤证的护理包括精神和生活调摄。保持情绪稳定，防止情志过极。饮食宜清淡，起居要有规律，生活环境应保持安静舒适。

颤振较重，不能自制者，要注意肢体保护，以防自伤；生活不能自理者，应由专人护理，晚期卧床者要预防褥疮发生。

八、现代研究

近年来，各地运用颤证的辨证论治方法治疗老年震颤麻痹综合征（帕金森病）显示出一定疗效，具有延缓病情发展，提高生活质量的相对优势。

关于病因病机，帕金森病的病机较为复杂，相关研究认为，肝肾不足，脑髓、筋脉失养是本病发病的基本病机，肝肾亏虚，内风暗动，痰瘀交阻是病情发展变化的重要环节。有学者认为本病的形成，虽与脑有关，但以肾为本，以脾为根，以肝为标。本病多由年老体弱，肾精渐亏，或因外伤、外感毒邪等因素，直接伤及肝、肾、脑髓所致。因此，颤证的病性属本虚标实。本虚为气血亏虚，肝肾不足；标实为内风、瘀血、痰热。病位在肝，病久涉及脾肾，瘀血阻络常贯穿于疾病的全过程。

关于治疗，有报道运用中医药治疗一组震颤麻痹综合征，多为以往不同程度地接受过苯海索、金刚烷胺等治疗效果不满意，或服用左旋多巴及脱羧酶抑制剂等虽有效果，但终因不良反应大而被迫停药者，予以辨证治疗，一般不用西药。治疗结果：有效率为86.6%，基本痊愈加显著好转者占38.2%。常用药物益气为黄芪、党参、黄精；健脾为茯苓、薏苡仁、山药；养血为兰归、白芍、木瓜；育阴为生熟地、玄参、何首乌；息风为钩藤、白蒺藜、天麻、羚羊粉、珍珠母、生石决、紫石英、全蝎、僵蚕；活血为丹参、赤芍、鸡血藤；清化痰热为全瓜蒌、胆南星、竹沥；另外，可酌加温阳药肉桂、淫羊藿。另有学者报道用滋阴息风汤治疗原发性震颤麻痹，其结果32例中明显进步5例，进步17例，稍有进步10例。方由生熟地、山茱萸、何首乌、当归、赤芍、蜈蚣、珍珠母、生牡蛎、钩藤、僵蚕、党参组成。有学者自拟息风汤治疗帕金森氏综合征58例，其结果痊愈47例，有效9例，无效2例，总有效率为96.5%。息风汤由天麻、全蝎、钩藤、洋金花、蜈蚣组成。阴虚加龟板、生地、山茱萸，气血不足加党参、白术、当归、熟地黄，痰热加胆南星、枳实、竹茹等。

关于针刺治疗，有学者报道针刺治疗震颤麻痹，取穴顶颞前斜线，消颤穴（经验穴，于心经少海穴下1.5寸）、外关、合谷、阳陵泉、太冲，气血不足型加足三里，肝肾阴虚型加三阴交、复溜，痰热动风型加阴陵泉、丰隆，共治疗41例，总有效率为80.49%，优于西药对照组55.56%（$P<0.05$）；同时动物实验表明，针刺可使震颤麻痹大鼠中脑黑质和肾上腺髓质内TH活性增加。另有学者以头部电针透穴疗法治疗帕金森病，取前神聪透悬厘、前顶透颅颞、脑户透风府、玉枕透天柱、脑空透风池，头部电针透穴治疗，疗效达75%，优于美多巴对照组66.25%（$P<0.05$）。

九、小结

颤证以四肢或头部动摇，颤抖为主要临床表现，多发于老年男性。本病的病机，肝肾亏损、气血不足为其本；风、火、痰、瘀为其标。临床诊断须辨轻重，审标本，察虚实。滋养肝肾，补益气血，清化痰热，活血化瘀，息风通络为治疗本病的基本方法。

（涂元宝）

第六节 健忘

健忘又称"善忘"、"多忘"、"喜忘",是指记忆减退,遇事易忘的一种病症。健忘多因心脾虚损、髓海不足、心肾不交、痰瘀痹阻等,使心神失养,脑力衰弱所致。

一、病因病机

本病之病因,较为复杂。或因房事不节,肾精暗耗;或因思虑过度,劳伤心脾;或因案牍劳形,耗伤心血;或因禀赋不足,髓海欠充;或痰饮瘀血,痹阻心窍;或年老体弱,神志虚衰;或伤寒大病,耗伤气血等,均可引起健忘的发生。兹将病因病机简述如下:

1. 心脾两亏　心主神志,脾志为思,若思虑过度,劳心伤神,致心脾两亏,心失所养,心神不宁,而成健忘。

2. 心肾不交　大病久病,身体亏虚或房劳过度,阴精暗耗,肾阴亏虚,不能上承于心;心火独亢,无以下交于肾,心肾不交则健忘。

3. 髓海空虚　肾藏精、生髓,上通于脑。脑为元神之府、精髓之海。年迈之人,五脏俱衰,精气亏虚,不能上充于脑,髓海空虚,神明失聪,则健忘。

4. 痰迷心窍　饮食不节,过食肥甘或思虑忧戚,损伤脾胃,脾失健运,痰浊内生;或情志不畅,肝郁化火,炼液为痰;痰浊上犯,心窍被蒙,失于聪敏,则致健忘。

5. 气滞血瘀　情志失调,肝失疏泄,气机不畅,则气滞血瘀;或痰浊阻滞,血行不畅,则痰瘀互结;脑络痹阻,神失所养,浊蔽不明,使人健忘。

总之,健忘病位在脑,在脏属心,与肝、脾、肾关系密切。病属本虚标实,以虚为多。本虚为气血不足,心脾两虚,肾精亏损,髓海不足,心肾不交;标实包括气滞、火郁、痰阻、血瘀。日久病多虚实夹杂,痰瘀互结,数脏同病。

二、诊断与鉴别诊断

(一)诊断

1. 发病特点　各年龄人群均可发病,但以中老年人多见。一般起病隐袭,病程较长。也有继发于热病重病、精神心理疾病之后者。

健忘之发生,临床有以此为主症者,亦有为兼症者,诊断时可视健忘的程度和与他症的关系加以分别。

2. 临床表现　记忆减退,遇事善忘或事过转瞬即忘,重者言谈中不知首尾,即《类证治裁·健忘论治》所谓:"陡然忘之,尽力思索不来也。"常伴有心悸、少寐、头晕、反应迟钝等症。

(二)鉴别诊断

1. 痴呆　痴呆与健忘均有记忆障碍,且多见于中老年人,但两者有根本区别。痴呆记忆障碍表现为前事遗忘,不知不晓,并伴随有精神呆滞,沉默少语,语无伦次,时空混淆,计算不能,举动不经等认知障碍与人格改变。而健忘是知其事而善忘,未达到遗忘的程度。有少部分健忘患者久治不愈,可以发展为痴呆。

2. 郁证　郁证以情志抑郁为主证,虽有多忘,但属兼证,主要表现为神志恍惚,情绪不宁,悲忧欲哭,胁肋胀痛,善太息或咽中如有异物梗阻等。而健忘以遇事善忘为主,无情志抑郁之证。郁证以中青年女性多见,健忘多发于中老年人,且男女均可发病。

三、辨证论治

(一)辨证要点

1. 详审病因　引起健忘之原因甚多,当仔细分辨。如年老而健忘者,多缘五脏俱损,精气亏虚;

劳心过度而健忘者,缘心脾血虚之故;禀赋虚弱、神志不充者,缘先天不足,肾虚髓空;忧思太过、操劳过度者,以后天受损,脾虚精血不足居多。

2. 明辨虚实 健忘之证,虚者十居八九,但亦有邪实者。其虚多责之心、脾、肾之不足,其实则有痰气凝结与瘀血内停之不同。虚者可见体倦乏力、心悸少寐、纳呆语怯、腰酸耳鸣等症状,舌质淡或边有齿痕,脉多沉细无力或尺弱。其实者多有语言迟缓或神思欠敏等症状,舌苔白厚腻或舌质暗,脉多滑数或弦大。

(二)治疗原则

健忘,因虚而致者多,故治疗以补其不足为主要原则。补法之运用,或补益心脾,或交通心肾,或补肾填精,因证而异。若为气郁、痰阻、血瘀等证,当理气开郁、化痰泄浊、活血化瘀,同时兼顾扶正固本。

(三)分证论治

1. 心脾两亏 记忆减退,遇事善忘,精神倦怠,气短乏力,声低语怯,心悸少寐,纳呆便溏,面色少华。舌质淡,舌苔薄白或白腻,脉细弱无力。

病机:心藏神,脾主思,心脾两亏,则神志失藏,故记忆减退,遇事善忘;脾虚则气血生化不足,气虚则倦怠乏力,气短,神疲;心血虚则心悸,少寐;脾失健运,痰湿内生,则纳呆便溏,舌苔白腻;舌质淡,舌苔白,脉细弱无力,均为心脾两亏之征象。

治法:补益心脾。

方药:归脾汤。方中人参、黄芪、白术、甘草益气健脾;当归、龙眼肉养血和营;茯神、远志、酸枣仁养心安神益智;木香调气,使诸药补而不滞。诸药合用,则气血得补,心神得养,健忘可愈。可合用孔圣枕中丹。兼脘闷纳呆者,加砂仁、厚朴;兼不寐重者,加夜交藤、合欢皮、龙齿。

2. 心肾不交 遇事善忘,心烦失眠,头晕耳鸣,腰膝酸软或盗汗遗精,五心烦热。舌质红,苔薄白或少苔,脉细数。

病机:大病久病或房事不节,伤精耗气,精气亏虚,则脑髓失充,而肾阴亏于下,不能上承于心,心火亢于上,不能下交于肾,水火不济,心肾不交,均致神明失聪,遇事善忘;阴亏于下,阳亢于上,则头晕耳鸣;阴虚火旺,虚火内扰,心神不安,精关不固,则五心烦热,心悸失眠,盗汗遗精;肾为腰之府,肾虚故腰膝酸软。舌质红,苔少,脉细数,均为阴虚火旺之征。

治法:交通心肾。

方药:心肾两交汤化裁。方中熟地、山茱萸补肾益精;人参、当归益气养血;麦门冬、酸枣仁养阴安神;白芥子祛痰以宁心;黄连、肉桂上清心火,下温肾阳,交通心肾。如此,俾心肾交泰,水火既济,精足则神昌,健忘自可向愈。此外,朱雀丸、生慧汤等亦可酌情选用。

3. 髓海空虚 遇事善忘,精神恍惚,形体衰惫,气短乏力,腰酸腿软,发枯齿摇,纳少尿频。舌质淡,舌苔薄白,脉细弱无力。

病机:肾主藏精生髓,上通于脑。年老体衰,五脏俱亏,肾精亏虚,脑海不充,神明失聪,则遇事善忘,精神恍惚;肾主骨,其华在发,腰为肾之府,齿为骨之余,肾虚则腰酸腿软,发枯齿摇;肾与膀胱相表里,肾虚气化失司,州都失职,则尿频;精气亏虚则形体衰惫,气短乏力;脾失健运,则纳呆。舌质淡,舌苔白,脉细弱无力为精气虚弱之征。

治法:填精补髓。

方药:扶老丸。方中有人参、黄芪、白术、茯苓益气补脾;熟地、山茱萸、当归、玄参、麦门冬滋阴补肾;柏子仁、生酸枣仁、龙齿养心安神;石菖蒲、白芥子涤痰开窍。本方补后天以养气血,滋肝肾以益精髓,养荣健脑,宁心益智。若病重虚甚者,可合用龟鹿二仙膏,以加强补肾填精之功;伴心悸失眠者,可用寿星丸;偏于气阴亏虚,可用加减固本丸;阴阳两虚,可用神交汤。

4. 痰迷心窍 遇事善忘,头晕目眩,咳吐痰涎,胸闷体胖,纳呆呕恶,反应迟钝,语言不利。舌质淡,苔白腻,脉滑。

病机：脾失健运，聚湿生痰，痰浊上犯，痹阻脑络，蒙闭心窍，则致健忘，反应迟钝，语言不利；痰浊内阻，清窍不利，则头晕目眩，咳吐痰涎，胸闷；痰阻中焦，运化失司，胃气上逆，则纳呆呕恶；肥人多痰，故本证多见于体胖之人；舌质淡，苔白腻，脉滑，为痰饮之征象。

治法：涤痰通窍。

方药：导痰汤加石菖蒲、远志、白芥子。方中半夏、陈皮、茯苓、甘草燥湿健脾化痰；枳实行气化痰；胆南星化痰开窍。加用石菖蒲、远志、白芥子，以增涤痰开窍、宁心益智之功。若属热痰或痰郁化热，加竹沥、郁金、黄连；伴气虚，加党参、白术、黄芪；痰瘀互结，加丹参、川芎、红花、桃仁或合用血府逐瘀汤。

5. 气滞血瘀　记忆减退，遇事善忘，表情淡漠，情绪低落，胸胁胀闷，失眠头晕，唇甲青紫。舌质淡紫或有瘀斑、瘀点、舌苔白，脉弦或涩。

病机：七情失调，肝失疏泄，气滞血瘀，脑脉痹阻，则记忆减退，遇事善忘，即所谓"瘀在上则忘也"；肝气郁结，则表情淡漠，情绪低落，胸胁胀闷；气滞血瘀，心神失养，清窍不利，则失眠头晕；瘀血内阻，则唇甲青紫；舌质淡紫或有瘀斑、瘀点，舌苔白，脉弦或涩，为气滞血瘀之征。

治法：行气开郁，活血通络。

方药：气郁为主用逍遥散，血瘀为主用血府逐瘀汤。逍遥散中柴胡、薄荷疏肝行气醒脑；白芍、当归养血活血柔肝；白术、茯苓、甘草益气祛痰宁心。血府逐瘀汤中当归、生地、赤芍、川芎养血活血；桃仁、红花、牛膝活血化瘀；柴胡、桔梗、枳壳行气开郁；甘草调和诸药，调中和胃，顾护正气。两方气血并治，各有侧重，当因证选用。若肝郁气滞，心肾不交，可用通郁汤。下焦蓄血而健忘者，可用抵当汤下之。

四、其他

1. 单方验方　远志、石菖蒲等分煎汤，代茶饮。
2. 中成药　开心丸（《圣济总录·心脏门》）：远志、石菖蒲、白茯苓、人参四味，按4∶3∶3∶2的比例配方，为末，炼蜜制丸如梧桐子大。每服三十丸，米饮下，日再服，渐加至五十丸。
3. 针灸　如下所述。

（1）取穴百会、中脘、足三里。用艾条温灸百会30分钟，中脘针后加灸，足三里针刺补法，留针30分钟，每日治疗1次。

（2）耳针取穴心、肾、脑干、皮质下、内分泌反应点，采取耳穴压丸法。方法是：将药丸（王不留行、莱菔子）粘在0.8cm²的医用胶布上，找准穴位压痛点贴上，每次每穴连续按压10下，每日按压3~5次，隔星期换压另一侧耳郭。按压时以局部出现酸、麻、胀、痛感为度。

4. 推拿　头部按摩：用十指指腹均匀搓揉整个头部的发根，从前到后、从左到右，次序不限，务必全部揉到。其重点揉搓穴位是百会、四神聪、率谷。反复3次。

（郭琪钰）

第七节　痴呆

一、概述

痴呆是多由髓减脑消或痰瘀痹阻脑络，神机失用而引起在无意识障碍状态下，以呆傻愚笨、智能低下、善忘等为主要临床表现的一种脑功能减退性疾病。轻者可见神情淡漠，寡言少语，反应迟钝，善忘等；重者为终日不语，或闭门独居，或口中喃喃，言词颠倒，或举动不经，忽笑忽哭，或不欲食，数日不知饥饿等。

西医学诊断的老年性痴呆、脑血管性痴呆及混合性痴呆、代谢性脑病、中毒性脑病等，可参考本篇进行辨证论治。

(一) 病因病理

痴呆有因老年精气亏虚，渐成呆傻，亦有因情志失调、外伤、中毒等引起者。虚者多因气血不足，肾精亏耗，导致髓减脑消，脑髓失养；实者常见痰浊蒙窍、瘀阻脑络、心肝火旺，终致神机失用而致痴呆。临床多见虚实夹杂证。

1. 脑髓空虚　脑为元神之府，神机之源，一身之主，而肾主骨生髓通于脑。老年肝肾亏损或久病血气虚弱，肾精日亏，则脑髓空虚，心无所虑，精明失聪，神无所依而使灵机记忆衰退，出现迷惑愚钝，反应迟钝，发为痴呆。此类痴呆发病较晚，进展缓慢。

2. 气血亏虚　《素问·灵兰秘典论》曰："心者，君主之官，神明出焉。"《灵枢·天年》曰："六十岁心气始衰，苦忧悲。"年迈久病损伤于中，或情志不遂木郁克土，或思虑过度劳伤心脾，或饮食不节损伤脾胃，皆可致脾胃运化失司，气血生化乏源。心之气血不足，不能上荣于脑，神明失养则神情涣散，呆滞善忘。

3. 痰浊蒙窍　《石室秘录》云："痰气最盛，呆气最深。"久食肥甘厚味，肥胖痰湿内盛；或七情所伤，肝气久郁克伐脾土；或痫、狂久病积劳，均可使脾失健运，痰湿上扰清窍，脑髓失聪而致痴呆。

4. 瘀阻脑络　七情久伤，肝气郁滞，气滞则血瘀；或中风、脑部外伤后瘀血内阻，均可瘀阻脑络，脑髓失养，神机失用，发为痴呆。

5. 心肝火旺　年老精衰，髓海渐空，复因烦恼过度，情志相激，水不涵木，肝郁化火，肝火上炎；或水不济火，心肾不交，心火独亢，扰乱神明，发为痴呆。

总之，痴呆病位在脑，与肾、心、肝、脾四脏功能失调相关，尤以肾虚关系密切。其基本病机为髓减脑消，痰瘀痹阻，火扰神明，神机失用。其症候特征以肾精、气血亏虚为本，以痰瘀痹阻脑络邪实为标。其病性不外乎虚、痰、瘀、火。虚，指肾精、气血亏虚，髓减脑消；痰，指痰浊中阻，蒙蔽清窍；瘀，指瘀血阻痹，脑脉不通；火，指心肝火旺，扰乱神明。痰、瘀、火之间相互影响，相互转化，如痰浊、血瘀相兼而致痰瘀互结；肝郁、痰浊、血瘀均可化热，而形成肝火、痰热、瘀热，上扰清窍；若进一步发展耗伤肝肾之阴，水不涵木，阴不制阳，则肝阳上亢，化火生风，风阳上扰清窍，使痴呆加重。虚实之间也常相互转化，如实证的痰浊、瘀血日久，损伤心脾，则气血不足，或伤及肝肾，则阴精不足，均使脑髓失养，实证由此转化为虚证；虚证病久，气血亏乏，脏腑功能受累，气血运行失畅，或积湿为痰，或留滞为瘀，又可因虚致实，虚实兼夹而成难治之候。

(二) 鉴别诊断

1. 郁病　郁病是以情志抑郁不畅，胸闷太息，悲伤欲哭或胸胁、胸背、脘胁胀痛，痛无定处，或咽中如有异物不适为特征的疾病；主要因情志不舒、气机郁滞所致，多见于中青年女性，也可见于老年人，尤其是中风过后常并发郁病，郁病无智能障碍症状。而痴呆可见于任何年龄，虽亦可由情志因素引起，但其以呆傻愚笨为主，常伴有生活能力下降或人格障碍，症状典型者不难鉴别。部分郁病患者常因不愿与外界沟通而被误认为痴呆，取得患者信赖并与之沟通后，两者亦能鉴别。

2. 癫证　癫证是以沉默寡言、情感淡漠、语无伦次、静而多喜为特征的精神失常疾病，俗称"文痴"，可因气、血、痰邪或三者互结为患，以成年人多见。痴呆则属智能活动障碍，是以神情呆滞、愚笨迟钝为主要表现的脑功能障碍性疾病。另一方面，痴呆的部分症状可自制，治疗后有不同程度的恢复；重证痴呆患者与癫证在临床症候上有许多相似之处，临床难以区分，CT、MRI 检查有助于鉴别。

3. 健忘　健忘是指记忆力差，遇事善忘的一种病证，其神志如常，晓其事却易忘，但告知可晓，多见于中老年患者；由于外伤、药物所致健忘，一般经治疗后可以恢复。而痴呆老少皆可发病，以神情呆滞或神志恍惚，不知前事或问事不知、告知不晓为主要表现，虽有善忘但仅为兼伴症，其与健忘之"善忘前事"有根本区别。健忘可以是痴呆的早期临床表现，这时可不予鉴别，健忘病久也可转为痴呆，CT、MRI 检查有助于两者的鉴别。

二、辨证治疗

（一）辨证要点

（1）痴呆是一种脑功能减退性疾病，临床以呆傻愚笨、智能低下、善忘等为主要表现。本病记忆力障碍是首发症状，先表现为近记忆力减退，进而表现为远记忆力减退。

（2）起病隐匿，发展缓慢，渐进加重，病程一般较长。患者可有中风、头晕、外伤等病史。

本病乃本虚标实之证，临床上以虚实夹杂者多见。本虚者不外乎精髓、气血；标实者不外乎痰浊、瘀血、火邪。无论为虚为实，都能导致脏腑功能失调以及髓减脑消。因而辨证当以虚实或脏腑失调为纲领，分清虚实，辨明主次。

辨虚实：本病病因虽各有不同，但终不出虚实两大类。虚者，以神气不足、面色失荣、形体枯瘦、言行迟弱为特征，并结合舌脉、兼次症，分辨气血、肾精亏虚；实者，智能减退，反应迟钝，兼见痰浊、瘀血、风火等表现。由于病程较长，症情顽固，还需注意虚实夹杂的病机属性。

辨脏腑：本病病位主要在脑，但与心、肝、脾、肾相关。若年老体衰、头晕目眩、记忆认知能力减退、神情呆滞、齿枯发焦、腰膝酸软、步履艰难，为病在脑与肾；若兼见双目无神，筋惕肉瞤，毛甲无华，为病在脑与肝肾；若兼见食少纳呆，气短懒言，口涎外溢，四肢不温，五更泄泻，为病在脑与脾肾；若兼见失眠多梦，五心烦热，为病在脑与心肾。

（二）治疗原则

虚者补之，实者泻之。补虚益损，解郁散结是其治疗大法。脾肾不足，髓海空虚之证，宜培补先天、后天，以冀脑髓得充，化源得滋；对于气郁血瘀痰滞者，气郁应开，血瘀应散，痰滞应清，以冀气充血活，窍开神醒。

（三）分证论治

1. 髓海不足　如下所述。

（1）主症：耳鸣耳聋，记忆模糊，失认失算，精神呆滞。发枯齿脱，腰脊酸痛，骨痿无力，步履艰难，举动不灵，反应迟钝，静默寡言。舌瘦色淡或色红，少苔或无苔，多裂纹；脉沉细弱。

（2）症候分析：肾主骨生髓，年高体衰，肾精渐亏，脑髓失充，灵机失运，故见精神呆滞，举动不灵，反应迟钝，记忆模糊，失认失算等痴呆诸症。肾开窍于耳，其华在发，肾精不足，故耳鸣耳聋，发枯易脱。腰为肾府，肾主骨，精亏髓少，骨骼失养，故见腰脊酸痛，骨痿无力、步履艰难；齿为骨之余，故齿牙动摇，甚则早脱。舌瘦色淡或色红，苔少或无苔，多裂纹，脉沉细弱为精亏之象。

（3）治法：补肾益髓，填精养神。

（4）处方：七福饮。方中重用熟地滋阴补肾，营养先天之本；合当归养血补肝；人参、白术、炙甘草益气健脾，强壮后天之本；远志、杏仁、宣窍化痰。本方填补脑髓之力尚嫌不足，应选加鹿角胶、龟甲胶、阿胶、紫河车、猪骨髓等血肉有情之品，还可以本方加减制蜜丸或膏剂以图缓治，或可用参茸地黄丸或河车大造丸补肾益精。若肝肾阴虚，年老智能减退，腰膝酸软，头晕耳鸣者，可去人参、白术、紫河车、鹿角胶，加怀牛膝、生地、枸杞子、女贞子、制首乌；若兼言行不一，心烦溲赤，舌质红，少苔，脉细而弦数，是肾精不足，水不制火而心火妄亢，可用六味地黄丸加丹参、莲子心、菖蒲等清心宣窍；也有舌质红而苔黄腻者，是内蕴痰热，干扰心窍，可加用清心滚痰丸祛痰热郁结，泻痰热化净，再投滋补之品；若肾阳亏虚，证见面白无华，形寒肢冷，口中流涎，舌淡者，加熟附片、巴戟天、益智仁、淫羊藿、肉苁蓉等。

2. 气血亏虚　如下所述。

（1）主症：呆滞善忘，倦怠嗜卧，神思恍惚，失认失算。少气懒言，口齿含糊，词不达意，心悸失眠，多梦易惊，神疲乏力，面唇无华，爪甲苍白，纳呆食少，大便溏薄。舌质淡胖边有齿痕；脉细弱。

（2）症候分析：心主神明，心之气血亏虚，神明失养，故见呆滞善忘，神思恍惚，失认失算等痴呆症状。心血不足，心神失养，故心悸失眠、多梦易惊；血虚不荣肌肤爪甲，故面唇无华、爪甲苍白。气虚则少气懒言，神疲乏力，倦怠嗜卧；脾气不足，胃气亦弱，故纳呆食少；脾气亏虚，水湿不化，故大便溏薄。气血亏虚，脉道失充，故脉细弱。

（3）治法：益气养血，安神宁志。

（4）方药：归脾汤。方中以人参、黄芪、白术、炙甘草补脾益气；当归养肝血而生心血；茯神、枣仁、龙眼肉养心安神；远志交通心肾而定志宁心；木香理气醒脾，以防益气补血之药滋腻滞气。纳呆食少，加谷芽、麦芽、鸡内金、山楂等消食；纳呆伴头重如裹，时吐痰涎，头晕时作，舌苔腻，加陈皮、半夏、生薏苡仁、白豆蔻健脾化湿和胃；纳呆伴舌红少苔，加天花粉、玉竹、麦冬、生麦芽养阴生津；失眠多梦，加夜交藤、合欢皮；若舌质偏暗，舌下有青筋者，加入川芎、丹参等以养血活血；若伴情绪不宁，易忧善愁者，可加郁金、合欢皮、绿萼梅、佛手等理气解郁之品。

3. 痰浊蒙窍　如下所述。

（1）主症：终日无语，表情呆钝，智力衰退，口多涎沫。头重如裹，纳呆呕恶，脘腹胀痛，痞满不适，哭笑无常，喃喃自语，呆若木鸡。舌质淡胖有齿痕，苔白腻；脉滑。

（2）症候分析：痰浊壅盛，上蒙清窍，脑髓失聪，神机失运，而致表情呆钝、智力衰退、呆若木鸡等症。痰浊中阻，中焦气机不畅，脾胃受纳运化失司，故脘腹胀痛、痞满不适、纳呆呕恶。痰阻气机，清阳失展，故头重如裹。口多涎沫，舌质淡胖有齿痕，苔腻，脉滑均为痰涎壅盛之象。

（3）治法：健脾化浊，豁痰开窍。

（4）方药：洗心汤。方中党参、甘草培补中气；半夏、陈皮健脾化痰；附子助阳化痰；茯神、枣仁宁心安神，神曲和胃。若纳呆呕恶，脘腹胀痛，痞满不适以脾虚明显者，重用党参、茯苓，可配伍黄芪、白术、山药、麦芽、砂仁等健脾益气之品；若头重如裹，哭笑无常，喃喃自语，口多涎沫以痰湿重者，重用陈皮、半夏，可配伍制南星、莱菔子、佩兰、白豆蔻、全瓜蒌、贝母等理气豁痰之品；痰浊化热，上扰清窍，舌质红，苔黄腻，脉滑数者，将制南星改用胆南星，并加瓜蒌、栀子、黄芩、天竺黄、竹沥；若伴有肝郁化火，灼伤肝血心阴，证见心烦躁动，言语颠倒，歌笑不休，甚至反喜污秽，或喜食炭灰，宜用转呆丹加味，本方在洗心汤基础上，加用当归、白芍柔肝养血，丹参、麦冬、天花粉滋养心胃阴液，用柴胡合白芍疏肝解郁，用柏子仁合茯苓、枣仁加强养心安神之力；属风痰瘀阻，证见眩晕或头痛，失眠或嗜睡，或肢体麻木阵作，肢体无力或肢体僵直，脉弦滑，可用半夏白术天麻汤；脾肾阳虚者，用金匮肾气丸加干姜、黄芪、白豆蔻等。

4. 瘀血内阻　如下所述。

（1）主症：言语不利，善忘，易惊恐，或思维异常，行为古怪。表情迟钝，肌肤甲错，面色黧黑，甚者唇甲紫暗，双目暗晦，口干不欲饮。舌质暗，或有瘀点瘀斑；脉细涩。

（2）症候分析：瘀阻脑络，脑髓失养，神机失用，故见表情迟钝，言语不利，善忘，思维异常，行为古怪等痴呆症状。瘀血内阻，气血运行不利，肌肤失养，故肌肤甲错，面色黧黑，甚者唇甲紫暗。口干不欲饮，舌质暗或有瘀点瘀斑，脉细涩均为瘀血之象。

（3）治法：活血化瘀，通络开窍。

（4）方药：通窍活血汤。方中麝香芳香开窍，活血散结通络；桃仁、红花、赤芍、川芎活血化瘀；葱白、生姜合菖蒲、郁金以通阳宣窍。如瘀血日久，血虚明显者，重用熟地、当归，再配伍鸡血藤、阿胶、鳖甲、蒸首乌、紫河车等以滋阴养血；气血不足，加党参、黄芪、熟地、当归益气补血；气虚血瘀为主者，宜补阳还五汤加减；若见肝郁气滞，加柴胡、枳实、香附疏肝理气以行血；久病血瘀化热，致肝胃火逆，证见头痛、呕恶等，应加钩藤、菊花、夏枯草、栀子、竹茹等清肝和胃之品；若痰瘀交阻伴头身困重，口流涎沫，纳呆呕恶，舌紫暗有瘀斑，苔腻，脉滑，可酌加胆南星、半夏、莱菔子、瓜蒌以豁痰开窍；病久入络者，宜加蜈蚣、僵蚕、全蝎、水蛭、地龙等虫类药以疏通经络，同时加用天麻、葛根；兼见肾虚者，可加益智仁、补骨脂、山药。

5. 心肝火旺　如下所述。

（1）主症：急躁易怒，善忘，判断错误，言行颠倒。眩晕头痛，面红目赤，心烦不寐，多疑善虑，心悸不安，咽干口燥，口臭口疮，尿赤便干。舌质红，苔黄；脉弦数。

（2）症候分析：脑髓空虚，复因心肝火旺，上扰神明，故见善忘，判断错误，言行颠倒，多疑善虑等痴呆之象。心肝火旺，上犯巅顶，故头晕头痛；气血随火上冲，则面红目赤。肝主疏泄，肝性失柔，情志失疏，故急躁易怒。心肾不交则心烦不寐、心悸不安。口臭口疮、口干舌燥、尿赤便干为火甚伤津之象，舌质红、苔黄，脉弦数均为心肝火旺之候。

（3）治法：清热泻火，安神定志。

（4）方药：黄连解毒汤。方中黄连可泻心火；黄芩、栀子清肝火；黄柏清下焦之火。加用生地清热滋阴，菖蒲、远志、合欢皮养心安神，柴胡疏肝。本方大苦大寒，中病即止，不可久服，脾肾虚寒者慎用。若心火偏旺者用牛黄清心丸；大便干结者加大黄、火麻仁。

三、病案选录

张××，男54岁，教员。住长沙市坡子街。

病名：痴呆。

病因：长期思虑，用脑过度，暗耗精血，致未老先衰，后天失于充养，髓海空虚，心神失养，发为呆病。

症候：患者头晕眼花，乏力，记忆力渐减，精神疲倦，嗜睡，性情急躁，且行动逐渐缓慢，表情呆板，寡言少语，齿落发脱。近半年来，时而傻笑，或胡言乱语，喃喃不休，吐字不清，行动迟缓，不欲食而不知饥，二便不能自理。舌质暗淡，脉细弱。

诊断：某医院诊断为"早老性痴呆"。脉证合参，此为未老先衰，髓海空虚，神失所养之候。肾藏精，精生髓，脑为髓海；脾为后天之本，气血生化之源，故脾肾亏虚，则精血不足，髓海空虚，脑神失其充养而见痴呆。

治法：健脾补肾，填精益髓，佐以活血通窍。

处方：熟地黄15g，枸杞子12g，菟丝子10g，鹿角霜10g，巴戟天10g，北黄芪15g，秦当归10g，紫丹参10g，漂白术10g，川芎片7g，山萸肉10g，五味子10g。

方用熟地、枸杞子、山萸肉补肾填精益髓。

效果：服15剂，病情略有改善。唯不欲食而不知饥，二便失禁尤为突出，上方去川芎、五味，加谷芽30g，益智仁12g，后再加人参、云苓等健脾之品，守方加减为百余剂，诸症基本消失。

（郭琪钰）

第六章

心系病证

第一节 惊悸

一、定义

惊悸、怔忡是指患者自觉心中急剧跳动，惊慌不安，不能自主，或脉见参伍不调的一种病证。主要由于阳气不足，阴津亏损，心失所养；或痰饮内停，瘀血阻滞，心脉不畅所致。惊悸、怔忡虽属同类，但两者亦有区别：惊悸常因情绪激动、惊恐、劳累而诱发，时作时辍，不发时一如常人，其证较轻；怔忡则终日觉心中悸动不安，稍劳尤甚，全身情况较、差，病情较重。惊悸日久不愈，可发展为怔忡。

二、历史沿革

《内经》无惊悸、怔忡的病证名称，但有关于惊悸、怔忡临床证候及脉象的论述。如《素问·平人气象论篇》说："胃之大络，名曰虚里，贯膈络肺，出于左乳下，其动应衣，脉宗气也。盛喘数绝者，则病在中；结而横，有积矣；绝不至曰死。乳之下，其动应衣，宗气泄也。"《素问·痹论篇》说："心痹者，脉不通，烦则心下鼓。"证之临床，若虚里的跳动，外可应衣，以及心痹时"心下鼓"，均属宗气外泄的征象，病者多自觉心悸怔忡。《灵枢·经脉》谈到心包络之病甚，则出现"心中憺憺大动"的症状。另一方面，惊悸怔忡患者，其脉搏亦常有相应的变化，或脉来疾数，或脉来缓慢，或脉律不齐，多有改变。《素问·平人气象论篇》中提到："人一呼脉一动，一吸脉一动，曰少气……人一呼脉四动以上曰死……乍疏乍数曰死。"《素问·三部九候论篇》说："参伍不调者病。"《灵枢·根结》说："持其脉口，数其至也，五十动而不一代者，五脏皆受气；四十动一代者，一脏无气；三十动一代者，二脏无气……不满十动一代者，五脏无气。"显然，这些关于脉搏过慢、过快、不齐等记载，与惊悸、怔忡的脉象变化是颇为吻合的，尤其是其中的脉律不齐，多属于惊悸怔忡范畴。

汉代张仲景在《金匮要略》中，正式以惊悸为病名，立"惊悸吐衄下血胸满瘀血病脉证治"篇，惊悸连称，并有"动即为惊，弱则为悸"的记载，认为前者是因惊而脉动，后者是因虚而心悸。同时，书中还提到"心下悸"、"水在肾，心下悸"等，大抵指因水停心下所致，因此多用半夏麻黄丸、小半夏加茯苓汤等治疗。又在《伤寒论·辨太阳病脉证治》里说："伤寒脉结代，心动悸，炙甘草汤主之。"炙甘草汤沿用至今，是治疗心悸的重要方剂之一。

唐代孙思邈《备急千金要方·心藏脉论》提出因虚致悸的观点："阳气外击，阴气内伤，伤则寒，寒则虚，虚则惊，掣心悸，定心汤主之。"

宋代严用和《济生方·惊悸怔忡健忘门》率先提出怔忡病名，并分别对惊悸、怔忡的病因病机、病情演变、治法方药等，作了比较详细的论述，认为惊悸为"心虚胆怯之所致也"、"或因事有所大惊，或闻虚响，或见异相，登高陟险，惊忤心神，气与涎郁，遂使惊悸。惊悸不已，变生诸证，或短气悸乏，体倦自汗，四肢浮肿，饮食无味，心虚烦闷，坐卧不安"，治宜"宁其心以壮胆气"，选用温胆汤、远志丸作为治疗方剂。认为怔忡因心血不足所致，亦有因感受外邪及饮邪停聚而致者，"夫怔忡者，此心血不足也。又有冒风寒暑湿，闭塞诸经，令人怔忡。五饮停蓄，埋塞中脘，亦令人怔忡"，治疗"当随其证，施以治法"。

唐宋以来，历代医家论述渐丰，相继有所发挥。金代刘完素在《素问玄机原病式·火类》中，记述了怔忡的临床表现，明确指出："心胸躁动，谓之怔忡。"成无已亦指出："悸者，心忪是也，筑筑惕惕然动，怔怔忪忪，不能自安者是矣。"（《伤寒明理论·悸》）并提出了心悸发生的原因不外"气虚"、"停饮"二端。元代朱丹溪又提出了血虚致病的理论，认为惊悸与怔忡均由血虚所致，并强调了痰的致病作用。《丹溪心法·惊悸怔忡》中提出心悸当责之虚与痰，说："惊悸者血虚，惊悸有时，以朱砂安神丸"、"怔忡者血虚，怔忡无时，血少者多；有思虑便动，属虚；时作时止者，痰因火动"、"肥人属痰，寻常者多是痰。"

明清时期，对心悸的认识，百家争鸣，各有发挥，论述更为精要。如明代虞搏《医学正传·怔忡惊悸健忘证》认为惊悸、怔忡与肝胆有关，并对惊悸、怔忡两者的区别作了具体叙述："怔忡者，心中惕惕然动摇，而不得安静，无时而作者是也；惊悸者，蓦然而跳跃惊动，而有欲厥之状，有时而作者是也。"李梴《医学入门·惊悸怔忡健忘》指出："怔忡因惊悸久而成。"王肯堂《证治准绳·杂病·悸》承接《丹溪心法》"悸者怔忡之谓"的说法，明确提出："悸即怔忡，而今人分为两条，谬矣。"在引起心悸的原因方面，则认为"有汗吐下后正气内虚而悸者，有邪气交击而悸者，有荣卫涸流脉结代者，则又甚焉"。张景岳对惊悸、怔忡的病因病机和证治论述较全面，他在《景岳全书·怔忡惊恐》中，认为惊有因病而惊和因惊而病二证，因病而惊当察客邪，以兼治其标；因惊而病，宜"安养心神，滋培肝胆，当以专扶元气为主"。并提出："主气强者不易惊，而易惊者必肝胆之不足者也。"认为怔忡由劳损所致，且"虚微动亦微，虚甚动亦甚"。在治疗及护理上则主张："速宜节欲节劳，切戒酒色"、"速宜养气养精，滋培根本。"

至叶天士，对惊悸的认识更臻完善，认为病因主要有内伤七情，操持劳损，痰饮或水湿上阻，清阳失旷；或本脏阳气自虚，痰浊乘侮，水湿内盛，上凌于心；或宿哮痰火，暑热时邪，内扰心神。在治疗上，除了沿用前代医家常法外，对温病后期阴虚液耗所致惊悸，在复脉汤基础上，去姜、桂、参等温补，加白芍以养营阴，或用酸枣仁汤、黄连阿胶汤等甘柔养心阴，反对妄用辛散走泄。对心悸重证，或交通心肾，或填补精血，或培中以宁心。清代王清任对瘀血导致的心悸作了补充，《医林改错·血府逐瘀汤所治症目》说："心跳心忙，用归脾安神等方不效，用此方百发百中。"唐容川《血证论·怔忡》亦说："凡思虑过度及失血家去血过多者，乃有此虚证，否则多挟痰瘀，宜细辨之。"

三、范围

据本病的临床证候表现，西医学之各种原因引起的心律失常，如心动过速、心动过缓、期前收缩、心房颤动与扑动、房室传导阻滞、束支传导阻滞、病态窦房结综合征、预激综合征、心力衰竭、心肌炎、心包炎以及一部分神经症等，有本病表现者，可参考本篇辨证治疗，其他多种病证，如痹证、胸痹、咳喘、水肿、眩晕、热病等伴见心悸者，也可参考本篇辨证论治，并与有关篇章联系处理。

四、病因病机

惊悸怔忡的病因较为复杂，既有体质因素、饮食劳倦或情志所伤，亦有因感受外邪或药物中毒所致，其中体质素虚是发病的根本。病机包括虚实两方面，虚为气血阴阳亏虚，引起心神失养；实则痰浊、瘀血、水饮，而致心神不宁。

1. 心虚胆怯　心主神志，为精神意识活动之中枢，故《灵枢·邪客》云："心者，五脏六腑之大主也，精神之所舍也。"胆性刚直，有决断的功能。心气不虚，胆气不怯，则决断思虑，得其所矣。凡各种原因导致心虚胆怯之人，一旦遇事有所大惊，如忽闻巨响，突见异物，或登高陟险即心惊神摇，不能自主，惊悸不已，渐次加剧，稍遇惊恐，即作心悸，而成本病。故《济生方》指出："夫惊悸者，心虚胆怯之所致也。"

2. 心血不足　心主血，血赖心气的推动才能运行周身，荣养脏腑四肢百骸，故《素问·五脏生成篇》云："诸血者，皆属于心。"而心脏亦因有血液的奉养方能维持正常的生理活动。若禀赋不足，脏腑虚损；或病后失于调养；或思虑过度，伤及心脾；或触事不意，真血亏耗；或脾胃虚衰，气血生化乏源；或失血过多等，均可导致心血亏虚，使心失所养而发为惊悸、怔忡。《丹溪心法·惊悸怔忡》说："人之所主者心，心之所养者血，心血一虚，神气不守，此惊悸之所肇端也。"

3. 肝肾阴虚　肝藏血，主疏泄。肝阴亏虚导致心悸主要有2种情况：一是肝阴不足，肝血亏耗，使心血亦虚，心失所养而发为心悸。如《石室秘录》说："心悸非心动也，乃肝血虚不能养心也。"二是肝阴不足，则肝阳上亢，肝火内炽，上扰心神而致心悸。"肝为心母，操用神机，肝木与心火相煽动，肝阳浮越不僭，彻夜不寐，心悸怔忡，有不能支持之候"（引自《清代名医医案精华·凌晓五医案》）。

肝肾同源，肝阴不足亦可导致肾阴不足，肾水亏损亦可影响肝阴的亏耗。所以《石室秘录》谓："怔忡之证，扰扰不宁，心神恍惚，惊悸不已，此肝肾之虚而心气之弱也。"对于惊悸怔忡之发生与肝、肾的关系作了扼要说明。

4. 心阳不振　心主阳气，心脏赖此阳气维持其生理功能，鼓动血液的运行，以资助脾胃的运化及肾脏的温煦等。若心阳不振，心气不足则无以保持血脉的正常活动，亦致心失所养而作悸。心之阳气不足，一则致心失所养，心神失摄而为心悸，即心本身功能低下；再则是心阳不足，气化失利，水液不得下行，停于心下，上逆亦可为悸。另外，心气不足，血行不畅，心脉受阻，亦可致惊悸怔忡。因此，心气不足而致的惊悸怔忡，常虚实夹杂为患。

5. 痰饮内停　关于痰饮内停而致本病者，历代医家均十分重视。如《金匮要略》即提及水饮停聚的心悸，《丹溪心法》、《血证论》等亦谈到痰浊所致的心悸。《血证论·怔忡》说："心中有痰者，痰入心中，阻其心气，是以心跳不安。"至于痰饮停聚的原因，大致有以下几个方面。心血不足，如《证治汇补·惊悸怔忡》说："心血一虚，神气失守，神去则舍空，舍空则郁而停痰，痰居心位，此惊悸之所以肇端也"；脾肾阳虚，肾阳不足，开阖失司，膀胱气化不利，脾失健运，转输失权，则湿浊内停，脾肾阳虚，不能蒸化水液，而停聚成饮，寒饮上迫，心阳被抑，则致心悸；火热内郁，煎熬津液而成痰浊。如《医宗必读·悸》认为，心悸"证状不齐，总不外乎心伤而火动，火郁而生涎也"。可见临床上痰饮内停致生本病者，多是虚实兼见，病机较为复杂。

6. 心血瘀阻　心主血脉，若因心气不足，心阳不振，阳气不能鼓动血液运行；或因寒邪侵袭，寒性凝聚，而使血液运行不畅甚至瘀阻；或因痹证发展，"脉痹不已，复感于邪，内舍于心"（《素问·痹论篇》）而成心痹，均会导致心脉瘀阻，而引起心悸怔忡。

7. 邪毒犯心　感受风寒湿邪，合而为痹，痹证日久，复感外邪，内舍于心，痹阻心脉，心血运行受阻，发为心悸；或风寒湿热之邪，由血脉内侵于心，耗伤心气心阴，亦可引起心悸；或温病、疫毒等毒邪犯心，灼伤营阴，耗伤气血，心神失养，亦可见心悸。

惊悸怔忡的病位主要在心，由于心神失养或不宁，引起心神动摇，悸动不安。但其发病与脾、肾、肺、肝四脏功能有关。

其病机变化主要有虚实两方面，以虚证居多，也可因虚致实，虚实夹杂。虚者为气、血、阴、阳亏损，使心失所养，而致心悸，实者多由痰火扰心，水饮上凌或心血瘀阻，气血运行不畅而引起。虚实之间可以互相转化。实证日久，正气亏耗，可分别兼见气、血、阴、阳之亏损，而虚证则又往往兼见实象。如阴虚可致火旺或挟痰热，阳虚易挟水饮、痰湿，气血不足易伴见气血瘀滞。痰火互结每易伤阴，瘀血可兼痰浊。此外，老年人怔忡多病程日久，往往进一步可以发展为气虚及阳，或阴虚及阳而出现心（肾）阳衰，甚则心阳欲脱，更甚者心阳暴脱而成厥、脱之变。

五、诊断与鉴别诊断

（一）诊断

1. 发病特点　本病病位在心，病机性质主要有虚实两方面。发作常由情志刺激、惊恐、紧张、劳倦过度、饮酒饱食等因素而诱发。多见于中老年患者。

2. 临床表现　自觉心慌不安，心跳剧烈，神情紧张，不能自主，心搏或快速，或缓慢，或心跳过重，或忽跳忽止，呈阵发性或持续不止。伴有胸闷不适，易激动，心烦，少寐多汗，颤抖，乏力，头晕等。中老年发作频繁者，可伴有心胸疼痛，甚至喘促，肢冷汗出，或见晕厥。脉象可见数、疾、促、结、代、沉、迟等变化。心电图、监测血压及X线胸部摄片等检查有助于明确诊断。

（二）鉴别诊断

1. 胸痹心痛　除见心慌不安，脉结或代外，必以心痛为主症，多呈心前区或胸骨后刺痛、闷痛，常因劳累、感寒、饱餐或情绪波动而诱发，多呈短暂发作。但甚者心痛剧烈不止，唇甲发绀或手足青冷至节，呼吸急促，大汗淋漓，直至晕厥，病情危笃。胸痹心痛常可与心悸并发出现。

2. 奔豚　奔豚发作之时，亦觉心胸躁动不安，《难经·五十六难》："发于小腹，上至心下，若豚状或上或下无时。"称之为肾积。《金匮要略·奔豚气病脉证治》："奔豚病从小腹起，上冲咽喉，发作欲死，复还止，皆从惊恐得之。"其鉴别要点在于：惊悸怔忡系心中剧烈跳动，发自于心；奔豚乃上下冲逆，发自小腹。

3. 卑惵　卑惵与怔忡相类，其症"痞塞不饮食，心中常有所怯，爱处暗室，或倚门后，见人则惊避，似失志状"（《证治要诀·怔忡》）。其病因在于"心血不足"。怔忡亦胸中不适，心中常有所怯。惊悸、怔忡与卑惵鉴别要点在于：卑惵之胸中不适由于痞塞，而惊悸、怔忡缘于心跳，有时坐卧不安，并不避人。而卑惵一般无促、结、代、疾、迟等脉象出现。

六、辨证论治

（一）辨证

1. 辨证要点　如下所述。

（1）分清虚实：惊悸、怔忡证候特点多为虚实相兼，虚者系指脏腑气血阴阳亏虚，实者多指痰饮、瘀血、火邪之类。痰饮、瘀血等虽为病理产物或病理现象，但在一定情况下，可形成惊悸、怔忡的直接病因，如水停心下、痰火扰心、瘀阻心脉等。因此辨证时，不仅要注意正虚一面，亦应重视邪实一面，并分清虚实之程度。正虚程度与脏腑虚损情况有关，即一脏虚损者轻，多脏虚损者重。在邪实方面，一般来说，单见一种夹杂者轻，多种合并夹杂者重。

（2）辨明惊悸、怔忡：大凡惊悸发病，多与情志因素有关，可由骤遇惊恐，忧思恼怒，悲哀过极或过度紧张而诱发，多为阵发性，实证居多，但也存在正虚因素。病来虽速，病情较轻，可自行缓解，不发时如常人。怔忡多由久病体虚、心脏受损所致，无精神因素亦可发生，常持续心悸，心中惕惕，不能自控，活动后加重。病来虽渐，病情较重，每属虚证，或虚中夹实，不发时亦可见脏腑虚损症状。惊悸日久不愈，亦可形成怔忡。

（3）结合辨病辨证：对惊悸、怔忡的临床辨证应结合引起惊悸、怔忡原发疾病的诊断，以提高辨证准确性，如功能性心律失常所引起的心悸，常表现为心率快速型心悸，多属心虚胆怯，心神动摇；冠心病心悸，多为阳虚血瘀，或由痰瘀交阻而致；病毒性心肌炎引起的心悸，初起多为风温干犯肺卫，继之热毒逆犯于心，随后呈气阴两虚，瘀阻络脉证；风心病引起的心悸，多由风湿热邪杂至，合而为痹，痹阻心脉所致；病态窦房结综合征多由心阳不振，心搏无力所致；慢性肺源性心脏病所引起的心悸，则虚实兼夹为患，多心肾阳虚为本，水饮内停为标。

（4）详辨脉象变化：脉搏的节律异常为本病的特征性征象，故尚需辨脉象，如脉率快速型心悸，可有一息六至之数脉，一息七至之疾脉，一息八至之极脉，一息九至之脱脉，一息十至以上之浮合脉。脉率过缓型心悸，可见一息四至之缓脉，一息三至之迟脉，一息二至之损脉，一息一至之败脉，两息一至之夺精脉。脉律不整型心悸，脉象可见有数时一止，止无定数之促脉；缓时一止，止无定数之结脉；脉来更代，几至一止之代脉，或见脉象乍疏乍数，忽强忽弱。临床应结合病史、症状，推断脉症从舍。一般认为，阳盛则促，数为阳热，若脉虽数、促而沉细、微细，伴有面浮肢肿，动则气短，形寒肢冷，舌质淡者，为虚寒之象。阴盛则结，迟而无力为虚寒，脉象迟、结、代者，一般多属虚寒，其中结脉表示气血凝滞，代脉常表示元气虚衰、脏气衰微。凡久病体虚而脉象弦滑搏指者为逆，病情重笃而脉象散乱模糊者为病危之象。

2. 证候 如下所述。

[心虚胆怯]

（1）症状：心悸，善惊易恐，坐卧不安，多梦易醒，食少纳呆，恶闻声响。舌象多正常，脉细略数或弦细。

（2）病机分析：心虚则神摇不安，胆怯则善惊易恐，故心悸多梦而易醒；心虚胆怯，脾胃失于健运，故食少纳呆；胆虚则易惊而气乱，故恶闻声响；惊则脉细小数，心肝血虚则脉细略数或弦细。

[心脾两虚]

（1）症状：心悸气短，头晕目眩，面色不华，神疲乏力，纳呆腹胀。舌质淡，脉细弱。

（2）病机分析：心主血脉，脾为气血生化之源，心脾两虚则气血生化不足，血虚不能养心，则致心悸气短；血虚不能上荣于头面，故头晕目眩，面色不华；心脾两虚，气血俱亏，故神疲乏力；脾虚失于健运，故纳呆腹胀；舌为心苗，心主血脉，心血不足，故舌质淡，脉细弱。

[心阴亏虚]

（1）症状：心悸易惊，心烦失眠，口干，五心烦热，盗汗。舌红少津，脉细数。

（2）病机分析：心阴亏虚，心失所养，故心悸易惊；心阴亏虚，心火内生，故致心烦，不寐，五心烦热；虚火逼迫津液外泄则致盗汗；虚火耗津以致口干；舌红少津，脉细数，为阴虚有热之象。

[肝肾阴虚]

（1）症状：心悸失眠，五心烦热，眩晕耳鸣，急躁易怒，腰痛遗精。舌红少津，脉细数。

（2）病机分析：肾阴不足，肝阴亏损，故心悸、五心烦热；肝阳上亢故眩晕；肾水不足则耳鸣；肝火内炽，故易怒，引动心火则烦躁；阴虚火旺则舌红少津，细数之脉亦为肝肾阴虚之征。

[心阳不振]

（1）症状：心悸不安，动则尤甚，形寒肢冷，胸闷气短，面色㿠白，自汗，畏寒喜温，或伴心痛。舌质淡，苔白，脉虚弱，或沉细无力。

（2）病机分析：久病体虚，损伤心阳，心失温养，则心悸不安；不能温煦肢体，故面色㿠白，肢冷畏寒；胸中阳气虚衰，宗气运转无力，故胸闷气短；阳气不足，卫外不固，故自汗出；阳虚则寒盛，寒凝心脉，心脉痹阻，故心痛时作；阳气虚衰，无力推动血行，故脉象虚弱无力。

[水饮凌心]

（1）症状：心悸，胸脘痞满，渴不欲饮，小便短少或下肢浮肿，形寒肢冷，眩晕，恶心呕吐，泛涎。舌淡苔滑，脉弦滑或沉细而滑。

（2）病机分析：阳虚不能化水，水邪内停，上凌于心，饮阻气机，故见心悸，胸脘痞满，渴不欲饮，小便短少或下肢浮肿；饮邪内停，阳气不布，则见形寒肢冷；饮邪内停，阻遏清阳，则见眩晕；胃失和降，饮邪上逆，则恶心呕吐，泛涎。舌淡苔滑，脉弦滑或沉细而滑皆为阳虚饮停之象。

[痰浊阻滞]

（1）症状：心悸短气，心胸痞闷胀满，痰多，食少腹胀，或有恶心。舌苔白腻或滑腻，脉弦滑。

（2）病机分析：痰浊阻滞心气为本证的主要病机。正如《血证论·怔忡》所说："心中有痰者，痰入心中，阻其心气，是以心跳不安。"故见心悸短气之症；由于痰浊阻滞，上焦之气机不得宣畅，故见心胸痞闷胀满；中焦气机不畅，则致食少腹胀；胃失和降则见恶心；痰多，苔腻，脉弦滑，均为内有痰浊之象。

[心血瘀阻]

（1）症状：心悸怔忡，短气喘息，胸闷不舒，心痛时作，或形寒肢冷。舌质暗或有瘀点、瘀斑，脉虚或结代。

（2）病机分析：或由心阳不振，或因阴虚血灼，或因痹证发展，均可导致血脉瘀阻，而使心失所养，引起心悸；血瘀气滞，心络挛急，不通则心痛，胸闷；气血不畅，则短气喘息；血脉不通，阳不外达故形寒肢冷；舌质暗，脉虚亦为血瘀之象；心脉瘀阻，气血运行失和，故脉律不匀，而成结代之象。

[邪毒犯心]

(1) 症状：心悸，胸闷，气短，左胸隐痛。发热，恶寒，咳嗽，神疲乏力，口干渴。舌质红，少津，苔薄黄。脉细数，或结代。

(2) 病机分析：外感风热，侵犯肺卫，故咳嗽，发热恶寒。表证未及发散，邪毒犯心，损及阴血，耗伤气阴，心神失养，故见心悸，胸闷；阴液耗损，口舌失润，故口干渴，舌少津；气短，神疲乏力乃气虚表现。舌质红，苔薄黄为感受风热之象，脉细数或结代为气阴受损之征。

(二) 治疗

1. 治疗原则　如下所述。

(1) 补虚为基本治则：由于本证的病变部位主要在心，证候特点是虚实相兼，以虚为主，故补虚是治疗本病的基本治则。

(2) 兼以祛邪：当视脏腑亏虚情况的不同，或者补益气血之不足，或者调理阴阳之盛衰，以求阴平阳秘，脏腑功能恢复正常，气血运行调畅。本病的邪实，以痰饮内停及瘀血阻络最为常见，故化痰涤饮、活血化瘀也为治疗本病的常用治则。又因惊悸、怔忡以心中悸动不安为主要临床症状，故常在补虚及祛邪的基础上，酌情配伍养心安神或镇心安神的方药。

总之，益气养血、滋阴温阳、化痰涤饮、活血化瘀及养心安神，为治疗惊悸怔忡的主要治则。

2. 治法方药　如下所述。

[心虚胆怯]

(1) 治法：益气养心，镇惊安神。

(2) 方药：平补镇心丹加减。方用人参、五味子、山药、茯苓益气健脾；天门冬、生地、熟地滋养心阴；肉桂配合前述药物，有鼓舞气血生长之效；远志、茯苓、酸枣仁养心安神；龙齿、朱砂镇惊安神；车前子可去。全方共奏益气养心，镇惊安神之功。

心虚胆怯而挟痰者，当用十味温胆汤为治。因为此类患者易受惊恐，故除药物治疗之外，亦当慎于起居，保持环境安静，方能使药物效用巩固。

此外，龙齿镇心丹、琥珀养心丹、宁志丸等方剂，也具有益气养心、镇心安神的功效，临床可酌情选用。

[心脾两虚]

(1) 治法：健脾养心，补益气血。

(2) 方药：归脾汤加减。方中用人参、黄芪、白术、炙甘草益气健脾，以资气血生化之源；当归、龙眼肉补养心血；酸枣仁、茯神、远志养心安神；木香理气醒脾，使补而不滞。

心血亏虚，心气不足，而见心动悸、脉结代者，可用炙甘草汤益气养血，滋阴复脉。方中用人参、炙甘草、大枣益气健脾；地黄、阿胶、麦门冬、麻仁滋阴养血；桂枝、生姜行阳气；加酒煎药，取其通利经脉，以增强养血复脉的作用。

心脾两虚，气血不足所致的心悸怔忡，亦可以选用十四友汤、益寿汤或七福饮等具有益气养血、养心安神功效的方剂进行治疗。

[心阴亏虚]

(1) 治法：滋养阴血，宁心安神。

(2) 方药：天王补心丹或朱砂安神丸。前方用天门冬、麦门冬、玄参、生地滋养心阴；当归、丹参补养心血；人参、茯苓补心气；酸枣仁、柏子仁、五味子、远志养心安神；朱砂镇心安神。后方用生地、当归滋阴养血；黄连清心泻热；朱砂镇心安神；甘草调和诸药。二方同为滋阴养血，宁心安神之剂，但前方偏于补益，清心作用较弱，以心气不足、阴虚有热者为宜；后者则重在清热，滋阴作用不强，对阴虚不甚而心火内动者较为适合。

除以上二方外，对心阴亏虚的患者，尚可采用安神补心丹或四物安神汤治疗。

[肝肾阴虚]

(1) 治法：滋养肝肾，养心安神。

(2) 方药：一贯煎合酸枣仁汤加减。一贯煎中，以沙参、麦门冬、当归、生地、枸杞子等滋养肝肾；川楝子疏肝理气。酸枣仁汤以酸枣仁养心安神；茯苓、甘草培土缓肝；川芎调血养肝；知母清热除烦。一贯煎侧重滋养肝肾，酸枣仁汤侧重养血安神，两方联合使用，可获滋补肝肾，补血宁心之功。若便秘可加瓜蒌仁，并重用生地；阴虚潮热，手足心热者，可加地骨皮、白薇；口渴者加石斛、玉竹。肝肾阴虚，虚火内炽，以致心肝火旺，而见心烦、急躁易怒、舌质红者，可加黄连、栀子清心泻火。

本证用一贯煎合朱砂安神丸治疗，亦可收到较好效果。此外，尚可用宁静汤加减化裁治疗。

[心阳不振]

(1) 治法：温补心阳。

(2) 方药：桂枝甘草龙骨牡蛎汤。方中桂枝、炙甘草温补心阳；生龙骨、生牡蛎安神定悸。心阳不足，形寒肢冷者，加黄芪、人参、附子；大汗出者，重用人参、黄芪，加煅龙骨、煅牡蛎，或加山茱萸，或用独参汤煎服；兼见水饮内停者，选加葶苈子、五加皮、大腹皮、车前子、泽泻、猪苓；夹有瘀血者，加丹参、赤芍、桃仁、红花等；兼见阴伤者，加麦门冬、玉竹、五味子；若心阳不振，以心动过缓为著者，酌加炙麻黄、补骨脂、附子，重用桂枝；如大汗淋漓，面青唇紫，肢冷脉微，喘憋不能平卧，为亡阳征象，当急予独参汤或参附汤，送服黑锡丹，或参附注射液静推或静滴，以回阳救逆。

[水饮凌心]

(1) 治法：振奋心阳，化气行水。

(2) 方药：苓桂术甘汤加味。本方主要功用是通阳行水，是"病痰饮者，当以温药和之"的代表方。方中茯苓，淡渗利水；桂枝、甘草，通阳化气；白术，健脾祛湿。兼见恶心呕吐，加半夏、陈皮、生姜；阳虚水泛，下肢浮肿，加泽泻、猪苓、车前子、防己、葶苈子、大腹皮；兼见肺气不宣，肺有水湿者，表现咳喘，加杏仁、前胡、桔梗以宣肺，葶苈子、五加皮、防己以泻肺利水；兼见瘀血者，加当归、川芎、刘寄奴、泽兰叶、益母草；若肾阳虚衰，不能制水，水气凌心，症见心悸，喘咳，不能平卧，尿少浮肿，可用真武汤。

[痰浊阻滞]

(1) 治法：理气化痰，宁心安神。

(2) 方药：导痰汤加减。方中以半夏、陈皮理气化痰；茯苓健脾渗湿；甘草和中补土；枳实、制天南星行气除痰。可加酸枣仁、柏子仁、远志养心安神。痰浊蕴久化热，痰热内扰而见心悸失眠，胸闷烦躁，口干苦，舌苔黄腻，脉象滑数者，则宜清热豁痰，宁心安神，可用黄连温胆汤加味。属于气虚夹痰所致的心悸，治宜益气豁痰，养心安神，可用定志丸加半夏、橘红。

[心血瘀阻]

(1) 治法：活血化瘀

(2) 方药：血府逐瘀汤加减。方中桃仁、红花、川芎、赤芍、牛膝活血祛瘀；当归、生地养血活血，使瘀去而正不伤；柴胡、枳壳、桔梗疏肝理气，使气行血亦行。

心悸怔忡虽以正虚为主，但瘀血阻滞心络为常见的病变。在运用本方时，可根据患者虚实兼夹的不同情况加减化裁。兼气虚者，可去柴胡、枳壳、桔梗，加黄芪、党参、黄精补气益气；兼血虚者，加熟地、枸杞子、制何首乌补血养血；兼阴虚者，去柴胡、枳壳、桔梗、川芎，加麦门冬、玉竹、女贞子、旱莲草等养阴生津；兼阳虚者，去柴胡、桔梗，酌加附子、肉桂、淫羊藿、巴戟天等温经助阳。

[邪毒犯心]

(1) 治法：清热解毒，益气养阴。

(2) 方药：银翘散合生脉散加减。方中重用金银花、连翘辛凉透表，清热解毒；配薄荷、牛蒡子疏风散热；芦根、淡竹叶清热生津；桔梗宣肺止咳；人参益气生津；麦门冬益气养生津；五味子生津止咳，共具清热解毒，益气养阴之功，治疗邪毒犯心所致气阴两虚，心神失养之证。热毒甚者，加大青叶、板蓝根；若夹血瘀，症见胸痛不移，舌质紫暗有瘀点、瘀斑者，加丹皮、丹参、益母草、赤芍、红花；若夹湿热，症见纳呆，苔黄腻者，加茵陈、苦参、藿香、佩兰；若兼气滞，症见胸闷、喜叹息者，可酌加绿萼梅、佛手、香橼等理气而不伤阴之品；口干渴，加生地、玄参；若邪毒已去，气阴两虚为主者，用生脉散加味。

当然，临床所见证候不止以上几种，且疾病进程中亦多有变化，故临证必须详审。遇有证候变化，治疗亦应随之而变化，切不可徒执一法一方。

对于惊悸怔忡的治疗，要抓住病变主要在心及重在调节2个环节。因其病主要在心，故常于方中酌用养心安神之品。凡活动后惊悸、怔忡加重者，宜加远志、酸枣仁、柏子仁，以助宁心之功。凡活动后惊悸怔忡减轻者，多为心脉不通，当加郁金、丹参、川芎之属，以增通脉之力。另一方面，本病发生亦与其他脏腑功能失调或虚损有关，因此，治疗又不可单单治心，而应全面考虑，分清主次；若原发在他脏，则应着重治疗他脏，以除病源。

本病晚期，气血双亏，阴阳俱损，临床表现常以心肾两衰为主，治疗中更应谨守益气与温阳育阴兼用之大法，以防阳脱阴竭之虞。

3. 其他治法 如下所述。

（1）单方验方

1）苦参20克，水煎服。适用于心悸而脉数或促的患者。

2）苦参合剂：苦参、益母草各20克，炙甘草15克，水煎服。适用于心悸而脉数或促者。

3）朱砂0.3克，琥珀0.6克，每日2次，吞服，适用于各种心动过速。

（2）中成药

1）珍合灵：每片含珍珠粉0.1克，灵芝0.3克，每次2～4片，每日3次。

2）宁心宝胶囊：由虫草头孢菌粉组成，每次2粒，每日3次。

3）稳心颗粒：由黄精、人参、三七、琥珀、甘松组成，每次9克，每日3次。

4）益心通脉颗粒：由黄芪、人参、丹参、川芎、郁金、北沙参、甘草组成，每次10克，每日3次。

5）灵宝护心丹：由红参、麝香、冰片、三七、丹参、蟾酥、牛黄、苏合香、琥珀组成，每次3～4丸，每日3～4次。

（3）药物外治：生天南星3克，川乌3克。共为细末，用黄蜡熔化摊于手心、足心。每日1次，晚敷晨取，10次为一个疗程。适用于心悸患者。

（4）针灸

1）体针：主穴选郄门、神门、心俞、巨阙。随证配穴：心胆气虚配胆俞，心脾两伤配脾俞，心肾不交配肾俞、太溪，心阳不振配膻中、气海，心脉痹阻配血海、内关。

2）耳针：选交感、神门、心、耳背心。毫针刺，每日1次，每次留针30分钟，10次为一个疗程。或用揿针埋藏或王不留行贴压，每3～5日更换1次。

3）穴位注射：选心俞、脾俞、肾俞、肝俞、内关、神门、足三里、三阴交。药用复方当归注射液，或复方丹参注射液，或维生素B_{12}，每次选2～3穴，每穴注射0.5～1毫升，隔日注射1次。

七、转归及预后

心悸仅为偶发、短暂阵发者，一般易治，或不药而解；反复发作或长时间持续发作者，较为难治，但其预后主要取决于本虚标实的程度，邪实轻重，脏损多少，治疗当否及脉象变化等情况。如患者气血阴阳虚损程度较轻，未兼瘀血、痰饮，病损脏腑单一，治疗及时得当，脉象变化不显著，病证多能痊愈。反之，脉象过数、过迟、频繁结代或乍疏乍数者，治疗颇为棘手，预后较差，甚至出现喘促、水肿、胸痹心痛、厥脱等变证、坏证，若不及时抢救，预后极差，甚至猝死。心悸初起，病情较轻，此时如辨证准确，治疗及时，且患者能遵医嘱，疾病尚能缓解，甚至恢复。若病情深重，特别是老年人，肝肾本已损亏，阴阳气血亦不足，如病久累及肝肾，致真气亏损愈重，或者再虚中夹实，则病情复杂，治疗较难。

八、预防与护理

治疗引起心律失常的基础疾病，如积极治疗冠心病、肺心病；对于高血压患者应控制好血压；有风湿热者则宜抗风湿；有高脂血症者应注意饮食清淡，并予以降脂药；积极预防感冒，防治心肌炎；严禁吸烟。

患者应保持精神乐观，情绪稳定，坚定信心，坚持治疗。对心虚胆怯及痰火扰心、阴虚火旺等引起的心悸，应避免惊恐及忧思恼怒等精神刺激。

轻症可从事适当体力活动，以不觉劳累，不加重症状为度，避免剧烈活动。对水饮凌心、心血瘀阻等重症心悸，应嘱其卧床休息，保持生活规律。

应饮食有节，进食营养丰富而易消化吸收的食物，忌过饥、过饱、烟酒、浓茶，易低脂、低盐饮食。心气阳虚者忌过食生冷，心气阴虚者忌辛辣炙焯，痰浊、瘀血者忌过食肥甘，水饮凌心者宜少食盐。

药物治疗十分重要，治疗过程中应坚持服药，症状缓解后，亦当遵医嘱服药巩固一段时间。

九、现代研究

（一）辨证治疗

严氏将本病的病因归纳为邪、情、痰、瘀、虚五个字。病机归纳为：痰饮、瘀血内停；或心阴亏虚、心气不足、气阴两伤；或阴阳失调；或心阳不振、心肾阳虚等。临床上主要采用益气养心法、温通心阳法、滋阴宁心法、养心定志法、化痰泻热法、活血通脉法、疏肝理气法等治疗。

王氏指出本病病因病机在于气阴不足为本，痰瘀互阻为标，治疗时须辨证与辨病相结合，审度虚实偏重或虚实并重，益气养阴治其本，化痰逐瘀治其标。强调无论"补"或"通"，都应以"通"为重点。益气养阴为主的基本方为：炙黄芪30克，生地、太子参各12克，麦门冬、玉竹、郁金、降香各10克，丹参15克，五味子6克。痰瘀并治的基本方为：瓜蒌、薤白、法半夏、陈皮、淡竹茹、石菖蒲、郁金、降香各10克，茯苓、丹参各15克。

袁氏认为，本病为本虚标实之证，气血阴阳不足为本，血瘀、痰浊、水饮等为标，以虚证为多，常虚实兼夹，治疗上采用益气养阴、温肾助阳、理气化瘀、健脾利湿、化痰清热、镇心安神为法，常用保元生脉饮（人参、黄芪、肉桂、麦门冬、五味子、炙甘草）、黄连温胆汤、血府逐瘀汤之类加减。

周氏等观察规范化中医辨证治疗本病的临床疗效。将150例本病患者随机单盲分成观察组100例、对照组50例，观察组采用规范化中医辨证治疗，对照组采用常规西药治疗。结果在症状改善方面，规范化中医辨证治疗比常规西药治疗疗效要好。

（二）分型治疗

1. 快速性心律失常　王氏等观察参麦注射液加稳心颗粒治疗急性病毒性心肌炎伴快速性心律失常的疗效。结果：治疗组应用参麦注射液加稳心颗粒后抗快速性心律失常的总有效率明显优于对照组。

宋氏等用复律煎剂治疗快速性心律失常患者，用普罗帕酮作对照。结果：治疗组总有效率优于对照组。

邢氏等观察养心定悸冲剂治疗快速性心律失常的临床疗效。结果：治疗组疗效要比对照组疗效好。

2. 缓慢性心律失常　治疗较困难，尤其是病窦综合征是一种较严重的顽固难治性心律失常。近年来中医治疗报道较多，且收到良好效果。

屈氏等治疗了86例缓慢性心律失常患者，将本病分为气阴两虚、气滞血瘀、痰湿阻遏3种证型，运用温阳通脉、益气化瘀、理气化痰等方法治疗，疗效满意。

冯氏等认为本病为心肾阳虚而导致阴寒凝滞，瘀血阻于心脉，属本虚标实之证，治疗当用温阳益气活血化瘀之法，以振奋心肾之阳气，使血脉流通，扶正复脉，经用此法治疗46例本病患者，临床症状改善明显。

刘氏等应用温通心阳、养血活血法治疗40例缓慢性心律失常患者，并设立阿托品对照组31例，结果治疗组在临床症状改善和动态心电图检查结果两方面均明显优于对照组。

杜氏用调律冲剂（由淫羊藿、黄芪、参三七、黄精、山楂、茶叶、炙甘草组成，具有温补心肾、化瘀复脉之功）治疗病态窦房结综合征取得较好疗效，且优于心宝丸对照组。

3. 期前收缩　钱氏验证了复方苦参颗粒剂（苦参、黄芪、党参、麦门冬、柏子仁、炙甘草）治疗室性期前收缩的疗效，与对照组普罗帕酮相比较，结果两组总有效率无明显差异。

樊氏用脉安颗粒（由人参、丹参、徐长卿、郁金、苦参组成）在临床上与普罗帕酮对照观察治疗各类期前收缩66例，结果两组总有效率相当，而对患者临床症状的改善方面明显优于对照组。

李氏等观察宁心汤（黄芪、炒白术、薏苡仁、谷芽、麦芽、茯苓等）治疗期前收缩动患者206例。结果：治疗组总有效率优于对照组。

十、小结

惊悸、怔忡的病因主要是体质素虚（久病或先天所致的气血阴阳亏虚或脏腑功能失调）、情志内伤，以及外邪侵袭。此三者互相影响，互为因果．有主有从，其中体质素虚是发病的根本。本病的病位在心，但亦常与其他脏腑有密切关系。其病机变化不外虚、实两端。虚为气、血、阴、阳的亏虚，以致心气不足或心失所养；实则多为痰饮内停或血脉瘀阻，以致心脉不畅，心神不宁。虚实两者常互相夹杂，虚证之中，常兼痰浊、水饮或血瘀为患；实证之中，则多有脏腑虚衰的表现。

本病在临床上，应与胸痹心痛、奔豚、卑惵相鉴别。对于本病的辨证，应着重辨明惊悸与怔忡之不同，虚实夹杂的情况，脏腑亏损的程度，以及脉象的变化。

益气养血、滋阴温阳、涤痰化饮、活血化瘀为治疗惊悸怔忡的主要治则。心气不足治宜补益心气；心阴亏虚治宜滋养阴血、宁心安神；心脾两虚治宜健脾养心、补益气血；肝肾阴虚治宜滋养肝肾、养心安神；脾肾阳虚治宜温补脾肾、利水宁心；心虚胆怯治宜益气养心、镇惊安神；痰浊阻滞治宜理气化痰、宁心安神；血脉瘀阻治宜活血化瘀。因本病以心中悸动不安为主要临床特点，所以对各种证型的惊悸怔忡，都经常配伍养心安神的药物，有时尚需采用重镇安神之品，但重镇安神药一般不宜久用。

近几年来，应用中医药治疗缓慢性心律失常及快速性心律失常取得一定疗效，研究工作有一定的进展。

附方

（1）苓桂术甘汤（《金匮要略》）：茯苓、桂枝、白术、甘草。

（2）天王补心丹（《摄生秘剖》）：人参、玄参、丹参、茯苓、五味子、远志、桔梗、当归、天门冬、麦门冬、柏子仁、酸枣仁、生地。

（3）朱砂安神丸（《医学发明》）：朱砂、黄连、生地、当归、甘草。

（4）安神补心丹（《沈氏尊生》）：当归、生地、茯神、黄芩、川芎、白芍、白术、酸枣仁、远志、麦门冬、玄参、甘草。

（5）四物安神汤（《万病回春》）：生地、当归、白芍、熟地、麦门冬、酸枣仁、黄连、茯神、竹茹、栀子、朱砂、乌梅。

（6）归脾汤（《济生方》）：白术、茯神、黄芪、龙眼肉、酸枣仁、人参、木香、甘草、当归、远志。

（7）炙甘草汤（《伤寒论》）：炙甘草、大枣、阿胶、生姜、人参、生地、桂枝、麦门冬、麻仁。

（8）十四友汤（《和剂局方》）：人参、黄芪、茯神、肉桂、当归、酸枣仁、地黄、远志、桃仁、阿胶、紫石英、龙齿、朱砂。

（9）益寿汤（《世医得效方》）：人参、黄芪、远志、茯神、酸枣仁、柏子仁、木香、白芍、当归、甘草、大枣、紫石英。

（10）七福饮（《景岳全书》）：人参、白术、远志、甘草、当归、酸枣仁、熟地。

（11）一贯煎（《柳州医话》）：沙参、麦门冬、当归、生地、枸杞子、川楝子。

(12) 酸枣仁汤（《金匮要略》）：酸枣仁、甘草、知母、茯苓、川芎。

(13) 宁静汤（《石室秘录》）：熟地、玄参、麦门冬、白芍、酸枣仁、人参、白术、白芥子。

(14) 真武汤（《伤寒论》）：茯苓、芍药、白术、生姜、附子。

(15) 平补镇心丹（《和剂局方》）：龙齿、朱砂、人参、山药、肉桂、五味子、天门冬、生地、熟地、远志、茯神、酸枣仁、茯苓、车前子。

(16) 十味温胆汤（《医学入门》）：甘草、人参、陈皮、茯苓、熟地、半夏、酸枣仁、远志、枳实、五味子。

(17) 龙齿镇心丹（《和剂局方》）：龙齿、远志、天门冬、熟地、山药、茯神、车前子、麦门冬、桂心、地骨皮、五味子。

(18) 琥珀养心丹（《证治准绳》）：琥珀、龙齿、石菖蒲、远志、黑豆、甘草、茯神、酸枣仁、人参、当归、生地、朱砂、黄连、柏子仁、牛黄。

(19) 宁志丸（《证治准绳》）：人参、茯神、茯苓、远志、柏子仁、酸枣仁、当归、琥珀、石菖蒲、朱砂、乳香。

(20) 导痰汤（《济生方》）：半夏、橘红、茯苓、甘草、天南星、枳实。

(21) 温胆汤（《备急千金要方》）：半夏、橘红、茯苓、甘草、竹茹、枳实、大枣。

(22) 定志丸（《和剂局方》）：石菖蒲、远志、人参、茯神、朱砂。

(23) 血府逐瘀汤（《医林改错》）：当归、生地、桃仁、红花、枳壳、赤芍、柴胡、甘草、桔梗、川芎、牛膝。

(24) 银翘散（《温病条辨》）：金银花、连翘、桔梗、薄荷、竹叶、甘草、荆芥、淡豆豉、牛蒡子。

(25) 生脉散（《备急千金要方》）：人参、麦门冬、五味子。

(26) 桂枝甘草龙骨牡蛎汤（《伤寒论》）：桂枝、炙甘草、龙骨、煅牡蛎。

(27) 独参汤（《景岳全书》）：人参。

(28) 参附汤（《正体类要》）：人参、附子。

（郭琪钰）

第二节　胸痹

胸痹者，乃胸间闭塞而痛也。其主证为胸憋，心痛。心痛多呈间歇性，其痛多向颈、臂或左上胸膺部延伸，常兼见心悸短气。严重病者出现四肢逆冷、汗出、脉微欲绝等"阳脱"危候。鉴于疼痛程度、兼挟症状和病程的新久，"胸痹"的病势较轻，感觉胸中气塞痞闷不舒，重者兼见胸痛和背痛。病势沉重者为"真心痛"。形成胸痹的原因大多为胸阳不足，阴乘阳位，气机不畅所致。即上焦阳虚，阴邪上逆，闭塞清旷之区，阳气不通之故。《医宗金鉴·胸痹心痛短气病脉证治》曰："凡阴实之邪，皆得以乘阳虚之胸，所以病胸痹心痛。"

胸痹最早见于《灵枢·本脏》："肺大则多饮，善病胸痹、喉痹逆气。"次见于《金匮要略·胸痹心痛短气病脉证治》："胸痹，不得卧，心痛彻背者……"古代文献对胸痹的记载《诸病源候论·胸痹候》甚为详尽，"胸痹之候，胸中幅幅如满，噎塞不利，习习如痒，喉里涩、唾燥；甚者，心里强痞急痛，肌肉苦痹，绞急如刺，不得俯仰，胸前皮皆痛，手不能犯，胸满短气，咳唾引痛，烦闷，自汗出，或彻背膂。其脉浮而微者是也。"唐孙思邈对胸痹的证候论述亦甚明了："胸痹之病，令人胸中坚满痞急痛……胸中幅幅而满短气咳，唾引痛，咽塞不利，习习如痒，喉中干燥，时咳欲呕吐，烦闷自汗出，或彻引背痛。"（《备急千金要方·胸痹第七》）

后世医家对胸痹的证候、脉象、治疗以及病理机转论述均有发展，如《类证治裁》曰："胸痹胸中阳微不运，久则阴乘阳位而为痹结也。其症胸满喘息，短气不利，痛引心背，由胸中阳气不舒，浊阴得以上逆，而阻其升降，甚则气结咳唾，胸痛彻背。夫诸阳受气予胸中，必胸次空旷，而后清气转运，布息展舒。胸痹之脉，阳微阴弦，阳微知在上焦，阴弦则为心痛。此《金匮》《千金》均以通阳主治也。"又如余无言叙述："所谓胸痹，统一胸部而言，且其痛，有放散性及牵掣性……有胁下逆抢心，诸逆心悬痛，心痛彻背，背痛彻心……"（《金匮要略新义》）

心痛者，古人有称为真心痛。《灵枢·厥病》曰："真心痛，手足青至节，心痛甚，旦发夕死，夕发旦死。"《素问·脏气法时论》称心痛为"胸中痛"；《金匮要略·胸痹心痛短气病脉证治》形容心痛为"心痛彻背，背痛彻心"。《脉经·心小肠部第二》记载心痛脉象："心脉……微急为心痛引背。"隋唐以后对心痛的论述有了发展，《诸病源候论·心痛病诸候》曰："心痛者，风冷邪气乘于心也。其痛发，有死者，有不死者，有久成疹者。心为诸脏主而藏神，其正经不可伤，伤之而痛，为真心痛，朝发夕死，夕发朝死。心有支别之络脉，其为风冷所乘，不伤于正经者，亦令心痛，则乍间乍甚，故成疹不死。又心为火，与诸阳汇合，而手少阴心之经也。若诸阳气虚，少阴之经，气逆，谓之阳虚阴厥，亦令心痛，其痛引喉是也。"这里确切地说明心痛的病因为"风冷邪气"侵及于心，"支别之络脉"而成疾，并将心痛分为"乍间乍甚"及"成疹不死"之轻症，"朝发夕死，夕发朝死"的重笃危象。

《备急千金要方·胸痹第七》对心痛之危候认识颇清楚，心痛"不治之，数日杀人"。此者，虽然指出了本病预后不良，但也指出尚有治疗机会。

后世医家对心痛的论述亦甚多，《丹台玉案》曰："卒然大痛无声，面青气冷，咬牙噤齿，手足冰冷者，乃真心痛也。又如《世医得效方》说，心痛"不暇履治"，未得到医生治疗即死，明代李梴形容"一至即死"心痛来势之急。

古人曾将心痛和胃脘痛误认为一证，使后人认识含糊，很难辨识，至明代王肯堂对心痛和胃脘痛有了明确的认识。《证治准绳》曰："或问丹溪言，心痛即胃痛，然乎？曰：心与胃各一脏，其病形不同，因胃脘痛处在心下，故有当心而痛之名，岂胃脘痛即心痛者哉！历代方论，将二者混叙于一门，误自此始。"这里明确地指出心痛与胃脘痛为两种病，不应混淆。

综上所述，历代文献虽然有单言胸痹，或单言心痛，但胸痹、心痛二者的病变部位皆在心胸，而且常常为共同发生，又相互影响，故二者的病因、证候以及治疗有着密切联系，因此本文合而述之。

临床上，究其病因、病理和脏腑辨证相结合的原则，本病可分为13个证候类型：①外感风寒、内舍于心；②阳虚气滞、痰涎壅塞；③阳气不足，脉行不畅；④胸中气塞、饮邪挟痰；⑤郁怒伤肝，气结胸膺；⑥怒火伤肝、气瘀停胸；⑦阴寒厥冷、遏阻心阳；⑧气滞血瘀、脉络闭阻；⑨心阴不足、内热灼营；⑩心气不足、心阳虚损；⑪心肾阳虚，津伤蚀气；⑫阴阳两虚，气血不继；⑬心阳欲脱，肺心衰竭。论其治法就胸痹心痛而言，实证固当用攻法，但不可一味地攻邪，适当照顾正气；虚证固当用补法，亦不可专恃补益，适当运用"通法"，补中寓"通"，既可补而不滞，亦是通痹止痛之方法。

一、证候治疗

（一）外感风寒，内舍于心

1. 四诊摘要　胸痛胸闷，虚里处隐隐作痛，咳嗽痰多，形寒畏冷，头痛身疼，骨节烦痛，舌淡，脉浮紧。

2. 辨证分析　素体阳虚或心阳不振，摄生不慎外感六淫、风寒束表、内舍胸膺、阴占阳位、寒邪犯上、客凝胸中、胸阳不振、心脉痹阻或收缩或痉挛，故胸痛、胸闷、虚里处隐隐作痛；风寒束表，内合其肺，肺失肃降，故咳嗽痰多；肺主皮毛，故形寒畏冷；寒主收引，寒为阴邪，故头身关节烦疼，舌淡、脉浮紧乃外感风寒之征象。

3. 论治法则　助阳解表，宣痹通络。

4. 首选方剂　麻黄附子细辛汤《伤寒论》方解：体质素来心气不足或阳虚之体，或有胸痹心痛宿疾。一旦外感风寒，寒邪遏闭心阳，阳气不展，心脉痹阻，胸痹心痛辄发。方用附子温经助阳，离空高照，阴霾自散；麻黄辛温发汗解表，开无形肺气，细辛发汗化痰，祛风止痛。三药合用，内助阳宣痹，外解表通络，宿疾邪病同治。古方组合之妙，异病同治之法，实开后学另一法门。

5. 备用方剂　当归四逆汤《伤寒论》方解：本方仲景用来治疗手足厥寒，脉细欲绝之厥阴病，以养血祛寒为主，故冠以当归，病机乃血虚寒滞，营血内虚，阳气被阻，不能温于四末，不能温行脉中。此与外感风寒，内舍于心的胸痛心痛，有异病同治之理。方用桂枝、细辛温散寒邪，宣痹通络止痛；当归、白芍养血活血；白芍、甘草同用，可缓急止痛；通草可上通乳络，下达膀胱，入经通络，气机畅达，大枣养营和胃。诸药组成，共成助阳解表、宣痹通络之功。

6. 随症加减　咳嗽痰多者加葶苈子、紫苏子，头痛甚者加蔓荆子、白芷、川芎；关节烦疼，舌苔白腻者加威灵仙、苍术、薏苡仁；胸痛剧且四肢不温，冷汗出者，可含化苏合香丸，温开通窍止痛。

（二）阳虚气滞，痰涎壅塞

1. 四诊摘要　胸憋时痛，心痛彻背，胸脘痞满，胁下逆抢心，喘息短气不得卧，咳嗽，痰多而盛，神疲乏力，形寒肢冷，舌苔白或厚腻，舌质淡，脉弦滑或沉迟或紧数。

2. 辨证分析　本证由于风寒外束而致上焦阳气不足，阴邪上乘，寒饮停滞所引起。阴寒之邪入侵则凝滞，凝滞则气逆，气逆则胸痹心痛。《素问·举痛论》曰："经脉流行不止，环周不休，寒气入经而稽迟，泣而不行，客于脉外则血少，客于脉中则气不通，故卒然而痛。"又说："寒气客于脉外则脉寒，脉寒则缩蜷，缩蜷则脉绌急……故卒然而痛。"总之，其病机：一为痰涎壅塞，气滞不通；一为中焦虚寒，大气不运。前者为实证，后者为虚证。实证者，除见胸痛之主证外，尚有胸满，胁下逆抢心之症，因气滞于胸，故胸满较甚，同时又影响于肝胃，肝胃气逆，所以胁下之气又上逆抢心；虚证者，神疲乏力，形寒畏冷，发语音低，脉沉迟，乃气虚之故也。《金匮要略方论本义·胸痹》曰："胸痹自是阳微阴盛矣，心中痞气，气结在胸，正胸痹之病状也，再连胁下之气俱逆而抢心，则痰饮水气，俱乘阴寒邪动而上逆，胸胃之阳全难支拒矣。"此即余无言所称之："胸痹而兼心痞气，气结在胸"之谓也。（《金匮要略新义》）

胸背为阳，寸口亦为阳。今上焦阳气不足，故寸口脉沉而迟，胃脘以上寒邪停滞，故关上脉小紧数，紧数相加出现弦滑之象。上焦阳虚气滞，故出现呼吸短促而喘息，咳嗽、唾痰以及胸背疼痛等症。《金匮要略论注》曰："谓人之胸中如天，阳气用事，故清肃时行，呼吸往还，不愆常态，津液上下，润养无壅；痹则虚而不充，其息乃不匀而喘，唾乃随咳而生。胸为前，背为后，其中气痹则前后俱痛，上之气不能常下，则下之气能时上而短矣。寸口主阳，因虚伏出不鼓则沉而迟，关主阴，阴寒相搏则小紧数。"舌苔白或白腻或厚，舌质淡，均因痰湿之故。

3. 论治法则　通阳散结，豁痰下气。

4. 首选方剂　瓜蒌薤白半夏汤。方解：瓜蒌开胸中之痰结；薤白辛温通阳；白酒之轻扬，能引药上行；半夏逐饮降逆，行阳破阴。《金匮要略编注》曰："……瓜蒌苦寒，润肺"消痰而下逆气，薤白辛温，通阳散邪，以白酒宣通营卫，使肺通调，则痹自开矣。"本方出于《金匮要略》"胸痹不得卧，心痛彻背者，瓜蒌薤白半夏汤主之"条，用于因胸阳不足，痰涎壅塞，病变在胸，喘息咳唾，心痛彻背者适合。

按：白酒为米酒之初熟者。《金匮要略语译》曰："白酒，有两说，曹颖甫即用高粱酒。《千金方》系白酨浆，《外台秘要》称白酨酒。酨，读'再'，程敬通解为酢浆，也就是米醋。"

5. 备用方剂　导痰汤。方解：半夏辛温性燥，功能燥湿化痰，消痞散结，橘红理气化痰，使气顺则痰降，气化则痰化，茯苓健脾利湿，甘草、生姜和中补脾，使脾健则湿化痰消，更加天南星、枳实、瓜蒌，使积聚之痰化，胸中正气得伸。《医方集解》曰：二陈汤"加胆星、枳实为导痰汤……导痰汤加木香、香附名顺气导痰汤，治痰结胸满，喘咳上逆。"

6. 随症加减　有热化之象者，如苔黄腻，舌质淡红时，瓜蒌薤白半夏汤去白酒加贝母、前胡、葶苈子；寒甚者去瓜蒌加附子、陈皮、杏仁、干姜；胸闷重者，酌加郁金、石菖蒲、檀香；胸痛剧者，酌选红花、延胡索、丹参，或加宽胸丸、冠心苏合丸等以辛温通阳，芳香化浊；痰阻络脉，咳痰不爽者，加远志、炙枇杷叶等。

胸痹、心痛其症除胸痛、心痛、喘息、咳唾、短气之外，尚有胸满，胁下逆抢心为实证，方用瓜蒌薤白白酒汤去白酒加厚朴、枳实、桂枝即枳实薤白桂枝汤，以通阳散结，降逆平冲，除主证之外尚有神疲乏力，形寒畏冷，发语低微，脉沉迟为虚证者，可用人参汤（即理中汤）补中助阳，阳气振奋，则阴寒自散。《医宗金鉴·胸痹心痛短气病脉证治》曰："心中，即心下也。胸痹病，心下痞气，闷而不通者虚也。若不在心下而气结在胸，胸满连胁下，气撞心者实也。实者用枳实薤白桂枝汤主之，倍用枳朴者，是以破气降逆为主也。虚者用人参汤主之（即理中汤），是以温中补气为主也。由此可知，痛有补法，塞因塞用之义也。"

（三）阳气不足，脉行不畅

1. 四诊摘要　心悸不安，胸闷气短，动则尤甚，伴见面色㿠白，形寒肢冷，胸冷背凉，舌胖质淡、苔白，脉结代或虚弱无力。

2. 辨证分析　久病体虚，慢性疾患迁延日久，宗气不足；或急病暴病耗气伤阳，阳气脱泄，心气衰竭、虚脱；或老年体衰、脏气不足、心气衰退；或素体先天不足、心气心阳虚衰。心阳心气皆有热能含义，能推动血液在脉管内运引，生生息息，循环无端。"运血者，即是气"，（唐容川语）心气心阳有推动温煦血脉的作用。而今心气心阳虚衰、阳热温煦功能不足，"阳虚者，阴必凑之"，阴寒之邪阻滞血脉，导致血脉运行不畅，或见痉挛，或见阻塞，由于心居胸中膈上两肺之间，故见心悸不安胸闷；"心主身之血脉"（《素问·痿论》)，血脉营养全身，心气不足，故见短气、胸闷、动则尤甚；心气心阳不足、血脉空虚，故见面色㿠白，"血脱者，色白，夭然不泽"，（《灵枢·决气》）即指此而言。阴阳互根，今心阳心气不足，"阳虚者，寒动于中"，故见形寒肢冷，胸冷背凉；"心气通于舌"（《灵枢·脉度》），心气足，心阳盛则舌红柔润，今心气、心阳不足，故舌淡；温煦失职，血行涩滞，故脉见结、代，或虚弱无力。

3. 论治法则　益气复脉。

4. 首选方剂　炙甘草汤。方解：《伤寒论·辨太阳病脉病并治》曰："伤寒，脉结代，心动悸，炙甘草汤主之。甘草、生姜、人参、生地黄、桂枝、阿胶、麦门冬、麻仁、大枣，一名复脉汤。"方中炙甘草甘温益气，补心气，助心阳通经脉，利血气，治心悸不安，脉结代，是为君药；人参、大枣益气安胃，培补中州，"血化中焦"，资脉血之本源；生地黄、阿胶、麦冬、火麻仁补血滋阴，充养心阴，妙用桂枝、生姜辛温之品，振阳气，调营卫。合而用之，脾气血充足，阴阳调合，心阳得补，心阴得充，心之动悸，脉之结代者，自能恢复正常。本方在使用时，酒、水同煎是其特色。盖酒性辛热，可助行药势，温煦经脉，同时方中生地黄与酒同煎，临床证明养血复脉之力卓著。古人"地黄得酒良"之说，信不诬也。《肘后备急方》《备急千金要方》方书中，酒和地黄同用的方剂多具活血行血之功效。

5. 备用方剂　保阴煎《顾松园医镜》方解：方用龟甲、鳖甲血肉有情之品，滋补肾阴；生地黄、熟地黄、天冬、麦冬、玉竹补血养阴；磁石、酸枣仁安神镇惊除烦；茯苓、山药健脾和胃，以资化源；龙眼肉养心治怔忡；更用牛膝、地骨皮，活血通络，制其温补之品燥热之弊。诸药同用，共奏养阴补血、宁心安神之功。

6. 随症加减　脉迟无力者，加熟附子片；形寒肢冷者加桂枝、干姜；心烦失眠者加黄连、肉桂（交泰丸）；易感冒者加黄芪、防风；脘腹饱胀，连及胸膺者加百合、乌药；肝郁气滞、胃脘疼痛者加良姜、广木香（女子用香附）；头晕耳鸣者加天麻、夏枯草。

（四）胸中气塞，饮邪挟痰

1. 四诊摘要　胸闷短气，头晕目眩，胸胁支满，咳逆吐涎，小便不利，舌苔薄白，舌质淡，脉沉细。

2. 辨证分析　本证因寒邪犯肺，胸中气塞，饮邪挟痰所致。本证为胸痹之轻症，所以只出现胸中气塞短气，尚未发展到胸痛。短气是由于水气阻滞所致，因肺主通调水道，水道不通，则阻碍其呼吸之路，故发生短气。《金匮要略补注》曰："胸痹既有虚实，又有轻重，故痹之重者，必彻背彻心者也，轻者不然，然而何以亦言痹，以其气塞而不舒，短而弗畅也。"《医宗金鉴·胸痹心痛短气病脉证治》曰："胸痹胸中急痛，胸痛之重者也，胸中气塞，胸痹之轻者也。胸为气海，一有其隙，若阳邪干之则化火，火性气开不病痹也。若阴邪干之则化水，水性气阖，故令胸中气塞短气，不足以息，而胸痹也。"

饮邪者，乃脾阳不运，以致水饮停聚。阳明经脉走胸，少阳经脉走胁，因经气既虚，水饮凝聚，影响经气输注，所以胸胁支满；头晕目眩，为饮邪上冒所致，咳逆吐涎为水饮上逆之故；小便不利，乃肾阳不能气化之故；舌苔脉象均为胸中气塞与饮邪之象。《金匮要略方论本义》曰："此痰饮之在胃，而痞塞阻碍及于胸胁，甚至支系亦苦满，而上下气行愈不能利，清阳之气不通，眩晕随之矣。此虽痰饮之邪未尝离胃，而病气所侵，已如斯矣。"

3. 论治法则　宣肺利水，疏利胃气。

4. 首选方剂　茯苓杏仁甘草汤、橘枳姜汤合方。方解：茯苓化水逐饮，杏仁利肺气，甘草和胃气，使中宫有权，肺气畅利，则水饮多消。《金匮要略补注》曰："……茯苓逐水，杏仁散结，用之当矣。又何于甘草，盖以短气则中土不足也，土为金之母也。"陈皮理气，枳实泄满，生姜温胃行水。曹颖甫曰："……湿痰阻气，以疏气为主，而橘皮、枳实以去痰。"（《金匮要略发微》）《神农本草经》曰："茯苓主胸胁逆气，杏仁主下气，甘草主寒热邪气，为治胸痹之轻剂。"

按：本证一属于饮，一属于气滞，这主要是以病机方面而言。而在临证中，二者不能截然分开。因此，二方合之而用，但临证也不应拘泥于此，可以分用，也可以与栝蒌薤白汤配伍运用。

5. 备用方剂　苓桂术甘汤。方解：方中茯苓健脾，渗湿利水为主药；桂枝通阳化气，温化水饮为辅药；白术健脾燥湿为佐药；甘草补脾益气，调和诸药为使药。四味合用，温运脾阳，可为治本之剂。《金匮要略》曰："病痰饮者，当以温药和之……短气有微饮，当从小便去之。"《删补名医方论》曰："茯苓淡渗逐饮出下窍，因利而去，故用以为君，桂枝通阳疏水走皮毛，从汗而解，故以为臣，白术燥湿，佐茯苓消痰以除支满，甘草补中，佐桂枝建土以制水邪也。"

6. 随症加减　呃逆者，酌加枳壳、竹茹、半夏；大便不实者，枳实易枳壳；有浮肿者，酌加薏苡仁、冬瓜皮、大腹皮、防己以健脾利湿。

（五）郁怒伤肝，气结胸膺

1. 四诊摘要　急躁易怒，心胸满闷，虚里隐隐作痛，头目、少腹胀痛，口苦咽干，呕恶不食，舌边红，苔薄黄，脉弦数。

2. 辨证分析　肝主疏泄，性喜条达，由于精神刺激，郁怒伤肝，而使肝脏疏泄功能过亢，肝气横逆上冲气结胸中，故见心胸满闷；气郁不畅，虚里隐隐作痛；气机不升不降，头目、少腹皆胀痛；肝气横逆，犯胃克脾，胃不纳，脾不运，故呕恶不食，肝气化火，故见口苦咽干，舌边红，苔薄黄，脉弦数。

3. 论治法则　平肝理气，清热泻火。

4. 首选方剂　龙胆泻肝汤（《医宗金鉴》）　方解《金匮翼》："肝火盛而胁痛者，肝火实也，其人气急善怒。"郁怒伤肝，肝气横逆上冲，气结胸中不得疏泄，从而化火，疾患生焉。方用苦寒之龙胆草泻肝胆之火，柴胡疏肝开郁，和解退热，二者同用泄肝疏肝，平肝皆寓意其中；黄芩、栀子泻热除烦；木通、车前子、泽泻清利湿热；阳邪伤阴劫液，肝体阴而用阳，故用生地黄、当归柔肝养肝，刚脏济之以柔，甘草和中解毒，"益用甘味之药"，肝气得疏得平，肝火得清得泻，肝脏得柔得养，方证合拍，收平肝理气、清热泻火之功效。

5. 备用方剂　柴胡疏肝散《景岳全书》方解：柴胡、炙甘草、枳壳、白芍乃仲景名方四逆散，能疏肝理气，调解心胸气机郁滞，胀闷不舒；柴胡配枳壳，一升一降，调畅气机；白芍伍甘草，舒缓心胸挛痛；香附理血中之气而循常道而行；川芎气中之血药，活血兼理气，不失为备用方剂。

6. 随症加减　胸闷心痛甚者，加炒蒲黄、五灵脂、降香；热盛者加牡丹皮、栀子；胃痛泛酸者加黄连、吴茱萸；舌苔白厚腻者，加苍术、草豆蔻；便秘者加生大黄。

（六）怒火伤肝，气瘀停胸

1. 四诊摘要　急躁易怒，气逆胸闷，心胸憋闷刺痛，痛引肩背内侧，口唇指甲青紫，舌紫或有瘀点、瘀斑，脉细涩或见结代。

2. 辨证分析　喜怒不节，情志内伤，怒火伤肝，气逆于上，郁积胸中，气滞而致血瘀，胸阳不能宣通，怒气、痰浊、瘀血阻塞心络，故心胸憋闷刺痛；心肺同居上焦，肺失肃降，故见气逆胸闷；手少阴心经循肩背而行，故痛引肩背内侧；舌紫或有瘀斑，脉细涩，为气滞血瘀所致；脉或见结代，乃心阳不足且有气滞之征。

3. 论治法则　平肝降气，活血化瘀。

4. 首选方剂　通窍治血汤《医林改错》方解：本证病机乃气滞血瘀，心阳痹阻，不能舒展，宜选用降气通络，活血化瘀，辛香化浊之药予之，通窍活血汤乃首选。方用川芎活血行气止痛，其辛香走散之力最强，张元素谓其"上行头目，下达血海"通达气血；赤芍活血，长于治疗血滞；桃仁破血行瘀；红花活血散瘀；红枣建中和胃，固其生化之源；老葱、鲜姜用其辛香之性味，行气化浊；尤妙用麝香走窜通闭，开窍镇痉，通络止痛，胸痹、心痛发作者，投之即止。用黄酒作煎，其辛温走窜之力，要有助于降气、活血。全方九味药有降气、止痛、活血、化瘀之功效。

5. 备用方剂　冠心苏合丸《中华人民共和国药典》方解：苏合香理气宽胸；乳香活血祛瘀，疗血滞之痛；檀香降气，又可清阳明之热，还可化太阴之湿；冰片通窍，散火止痛；青木香理气滞，"塞者通之"最为所长。诸药合用，有理气宽胸，活血通络，宣痹止痛之功效，常法炼蜜为丸，有缓图之意也。

6. 随症加减　胸闷不舒者，加瓜蒌、薤白、桂枝；畏寒肢冷者，加附子、肉桂；短气乏力者，加人参、炙甘草；胸膺刺痛明显，舌有瘀斑者加丹参、三七；舌苔白腐者加石菖蒲、郁金。

（七）阴寒厥冷，遏阻心阳

1. 四诊摘要　胸痛胸闷，心痛彻背，背痛彻心，四肢厥冷，喜暖喜温，面色苍白，或紫黯灰滞，爪甲青紫，脉沉紧，或结代，舌质淡或青紫。

2. 辨证分析　本证因先天禀赋不足，或后天折丧太过，阳气大虚，阴寒之气上冲，即《素问·举痛论》所指之"寒气客于背俞之脉……其俞注于心，故相引痛。"所以心痛牵引及背，背痛牵引及心，相互牵掣，疼痛剧烈，发作有时，经久不瘥。《金匮要略心典》曰："心背彻痛，阴寒之气，遍满阳位，故前后牵引作痛，沈氏云：'邪感心包，气应外俞，则心痛彻背，邪袭背俞，气从内走，则背痛彻心。俞脏相通，内外之气相引，则心痛彻背；背痛彻心'"。又因寒气厥逆，病位偏下，病程较长，以痛为主，故四肢厥冷，爪甲青紫，脉象沉紧等，其他如面色苍白、喜暖喜温等均为阴寒之象。

3. 论治法则　扶阳通痹，峻逐阴邪。

4. 首选方剂　赤石脂丸。方解：乌头、附子、川花椒、干姜均为大辛大热之品，用之驱寒止痛，并用赤石脂温涩调中，收敛阳气，使寒去而正不伤。《医宗金鉴》曰："既有附子之温，而复用乌头之迅，佐干姜行阳，大散其寒，佐蜀椒下气，大开其邪，恐过于大散大开，故复佐赤石脂人心，以固涩而收阳气也"；《成方切用·祛寒门》曰："此乃阴寒之气，厥逆而上干，横格于胸背经脉之间，牵连痛楚，乱其气血，扰其疆界……仲景用蜀椒、乌头，一派辛辣，以温散其阴邪，然恐胸背既乱之气难安，而即于温药队中，取用干姜之温，赤石脂之涩，以填塞厥气所横冲之新隧，俾胸之气自行于胸，背之气自行于背，各不相犯，其患乃除。"

5. 备用方剂　回阳饮。方解：方中人参大补元气，补气固脱；附子大辛大热，为祛寒之要药；配以炮姜辛苦大热，守而不走，散寒力大；佐以甘草和中益气，诸味合之，以达回阳复阴。《中医内科学杂病证治新义》曰："本方为固气温阳之剂，人参补气固脱为主，四逆汤之温里回阳为辅，故用于虚脱，四肢厥冷，脉搏沉伏微弱者，有兴奋强壮强心之作用。"此方适合于胸痹心痛阴寒厥逆之象者。

6. 随症加减　寒邪冷气入乘心络，或脏腑暴感风寒上乘于心，令人卒然心痛或引背膂，甚者终年不瘥者用《医学启源》桂附丸，即赤石脂丸加桂枝，"每服30丸，温水下，觉至痛处即止，若不止加至50丸，以止为度；若是朝服，至午后再进20丸，若久心痛，每服30丸至50丸"。

胸痛并有瘀血征象者，酌加活血定痛之味，如川芎、赤芍、降香、乳香、延胡索、荜茇；肤冷自汗甚者，加黄芪、龙骨、牡蛎等。

若胸痛时缓时急，时觉胸中痞闷，并兼有其他湿象者，乃属寒湿留着，宜用薏苡附子散，以温化寒湿。若胸痹心痛，寒中三阴无脉者，回阳救急汤加猪胆汁，以其苦人心而通脉；泄泻者加升麻、黄芪；

呕吐加姜汁，吐涎沫加盐炒吴茱萸。

（八）气滞血瘀，脉络闭阻

1. 四诊摘要　胸闷心痛，短气，喘息，心烦善恐，口唇、爪甲青紫，皮肤黯滞，苔白或干，舌质青紫，舌尖边有瘀点，脉细涩结代。

2. 辨证分析　本证为胸痹日久所致气滞血瘀之象。胸阳闭阻，气血逆乱，血脉不通，血行不畅，心失所养，则心气不足，气衰血涩，故血脉运行不利，进而导致瘀血塞络。如《血证论》所述："气为血之帅，血随之而运行，血为气之守，气得之而静谧，结则血凝。"血凝"在于脉，则血凝而不流"（《素问·痹论》），气滞血瘀则不通，"不通则痛"，于是症见胸闷心痛，喘息，咳嗽，咯血，爪甲青紫，血瘀日久化热，烘热晡热，烦躁闷乱；当心气不匀，则出现结代脉；舌青紫、尖边瘀点为血瘀脉络之征。

3. 论治法则　行气活血，化瘀通络。

4. 首选方剂　血府逐瘀汤。方解：方中当归、川芎甘温辛散，养血通经活络；配生地黄之甘寒，和血养阴；合赤芍、红花、桃仁、牛膝活血祛瘀，通利血脉；柴胡以疏肝解郁；桔梗宣肺和气，以通百脉；枳壳理气，即"气为血帅，气行则血行"。总之，此方具有桃红四物汤与四逆散二方之综合作用，不仅能行血分之瘀滞，又善于解气分之郁结，活血而不耗血，祛瘀又能生新。此方适用于胸痹心痛之气滞血瘀重者。

5. 备用方剂　加味丹参饮。方解：丹参化瘀，檀香、砂仁调气，青皮行气；百合清心安神；乌药顺气止痛，川楝子理气止痛，郁金行气解郁、破瘀血。本方适用于气郁日久，瘀血停着胸痹心痛，气滞血瘀之轻者。

6. 随症加减　气郁化火，烦躁眩晕，口苦咽干者，酌加牡丹皮、桑叶、炒栀子、生石决明以清肝潜阳，若瘀血严重，疼痛剧者，但正气未衰，可酌加三棱、莪术、穿山甲（代）、土鳖虫破血消坚之味，或用蒲黄、五灵脂等份研细末冲服。《医学实在易·补遗并外备方》曰："……治心痛血滞作痛，蒲黄、五灵脂（等份），生研每服三钱，酒煎服。"若有呕者，酌加三七、花蕊石等化瘀止血药；舌苔黄腻，口苦者，先用温胆汤加藿香、佩兰、杏仁、薏苡仁，清热利湿，苔化再用活血化瘀方。

（九）心阴不足，内热灼营

1. 四诊摘要　胸闷心痛，心悸怔忡，虚烦不眠，躁扰不宁，五心烦热，潮热盗汗，呼吸气短，或急促困难，口干饮少，咳嗽少痰，偶有咯血，尿赤便结，头晕目眩，苔少或干或无苔或剥苔，舌质红绛或青紫，脉细数或结代。

2. 辨证分析　本证为忧虑过度，气郁化火，火灼阴津，心阴不足之证。即所谓阴虚则生内热。《体仁汇编》曰："心虚则热收于内，心虚烦热也。"内热灼营，症见心悸、怔忡、虚烦不眠，五心烦热，躁扰不宁，《丹溪心法》曰："怔忡者血虚，怔忡无时，血少者多。"阴虚必耗伤阴血，血不养心，故胸闷心痛；阴虚则阳浮，神明失濡，故头晕目眩，《东垣十书》曰："心君不宁，化而为火……津液不行"，故内热灼津，则咳嗽痰少，咯血，尿赤便结；心虚日久，则心肺俱病，肺气损伤，故呼吸困难，少气无力；脉舌之征均为心阴亏损之故。

3. 论治法则　滋阴除烦，养心宁神。

4. 首选方剂　天王补心丹。方解：生地黄、玄参滋阴清虚热除烦，使心不为虚火所扰，为主药；辅以丹参、当归补血养心；党参、茯苓益心气；柏子仁、远志安心神，使心血足而神自藏，佐以天冬、麦冬之甘寒滋阴液以清虚养心；五味子、酸枣仁之酸温以敛心气，桔梗载药上行；朱砂入心安神，共以滋阴养血，补心阴。《删补名医方论》曰："心者主火，而所以主者神也，火盛则神困。心藏神，补神者必补其心，补心者必消其火，而神始安。补心丹故用生地……取其下足少阴以滋水，主水盛可以伏火（制约火势，不使偏亢）；此非补心阳，补心之神耳……清气无如柏子仁，补血无如酸枣仁……参苓之甘以补心气，五味之酸，以收心气，二冬之寒，以清气分之火，心气和而神自归矣。当归之甘，以补心血，丹参之寒以生心血，玄参之咸，以清血中之火，血足而神自藏矣。更加桔梗为舟楫，远志为向导，和诸药，人心而安神明……"本方适用于胸痹心痛之心阴血不足，又兼心神不宁者。

5. 备用方剂 百合固金汤。方解：百合、生地黄、熟地黄滋润肺肾之阴，肾阴足则能交通心肾为主药；麦冬助百合以润肺止嗽；玄参助生地黄、熟地黄以滋肾清热为辅药，当归、白芍养血和阴；贝母、桔梗清肺化痰为佐药；甘草协调诸药。以上诸味合而用之，阴液充足，使心阴得养。

6. 随症加减 心悸怔忡，睡眠不宁，酌加龙齿、夜交藤，以养心安神，口燥咽干，酌加石斛以养胃阴；阳亢内热甚者，酌加焦柏、黄芩以降相火；神情躁扰者，酌加朱砂、龙骨、琥珀，以镇静安神；舌红苔剥，脉细数，酌加肥玉竹、磁石等养阴潜阳；盗汗严重者，酌加生龙骨、地骨皮以退虚热。

（十）心气不足，心阳虚损

1. 四诊摘要 心痛憋闷，心悸短气，面色㿠白，言语轻微，精神萎靡，一身尽肿，四肢无力，形寒肢冷，自汗纳少，小便不利，舌苔薄白，舌质淡，脉沉无力，或细或结代。

2. 辨证分析 本证因劳累疲乏，耗损心气，从而造成心气虚，心阳虚。心阳不足，气血运行不畅，心脉阻滞，则心痛憋闷；心气不足，心气虚弱，因虚而悸，故心悸气短，脉细而弱，《伤寒明理论》曰："其气虚者，由阳气内弱，心下空虚，正气内动而为悸也"；气来不匀，则脉有结代；心阳虚，则气不足，故精神萎靡；心阳不足，卫外之气不固，则自汗；阳虚则外寒，故有形寒肢冷；阳虚水泛，膀胱气化不利，故一身尽肿，小便不利，舌苔薄白，舌质淡亦为心阳不足之象。吴昆曰："夫面色萎白，则望之而知气虚矣，言语轻微，则闻之而知其气虚矣，脉切而知其气虚矣。"

3. 论治法则 补养心气，温煦心阳。

4. 首选方剂 保元汤。方解：人参益气，黄芪固表，甘草和中，桂枝助阳，其中人参得桂枝之引导，则益心气之功更显，桂枝得甘草之和平，则温心阳而调理气血，所谓气虚不愈，诸药无效者，惟有益脾补肾。本方用人参、黄芪、甘草补中益气，恢复胃气，心气得以而升，再酌以肉桂温下焦元阳，两顾脾肾。脾为后天之本，运化水谷之精微，心得谷气，心血而足，肾为先天之本，肾阳充沛，温煦心阳和心气，从而达到补心气，温煦心阳之功。本方适用于胸痹心痛之气怯者。

5. 备用方剂 四君子汤加附子、肉桂。方解：四君子汤甘温益气，健脾养胃；附子、肉桂温经散寒，使脾阳健运，心阳亦升，心气充足，因而气返血生，即所谓"阳旺则能生阴血"（《脾胃论》）。本方用于胸痹心阳虚，心气不足者适合。

6. 随症加减 精神萎靡，阳虚气怯甚者，可重用人参、黄芪；心痛甚者或阵发性心痛，酌加上油肉桂、丹参、川芎；呼吸气促而喘者，酌加蛤蚧、五味子；心悸失眠重者，酌加龙骨、牡蛎、酸枣仁、茯神等；头面、四肢浮肿者，酌加伏苓皮、冬瓜皮等利水之品。

（十一）心肾阴虚，津伤蚀气

1. 四诊摘要 心悸不宁，心烦易怒，短气，失眠艰寐，五心潮热，颧红口干，目眩，头晕耳鸣，盗汗口干，舌红少津，脉细数。

2. 辨证分析 究其病因，或为中焦脾胃虚弱，纳呆食少，或脾失健运，水谷精微不能濡养五脏六腑，皆可引起血的化源不足，心血、阴精、津液不足，造成心阴虚；或为大吐、大泻、大失血之后，导致心阴亏虚；或为热病后期，热邪伤阴，累及肾阴，故肾阴虚和心阴虚，每多同时互见，谓之心肾阴虚；或为七情内伤，"五志化火"，暗耗肾精阴血，导致心肾阴虚。是故心肾阴虚，水火未济，心火内动，犯扰神明，心神不定，故心悸不宁；心火亢盛，子病及母，肝火亢盛，故心烦易怒，失眠艰寐；肝火灼阴，肝体阴而用阳，"诸风掉眩，皆属于肝"，风阳上扰，故目眩、头昏；阴虚于下，阳亢于上，故颧红、口干，亢阳逼津外泄为盗汗；"阴虚者热生于内"，故见五心潮热，舌红少津，津伤蚀气，故见短气，细数脉，皆为阴虚之脉象也。

3. 论治法则 滋阴清火，养心安神。

4. 首选方剂 天王补心丹《摄生秘剖》方解：本方组成药物多为养阴安神药，生地黄、天冬、麦冬、玄参养阴精，增津液；丹参、当归补血养心，旨在补益心肾之阴而治其本；人参、茯苓补益心气；远志、柏子仁、酸枣仁宁心安神；五味子酸收，耗散心神，非敛不救，点睛之药，独具巧思；桔梗乃舟楫之品，载药上行，直达神明之府，更用朱砂为衣，入心安神。诸药协用，有滋阴清火，养心安神的功效。

5. 备用方剂　七福饮《景岳全书》方解：全方旨在益气养阴，宁心安神。人参、熟地黄相伍为两仪膏，益气、养阴、补血；当归、白术、炙甘草活血通络，健脾和胃，三药同伍，通心阳、利经脉、善治心悸不宁；酸枣仁、远志安神宁心。药仅七味，配伍得当。功效益气养阴，宁心安神。

6. 随症加减　心悸甚者，加入磁石、龙齿；腰酸遗精者，加入山茱萸、巴戟；挟有瘀热者，加入牡丹皮、泽兰；眩晕耳鸣者，加入天麻、钩藤；头痛者加入白芷、荷叶。

（十二）阴阳两虚，气血不继

1. 四诊摘要　胸闷心痛，夜卧憋醒，短气心悸，自汗，口干少津，头晕耳鸣，食少倦怠，腰酸肢软，恶风肢冷，或手足心热，夜尿频数，舌质红或黯，舌苔少或少津，脉弦细无力，或结代。

2. 辨证分析　本证因患胸痹已久，久病耗伤气血。气血两亏，血行不畅，心气不继，故见胸闷心痛，夜卧憋醒，心悸短气，舌质黯，脉来结代；阴血不足，则头晕耳鸣，手足心热；阳气虚衰，则食少倦怠，腰酸膝软，恶风肢冷，夜尿频数；苔薄少津，脉细弱。《长沙方歌括》曰："以患者正气大亏，无阳以宣其气，更无阴以养其心，此脉结代，心动悸之所由来也。"

3. 论治法则　益气补血，滋阴复脉。

4. 首选方剂　炙甘草汤。方解：炙甘草甘温，益气补中，化生气血，以复脉之本，为主药；党参、大枣补气益胃，以助气血生化之源；生地黄、阿胶、麦冬、火麻仁补心气，养心阴，以充养血脉；桂枝合炙甘草，以壮心阳，合生姜以通血脉，使血行旺盛，共为辅佐之味。诸药合用，心气复而心阳通，心血足而血脉充，从而达到益气养阴。《注解伤寒论》曰："补可以去弱，人参、甘草、大枣之甘，以补不足之气；桂枝、生姜之辛，以益正气……麻仁、阿胶、麦门冬、地黄之甘，润经益血，复脉通心也。"

5. 备用方剂　八珍汤。方解：党参甘温，补中益气；白术甘苦温，健脾助运；茯苓甘淡，合白术健脾渗湿；炙甘草甘温，益气补中，化生气血；熟地黄滋肾补血；当归补血养阴；白芍养血和阴；川芎活血行气。总之，四物治血虚，四君治气虚，更用生姜、大枣调和营卫，使气血互为生长，故本方适合于胸痹心痛之气血双亏者。

6. 随症加减　阴虚阳亢，头晕耳鸣，心烦易怒者，酌加钩藤、桑叶、牡丹皮、炒栀子；心神不宁，烦躁惊悸失眠者，酌加茯神、酸枣仁、远志、合欢皮、桑叶等，亦可加沉香、郁金、延胡索等以行气止痛；大便溏者去火麻仁加酸枣仁以养心宁心；心悸甚者，可酌加龙齿、朱砂，以镇心安神。

（十三）心阳欲脱，肺心衰竭

1. 四诊摘要　胸闷气憋，心痛频发，咳嗽喘息，吐血咯血，语言低微，冷汗淋漓，肢厥肤冷，重则神志昏蒙，沉睡不醒，或神昏谵语，舌质青紫或紫绛，苔少或黄燥，脉沉细虚数无力，或出现怪脉（鱼跃、雀啄、弹石……）。

2. 辨证分析　本证因病程日久，元气大亏，心脉瘀阻已极，心阳欲脱而致肺心衰竭之证。心气衰败，又肺气将竭，故气血瘀阻，症见胸闷气憋，心痛频发；气机不畅，则咳喘不宁，语言低微；阳气外散，阴不内守，则吐血、咯血；心阳耗尽，阳不达四末，则肢厥肤冷，汗为心之液，汗多则亡阳；真阳欲脱，真元外散，则神志昏蒙，沉睡不醒，或神昏谵语；舌脉之征，为血瘀络阻，真元告罄，阴阳绝离之象。余无言曰："……少阴之脉沉，尤不可一刻缓也。脉沉一证，不论在太阴、少阴，总属于阳虚，此即心脏衰弱之表现。"（《伤寒论新义》）

3. 论治法则　回阳救逆，益气固精。

4. 首选方剂　参附汤。方解：病势危笃，此时若不急用大温大补之味，不足回阳救脱，故方中以人参大补元气为主药，附子温壮真阳为辅佐药。二药合用，相得益彰，具有回阳固脱之功。方中药味较少，但药量宜重，以资药力迅速而功专。《删补名医方论》曰："补后天之气无如人参，补先天之气无如附子，此参附汤之所由立也……二药相须，用之得当，则能瞬息化气于乌有之乡，顷刻生阳于命门之内，方之最神捷者也。"本方适合于阳气暴脱，危在顷刻之胸痹心痛之急救，待至阳气来复，病情稳定之后，视病之转机，再行他法调理之。

5. **备用方剂** 回阳救急汤。方解：本方附子大辛大热，温壮真阳，祛寒散邪为主药；人参大补元气为辅药；干姜温中散寒，协助附子加强回阳之力；肉桂温中散寒止痛；白术温健脾胃；茯苓渗湿；五味子生津敛汗；麝香芳香走窜，斩关直入，助参附姜桂以速奏殊功。诸味合之，功效回阳救逆，益气生脉。《成方切用·祛寒门》曰："寒中三阴，阴盛则阳微，故以附子姜桂辛热之药，祛其阴寒，而以六君温补之药，助其阳气，五味合人参，可以生脉，加麝香者，通其窍也。"本方适用于胸痹心痛阴寒内盛，阳气衰微而见四肢厥冷之主候。何秀山曰："此为回阳固脱，益气生脉之第一良方。"

6. **随症加减** 喘急不得卧，为肾不纳气，酌加黑锡丹；脾阳亦虚者，加椒目、升麻、干姜。肺肾阴阳俱虚者，加五味子、蛤蚧尾；心神不宁并有瘀斑、唇绀、脉沉细涩，加丹参、朱砂、琥珀、沉香；呕吐涎沫或少腹痛，加盐炒吴茱萸；无脉者，加猪胆汁一匙呕吐不止者，加姜汁。

二、参考方

1. **细辛散**（《备急千金要方》） 治胸痹达背痛。细辛3克，枳实9克，瓜蒌15～20克，生地黄9克，白术9克，桂心3克，茯苓9克，甘草3克，酒服。（方解：细辛辛温入心，散寒止痛，枳实行气消痞；瓜蒌宽胸散结；生地黄甘寒入心，滋阴凉血；白术、茯苓健脾益心气，桂心温中补阳，散寒止痛；甘草调和诸药，补中益气。诸味合之，温散胸中阴寒，使胸痹达背之痛缓解）。本方用于胸痹心痛彻背，背痛彻心者适合。

2. **前胡散**（《备急千金要方》） 治胸中逆气，心痛彻背，少气不食。前胡、茯苓、白术、白芍桂心、当归、半夏、吴茱萸、麦冬、大枣、羊脂。（方解：前胡降气化痰，解胸中痞气；茯苓、白术健脾渗湿；白芍补血，益肝脾真阴，而收摄脾气之散乱；桂心温中补阳，散寒止痛；当归养血和血补阴；半夏降逆止呕，宽中消痞，下气散结；吴茱萸温中止痛，理气止呕；麦冬主心腹结气，伤中伤饱，胃络脉细；大枣补脾和胃，益气生津；羊脂补虚润燥。诸味合之温降胸中逆气，以止痛。）本方用于胸痹逆气，心痛彻背者适合。

3. **治中汤**（《备急千金要方》） 治胸中满，噎塞。人参5～10克，白术9克，甘草3克，干姜3克，青陈皮各6克。（方解：人参补气益脾，白术健脾燥湿，甘草和中补土，干姜温中散寒，青陈皮理气散结化滞。《张氏医通》曰："胸中幅幅，如满噎塞，习习如痒，喉中涩燥，唾沫，橘皮枳实生姜汤不应，用治中汤。"）本方用于胸痹心痛中满气结者适合。

4. **下气汤**（《备急千金要方》） 治胸腹闭满，上气喘息。杏仁9克，槟榔5～9克。（方解：杏仁润肺降气，槟榔利气，疗胸腹胀。）本方应用于胸痹腹满，上气喘息者适合。

5. **三甲养心汤**（《中医心病证治》） 治胸痹心痛心阴不足者。（方解：牡蛎养阴收敛，固涩潜阳；龟甲、鳖甲滋阴潜阳，散结通脉；丹参活血祛瘀，养血凉血；麦冬养阴生津，寄生养血通络，益血脉，制首乌益精血；女贞子、百合、墨旱莲、玄参养阴生精，补气升阳；竹茹甘微寒，疗惊悸怔忡，心烦躁乱。）本方对胸痹心痛，阴虚内热灼营者适合。

6. **附陈杏姜汤**（验方） 治胸痹心痛之痰浊阻络。（方解：附子辛热，散寒止痛，陈皮理气健脾，燥湿化痰；杏仁降气行痰；生姜温中散寒。）本方用于胸痹心痛痰湿阻络之证。

7. **冠心二号**（验方） 治胸痹心痛之气滞血瘀者。（方解：川芎活血行气止痛，丹参活血祛瘀，赤芍活血行滞，红花活血祛瘀，降香行瘀止痛。本方为活血而不破血，行气而不破气。）适用于胸痹心痛气滞血瘀者。

8. **四逆汤**（《伤寒论》） 治胸痹心痛之心阳欲脱者。

9. **救脱汤**（《类证治裁》） 治胸痹心痛之心阳欲脱之证。（方解：附片大辛大热，温阳散寒，人参补元气，黄芪补气固表；熟地黄主补血气，补益真阴，五味子生津敛汗，麦冬养阴生津。方由参附汤、生脉散，加熟地黄、黄芪而成，回阳、益气、救脱。）适用于胸痹，心痛，心阳欲脱者。

10. **膈下逐瘀汤**（《医林改错》） 治胸痹心痛气血瘀阻者。（方解：方中当归、川芎、赤芍养血活血，牡丹皮清热凉血，活血化瘀；桃仁、红花、五灵脂破血逐瘀，配香附、乌药、枳壳、延胡索行气止痛，且增强逐瘀之力，甘草调和诸药，）本方适用于胸痹心痛气滞血瘀者。

三、文献别录

《灵枢·厥病》篇："厥心痛，与背相控，善瘛，如从后触其心，伛偻者，肾心痛也。"

《素问·举痛论》："寒气客于五脏，厥逆上泄，阴气竭，阳气未入，故卒然痛，死不知人，气复返则生矣。"

《脉经》："短而数，心痛心烦，寸口沉，胸中痛引背。吴上沉，心痛，上吞酸。寸口伏，胸中有逆气。寸口滑，胸满逆。"

《圣济总录》："心痛诸候，皆由邪气客于手心主之脉。盖少阴心之经，五脏六腑君主之官也。将神所舍，诸阳所合。其脏坚固，邪气未易以伤。是以诸邪在心，多在包络者，心主之脉也。其候不一，有寒气卒客于脏腑，发卒痛者；有阳虚阴厥，痛引喉者；有心背相引，善瘛伛偻者；有腹胀归于心而心痛甚者；有急痛如针锥所刺者；有其色苍苍，终日不得太息者；有卧从心间痛，作愈甚者；有发作种聚，往来上下，痛有休止者。或因于饮食，或从于外风，中脏既虚，邪气客之，痞而不散。宜通而塞。故为痛也。君主真心不痛，苦痛即实气相搏，手足厥冷，非治药之所及，不可不辨也。"

《仁斋直指方》："夫心为五官之主，百骸之所以听命者也，心之正经，果为风冷邪气所干，果为气血痰水所犯，则其痛掣背胀胁，胸烦咽干，两目赤黄，手足具青至节。朝发而暮殂矣。然心之包络，与胃口相应，往往脾痛连心，或阳虚阴厥。亦令心下急痛。或他脏之邪，亦有客乘于心者，是则心之别脉受焉，如所谓九种心痛皆是也。"

《医学正传》："有真心痛者，大寒触犯心君，又曰污血冲心。医者宜区别诸证而治之，无有不理也。"

《丹台玉案》："平素原无心痛之疾，卒然大痛无声，面青气冷，咬牙嗫齿，手足如冰冷者，乃真心痛也。"

《证治准绳》："心痛者，手足厥逆而痛，身冷汗出，便溺清利或大便利而不渴，气微力弱，急以术附汤温之，寒厥暴痛，非久病也，朝发暮死，急当救之，是知久病无寒暴病非热也。"

《医门法律》："胸痹总因阳虚，故阴得乘之。"

《张氏医通》："千金治胸痹达背痛，用细辛散。胸中逆气，心痛彻背，少气不食，用前胡汤。胸中幅幅如满，噎塞羽羽如痒，喉中涩燥唾沫，服橘皮枳实生姜汤。不应用治中汤，胸痹腹背闭满，上气喘息，用下气汤。胸背疼痛。用熨背散，足补金匮之未逮。"

《类证治裁》："胸痹胸中阳微不运，久则阴乘阳位而为痹结也。其症胸满喘息，短气不利，痛引心背。由胸中阳气不舒，浊阴得以上逆，而阻其升降，甚则气结咳唾，胸痛彻痛，夫诸阳受气于胸中，必胸次空旷，而后清气转运，布息展舒。胸痹之脉，阳微阴弦，阳微知在上焦，阴弦则为心痛，此金匮千金均以通阳主治也。"

《医醇賸义·真心痛》："真心痛者，水来克火，寒邪直犯君主，脘痛呕吐，身冷，手足青至节，甚则旦发夕死，茯苓四逆汤主之。"

《医醇賸义·厥心痛》："厥心痛者，中寒发厥而心痛也，虽在包络，然已是心之外府，故手足厥逆，身冷汗出，便溺清利，甚亦朝发夕死。"

《王庆其医案医话集·治真心痛经验》："听任继学先生介绍治疗真心痛经验：急性心肌梗死，病本在心，标在五脏；病因，情志、饮食、风寒；三气杂至，合而为病；病机，瘀、痰、热。治疗基本方：归尾（白酒洗）、川芎、金银花、土鳖虫。加减：手足厥冷加附子；疼痛加香樟梅皮粉（串雅内编·心痛门）；气滞加香附、郁金、檀香；寒滞加川椒、附子、干姜；妇人加仙茅、淫羊藿；补气阴加黄芪（上焦水炙、中焦蜜炙）、麦冬（30~40克，脾虚用炒），也可补阴中加肉桂或桂枝；气虚加党参或生晒参。心动过缓加麻黄、细辛、鹿角。急性期缓解后调理：命门火衰用右归饮，中气不足用补中益气汤；肝郁不舒用逍遥散。高血压用吴茱萸、青葙子泡脚；心痛用失笑散外敷心俞穴。食疗：千金鲤鱼汤、当归生姜羊肉汤等。转归：急性心梗3~7天是关键，大面积心梗者2小时服1次药，9天可下地，动静结合。"

（郭琪钰）

第七章

肺系病证

第一节 感冒

一、概述

感冒是由卫表不和引起，以鼻塞、流涕、喷嚏、咳嗽、头痛、恶寒、发热、全身不适等为主要临床表现的外感疾病。

感冒又有伤风、冒风、伤寒、冒寒、重伤风等名称。

"感冒"一词首见于北宋《仁斋直指方·诸风》，此后历代医家沿用此名。隋代《诸病源候论》所指的"时气病"之类，应包含有"时行感冒"。

《内经》认识到感冒主要是外感风邪所致，《素问·骨空论》："风从外入，令人振寒，汗出，头痛，身重，恶寒。"汉代《伤寒论》已经论述了寒邪所致感冒。《诸病源候论·风热候》指出："风热之气，先伤皮毛，乃入于肺也……其状使人恶风寒战，目欲脱，涕唾出……有青黄脓涕"，已经认识到风热病邪可引起感冒并较准确地描述其临床症候。清代不少医家已认识到本病与感受时行疫毒有关，《类证治裁·伤风》就有"时行感冒"之名。

汉代张仲景《伤寒论》所列桂枝汤、麻黄汤为感冒风寒轻重两类证候的治疗作了示范。

金元时期《丹溪心法·伤风》明确指出本病病位在肺，治疗"宜辛温或辛凉之剂散之"。明代《万病回春·伤寒附伤风》说："四时感冒风寒者宜解表也。"

清代《证治汇补·伤风》等对虚人感冒有了进一步认识，提出扶正祛邪的治疗原则。

二、病因病机

病机关键：卫表不和。

1. 外感风邪，时行疫毒　风邪或时行疫毒，从皮毛或口鼻侵犯人体，使卫表不和而发病。风邪虽为六淫之首，但在不同季节，往往随时气而入侵。临床上以冬、春两季发病率较高，故以夹寒、夹热为多见。疫毒指一种为害甚烈的异气，或称疫疠之气，是具有较强传染性的邪气，即指时行疫毒之邪。人感时行疫毒而病感冒则为时行感冒。由此可见，外感风邪是感冒的主要原因，但风邪多合时气或时行疫毒伤人为病。

2. 正气虚弱，卫表不和　人体感冒，除因邪气盛外，总是与人体的正气失调有关。由于正气素虚，或素有肺系疾病，不能调节肺卫而感受外邪。即使体质素健，若因生活起居不慎，如疲劳、饥饿而机体功能下降，或因汗出裹衣，或餐凉露宿、冒风沐雨或气候变化时未及时加减衣服等，正气失调，腠理不密，邪气得以乘虚而入。

总之，风性轻扬，即"伤于风者，上先受之"。肺为脏腑之华盖，其位最高，开窍于鼻，职司呼吸，外主皮毛，其性娇气，不耐邪侵，故外邪从口鼻、皮毛入侵，肺卫首当其冲。感冒病位在肺卫，主要在卫表，其基本病机是外邪影响肺卫功能失调，导致卫表不和，肺失宣肃，尤以卫表不和为主要方面。

三、诊断与鉴别

（一）诊断

1. 病史　四季皆有，以冬春季为多见，气候突然变化，有伤风受凉、淋雨冒风的经过，或时行感冒正流行之际；起病较急，病程较短，病程 3～7 天，普通感冒一般不传变。

2. 证候　典型的肺卫症状，初起鼻咽部痒而不适，鼻塞，流涕，喷嚏，语声重浊或声嘶，恶风，恶寒，头痛等。继而发热，咳嗽，咽痛，肢节酸重不适等。部分患者病及脾胃，而兼有胸闷、恶心、呕吐，食欲减退，大便稀溏等症。时行感冒呈流行性发病，多人同时发病，迅速蔓延。可有咽部充血，扁桃体肿大。

3. 理化检查　血常规、胸部 X 线检查。

（二）鉴别诊断

1. 风温　二者均有发热，风温早期更与风热感冒相似。但感冒一般病情轻微，发热不高或不发热，病势少有传变，服解表药后多能汗出热退，病程较短，四时可发；而风温其病情较重，必有发热，甚至高热寒战，服解表药后热虽暂减，但旋即又起，多有传变，由卫而气，入营入血，甚则神昏、谵妄、惊厥等，有明显季节性。

2. 鼻渊　二者均可见鼻塞流涕，或伴头痛等症。但鼻渊多流浊涕腥臭，眉额骨处胀痛、压痛明显，一般无恶寒发热，病程漫长，反复发作；而感冒一般多流清涕，并无腥臭味，寒热表证明显，头痛范围不限于前额或眉骨处，病程短，治疗后症状很快消失。

四、辨证论治

（一）辨证要点

1. 辨风寒感冒与风热感冒　感冒常以风邪夹寒、夹热而发病，因此临床上应首先分清风寒、风热两证。二者均有恶寒、发热、鼻塞、流涕、头身疼痛等症，但风寒证多见恶寒重发热轻，无汗，有时无汗恶寒，可伴高热，头身疼痛不适症状明显，鼻流清涕，口不渴，舌苔薄白，脉浮或浮紧；风热证发热重恶寒轻，有汗，鼻流浊涕，口渴，舌苔薄黄，脉浮数。

2. 辨普通感冒与时行感冒　普通感冒呈散发性发病，肺卫症状明显，但病情较轻，全身症状不重，少有传变；时行感冒呈流行性发病，传染性强，肺系症状较轻而全身症状显著，症状较重，且可以发生传变，入里化热，合并他病。

3. 辨常人感冒与虚人感冒　普通人感冒后，症状较明显，但易康复。平素体虚之人感冒之后，缠绵不已，经久不愈或反复感冒。在临床上还应区分是气虚还是阴虚。气虚感冒，兼有倦怠乏力，气短懒言，身痛无汗，或恶寒甚，咳嗽无力，脉浮弱等症。阴虚感冒，兼有身微热，手足心发热，心烦口干，少汗，干咳少痰，舌红，脉细数。

（二）治疗原则

感冒，邪在肺卫，治疗当因势利导，从表而解，以解表达邪为原则。解表之法应根据所感外邪寒热暑湿的不同，而分别选用辛温、辛凉、清暑解法。时行感冒的病邪以时行疫毒为主，解表达邪又很重视清热解毒。虚人感冒应扶正祛邪，不可专事发散，以免过汗伤正。病邪累及胃肠者，又应辅以化湿、和胃、理气等法治疗，照顾其兼证。

（三）分证论治

1. 风寒感冒

证候：恶寒重，发热轻，无汗，头痛，肢节酸痛，鼻塞声重，时流清涕，喉痒，咳嗽，咳痰稀薄色白，舌苔薄白，脉浮或浮紧。

病机：风寒外袭，肺气失宣，故咳嗽，咳痰清稀色白；肺气失宣，窍道不利，故鼻塞声重，流清涕，咽痒；风寒之邪外束肌表，卫阳被郁，故见恶寒发热，无汗；清阳不展，络脉失和，则头痛，肢节酸痛；寒为阴邪，故口不渴或喜热饮；苔薄白而润，脉浮紧，俱为表寒之象。

治法：辛温解表，宣肺散寒。

方药：荆防败毒散。

加减：风寒重，恶寒明显，加麻黄、桂枝；头痛，加白芷；项背强痛，加葛根；风寒夹湿，身热不扬，身重苔腻，脉濡，用羌活胜湿汤加减；风寒兼气滞，胸闷呕恶，用香苏散加减。

2. 风热感冒

证候：发热，微恶风寒，或有汗，鼻塞，喷嚏，流稠涕，头痛，咽喉疼痛，咳嗽痰稠，舌苔薄黄，脉浮数。

病机：风热犯表，热郁肌腠，卫表不和，故身热，微恶风寒，汗出不畅；风热上扰，则见头胀痛；风热之邪熏蒸清道，则咽喉肿痛，咽燥口渴，鼻流黄涕；风热犯肺，肺失清肃，则咳嗽，痰黄黏稠；舌苔薄黄，脉浮数，为风热侵于肺卫之征。

治法：辛凉解表，宣肺清热。

方药：银翘散。

加减：发热甚，加黄芩、石膏、大青叶；头痛重，加桑叶、菊花、蔓荆子；咽喉肿痛，加板蓝根、玄参；咳嗽痰黄，加黄芩、知母、浙贝母、杏仁、瓜蒌皮；口渴重，重用芦根，加花粉、知母。

时行感冒，呈流行性发生，寒战高热，全身酸痛，酸软无力，或有化热传变之势，重在清热解毒，方中加大青叶、板蓝根、蚤休、贯众、生石膏等。

3. 暑湿感冒

证候：发生于夏季，面垢身热汗出，但汗出不畅，身热不扬，身重倦怠，头昏重痛，或有鼻塞流涕，咳嗽痰黄，胸闷欲呕，小便短赤，舌苔黄腻，脉濡数。

病机：夏季感冒，感受当令暑邪，暑多夹湿，每多湿热并重，暑湿伤表，卫表不和，故发热，汗出热不解；暑湿犯肺，肺气不清，窍道不利，故鼻塞流浊涕；暑湿夹湿上犯，则面垢，头昏重胀痛；暑热内扰，热盛津伤，则心烦口渴，小便短赤；暑湿阻滞，气机不展，故身重倦怠，胸闷泛恶；舌苔黄腻，脉濡数为暑热夹湿之象。

治法：清暑祛湿解表。

方约：新加香薷饮。

加减：暑热偏盛，加黄连、青蒿、鲜荷叶、鲜芦根；湿困卫表，身重少汗恶风，加藿香、佩兰；小便短赤，加六一散、赤茯苓。

4. 体虚感冒

（1）气虚感冒

证候：素体气虚，易反复感冒，恶寒，发热，热势不高，鼻塞流涕，头痛，汗出，倦怠乏力，气短，咳嗽咳痰无力，舌质淡苔薄白，脉浮无力。

病机：老年人多病者，气虚则卫表不密，故恶风，易汗出；腠理不固，易受邪侵，风寒外袭，卫表不和，故恶寒发热，头痛鼻塞；气虚腠理不固，易受邪侵，故反复发作，稍有不慎即易感冒；肺气失宣，则咳嗽，咳痰无力；素体气虚体弱，故见倦怠无力，气短；舌质淡苔薄白，脉浮无力为气虚邪在卫表之征。

治法：益气解表。

方药：参苏饮。

加减：表虚自汗，加黄芪、白术、防风；表证轻，气虚明显，用补中益气汤。

（2）阴虚感冒

证候：微恶风寒，少汗，身热，手足心热，头昏心烦，口干，干咳少痰，鼻塞流涕，舌红少苔，脉细数。

病机：由于素体阴虚，感受外邪后邪从热化，故见身热头痛，微恶风等证；阴虚生内热，故头晕心悸,手足心热;虚热迫津外泄,则盗汗;虚火上扰,心神不安,故心烦、失眠;肺阴不足,气失宣肃,故干咳少痰;阴虚津少,津不上承,故口干咽燥;舌红少苔,脉细数均为阴虚内热之象。

治法:滋阴解表。

方药:加减葳蕤汤。

加减:阴伤明显,口渴心烦,加沙参、麦冬、黄连、天花粉。

(四) 其他

1. 单验方

(1) 生姜10g,红糖适量,煎水服用。适用于风寒感冒轻证。

(2) 蒲公英、大青叶各30g,草河车15g,薄荷5g(或荆芥10g),水煎服。适用于风热感冒热毒较重者。

(3) 柴胡、炒黄芩、青蒿各15g,大青叶30g,水煎服。适用于感冒身热持续,或发热起伏不退者。

(4) 贯众、紫苏、荆芥各10g,甘草3g,水煎顿服,连服3天。适用于预防冬春季节流行性感冒。

(5) 藿香、佩兰各5g,薄荷2g,煎汤代茶口服。适用于预防夏季暑湿感冒。

2. 中成药

(1) 通宣理肺丸:每次1丸,每日2次口服。适用于风寒感冒。

(2) 感冒退热冲剂:每次1~2袋,每日3次,开水冲饮。适用于风热感冒。

(3) 银翘解毒片:每次4片,每日2~3次。适用于风热感冒。

(4) 正柴胡饮冲剂:每次1袋,每日3次,开水冲服。适用于外感风寒初起。

(5) 藿香正气软胶囊每次2~3粒,每日3次口服。适用于外感风寒,内伤湿滞之头痛昏重、脘腹胀满、呕吐泄泻等症。也可用藿香正气的其他剂型。

(6) 板蓝根冲剂每次1包,每日2~3次口服。适用于风热感冒,发热、咽喉肿烂,以及时行感冒。

(7) 玉屏风滴丸每次1袋,每日3次口服。适用于气虚易感冒患者。

3. 外治法

(1) 刮痧:用边缘光滑的瓷汤匙蘸润滑油(花生油或麻油)刮颈背,颈自风池穴向下,骨从背脊两旁由上而下。刮时要用力均匀,不要太重,防止刮破皮肤,刮到出现紫色出血点为止。感冒周身酸痛者,可以均匀力量反复刮胸背、腋窝、腘窝处至皮肤出现红色斑点或紫色斑片。

(2) 拔火罐:选大椎、身柱、大杼、肺俞,拔罐后留罐15min后起罐,或用闪罐法。适用于风寒感冒。

(3) 刺络拔罐:选大椎、风门、身柱、肺俞,常规消毒后,用三棱针点刺,使其自然出血,待出血颜色转淡后,加火罐于穴位上,留罐10min后起罐,清洁局部并再次消毒针眼。适用于风热感冒。

4. 针灸

(1) 主穴:列缺合谷大椎太阳风池。

配穴:风寒感冒者加风门、肺俞;风热感冒者加曲池、尺泽、鱼际;夹湿者加阴陵泉;夹暑者加委中;体虚感冒者加足三里。鼻塞流涕者加迎香;咽喉疼痛者加少商;全身酸楚者加身柱。

(2) 耳针:选肺、内鼻、屏尖、额,用中强刺激,适用于感冒初期。咽痛加咽喉、扁桃体,毫针刺。

五、辨病思路

(1) 感冒有普通感冒与时行感冒之分,中医感冒与西医学感冒基本相同,普通感冒相当于西医学的普通感冒、上呼吸道感染,时行感冒相当于西医学的流行性感冒。

(2) 反复感冒,引起正气耗散,由实转虚,或在素体亏虚的基础上,反复感邪,以致正气愈亏,而风邪易侵,均可导致本虚标实之证。

(郭琪钰)

第二节 咳嗽

一、概述

咳嗽是指肺气不清，肺失宣肃而上逆，发出咳声或咳吐痰液为主要表现的一种病证。

历代将有声无痰称为咳，有痰无声称为嗽，有痰有声谓之咳嗽。临床上多为痰声并见，很难截然分开，故以咳嗽并称。

《黄帝内经》对咳嗽的成因、症状及证候分类、证候转归及治疗等问题已作了较系统的论述，阐述了气候变化、六气影响及肺可以致咳，如《素问·宣明五气》说："五气所病……肺为咳。"《素问·咳论》更是一篇论述咳嗽的专篇，指出"五脏六腑皆令人咳，非独肺也"。强调了肺脏受邪以及脏腑功能失调均能导致咳嗽的发生。对咳嗽的症状按脏腑进行分类，分为肺咳、心咳、胃咳、膀胱咳等，并指出了证候转归和治疗原则。

汉代张仲景所著《伤寒论》、《金匮要略》不仅拟出了不少治疗咳嗽行之有效的方药，还体现了对咳嗽进行辨证论治的思想。

隋代《诸病源候论·咳嗽候》在《黄帝内经》脏腑咳的基础上，又论述了风咳、寒咳等不同咳嗽的临床证候。唐宋时期，如《备急千金要方》、《外台秘要》、《太平惠民和剂局方》等收集了许多治疗咳嗽的方药。

明代《景岳全书》将咳嗽分为外感、内伤两类，《明医杂著》指出咳嗽"治法须分新久虚实"，至此咳嗽的理论渐趋完善，切合临床实际。

二、病因病机

病机关键：肺气不清。

咳嗽分外感咳嗽与内伤咳嗽，外感咳嗽病因为外感六淫之邪；内伤咳嗽病因为饮食、情志等内伤因素致脏腑功能失调，内生病邪。外感咳嗽与内伤咳嗽，均是病邪引起肺气不清，失于宣肃，迫气上逆而作咳。

1. 外感　由于气候突变或调摄失宜，外感六淫从口鼻或皮毛侵入，使肺气被束，肺失肃降，《河间六书·咳嗽论》谓："寒、暑、湿、燥、风、火六气，皆令人咳嗽"即是此意。风为六淫之首，其他外邪多随风邪侵袭人体，所以外感咳嗽常以风为先导，或夹寒，或夹热，或夹燥，其中尤以风邪夹寒者居多。《景岳全书·咳嗽》说："外感之嗽，必因风寒。"

2. 内伤　内伤病因包括饮食、情志及肺脏自病。饮食不当，嗜烟好酒，内生火热，熏灼肺胃，灼津生痰；或生冷不节，肥甘厚味，损伤脾胃，致痰浊内生，上干于肺，阻塞气道，致肺气上逆而作咳。情志刺激，肝失调达，气郁化火，气火循经上逆犯肺，致肺失肃降而作咳。肺脏自病者，常由肺系疾病日久，迁延不愈，耗气伤阴，肺不能主气，肃降无权而肺气上逆作咳；或肺气虚不能布津而成痰，肺阴虚而虚火灼津为痰，痰浊阻滞，肺气不降而上逆作咳。

《素问·咳论》说："五脏六腑皆令人咳，非独肺也。"说明咳嗽的病变脏腑不限于肺，凡脏腑功能失调影响及肺，皆可为咳嗽病证相关的病变脏腑。但是其他脏腑所致咳嗽皆须通过肺脏，肺为咳嗽的主脏。肺主气，咳嗽的基本病机是内外邪气干肺，肺气不清，肺失宣肃，肺气上逆迫于气道而为咳。

三、诊断与鉴别

（一）诊断

1. 病史　有外感病史或脏腑失调表现。
2. 证候　以咳逆有声，或咳吐痰液为主要临床症状；听诊可闻及两肺野呼吸音增粗，或干湿啰音。
3. 理化检查　血常规、胸部X线、肺CT或肺功能检查。

（二）鉴别诊断

1. 哮病、喘病　共同点是均有咳嗽。哮病和喘病虽然也会兼见咳嗽，但各以哮、喘为其主要临床表现。哮病主要表现为喉中哮鸣有声，呼吸气促困难，甚则喘息不能平卧，发作与缓解均迅速；喘病主要表现为呼吸困难，甚至张口抬肩，鼻翼翕动，不能平卧。

2. 肺胀　二者均有咳嗽症状。但肺胀有久患咳、哮、喘等病证的病史，除咳嗽症状外，还有胸部膨满，喘逆上气，烦躁心慌，甚至颜面紫黯、肢体浮肿等症，病情缠绵，经久难愈。

3. 肺痨　二者均有咳嗽，咳嗽是肺痨的主要症状之一，但尚有咯血、潮热、盗汗、身体消瘦等主要症状，具有传染性，X线胸部检查有助鉴别诊断。

4. 肺癌　二者均有咳嗽，但肺癌常以咳嗽或咯血为主要症状，多发于40岁以上吸烟男性，咳嗽多为刺激性呛咳，病情发展迅速，呈恶病质，一般咳嗽病证不具有这些特点。肺部X线检查及痰细胞学、气管镜检查有助于确诊。

四、辨证论治

（一）辨证要点

1. 辨外感内伤　外感咳嗽，多为新病，起病急，病程短，常伴肺卫表证。内伤咳嗽，多为久病，常反复发作，病程长，可伴见他脏见证。

2. 辨证候虚实　外感咳嗽以风寒、风热、风燥为主，均属实，而内伤咳嗽中的痰湿、痰热、肝火多为邪实正虚，阴津亏耗咳嗽则属虚，或虚中夹实。另外，咳声响亮者多实，咳声低怯者多虚；脉有力者属实，脉无力者属虚。

（二）治疗原则

外感咳嗽，为邪气壅肺，多为实证，故以祛邪利肺为治疗原则，根据邪气为风寒、风热、风燥的不同，应分别采用疏风、散寒、清热、润燥治疗。内伤咳嗽，多属邪实正虚，故以祛邪扶正、标本兼顾为治疗原则，根据病邪为"痰"与"火"，祛邪分别采用祛痰、清火为治，正虚则养阴或益气为宜，又应分清虚实主次处理。

咳嗽的治疗，除直接治肺外，还应从整体出发注意治脾、治肝、治肾等。外感咳嗽一般均忌敛涩留邪，当因势利导，肺气宣畅则咳嗽自止；内伤咳嗽应防宣散伤正，注意调理脏腑，顾护正气。咳嗽是人体祛邪外达的一种病理表现，治疗决不能单纯见咳止咳，必须按照不同的病因分别处理。

（三）分证论治

1. 外感咳嗽

（1）风寒袭肺

证候：咳声重浊，气急，喉痒，咳痰稀薄色白，常伴鼻塞、流清涕、头痛、肢体酸楚、恶寒发热、无汗等表证，舌苔薄白，脉浮或浮紧。

病机：风寒之邪外束肌表，内袭于肺，肺卫失宣，肺气闭郁，不得宣通，故咳嗽声重，气急咽痒；寒邪郁肺，气不布津，凝聚为痰，故痰白清稀；风寒束表，皮毛闭塞，卫阳被郁，故见鼻塞，流清涕，头痛，肢体酸楚，恶寒发热，无汗等风寒表证；舌苔薄白，脉浮或浮紧均为风寒袭肺之象。

治法：疏风散寒，宣肺止咳。

方药：三拗汤合止嗽散。

加减：痒甚，加牛蒡子、蝉蜕；鼻塞声重，加辛夷花、苍耳子；夹痰湿，咳而痰黏，胸闷，苔腻，加半夏、茯苓、厚朴；表证明显，加防风、苏叶；表寒未解，里有郁热，热为寒遏，咳嗽音嘎，气急似喘，痰黏稠，口渴心烦，身热，加生石膏、桑白皮、黄芩。

（2）风热犯肺

证候：咳嗽咳痰不爽，痰黄或稠黏，喉燥咽痛，常伴恶风身热、头痛肢楚、鼻流黄涕、口渴等表热证，舌苔薄黄，脉浮数或浮滑。

病机：风热犯肺，肺失清肃而见咳嗽频剧，气粗或咳声嘶哑；肺热伤津，则见口渴，喉燥咽痛；肺热内郁，蒸液成痰，故咳痰不爽，痰黄或稠黏；风热犯表，卫表不和而见鼻流黄涕，头痛，汗出，四肢酸楚，恶风身热等表热证；舌苔薄黄，脉浮数或浮滑，均为风热犯肺之征。

治法：疏风清热，宣肺止咳。

方药：桑菊饮。

加减：咳嗽甚，加前胡、瓜蒌、枇杷叶、浙贝；表热甚，加银花、荆芥、防风；咽喉疼痛，声音嘎哑，加射干、牛蒡子、山豆根、板蓝根；痰黄稠，肺热甚，加黄芩、知母、石膏；鼻衄或痰中带血，加白茅根、生地；咽燥口干，加沙参、麦冬；夏令暑湿，加六一散、鲜荷叶。

（3）风燥伤肺

证候：喉痒干咳，无痰或痰少而黏连成丝，咳痰不爽，或痰中带有血丝，咽喉干痛，唇鼻干燥，口干，常伴鼻塞，头痛，微寒，身热等表证，舌质红干而少津，苔薄白或薄黄，脉浮。

病机：风燥犯肺，肺失清肃故见干咳作呛；燥热灼津则咽喉口鼻干燥，痰黏不易咯吐；燥热伤肺，肺络受损，则痰中夹血；本病多发于秋季，乃燥邪与风热并见的温燥证，故见风燥外客，卫气不和的表证；舌质红干而少津，苔薄白或薄黄，脉浮，均为温燥伤肺的表现。

治法：疏风清肺，润燥止咳。

方药：桑杏汤。

加减：表证较重，加薄荷、荆芥；津伤较甚，加麦冬、玉竹；肺热重，加生石膏、知母；痰中带血丝，加生地、白茅根。

干咳而少痰或无痰，咽干鼻燥，兼有恶寒发热，头痛无汗，舌苔薄白而干，用杏苏散加减；

恶寒甚、无汗，加荆芥、防风。

2. 内伤咳嗽

（1）痰湿蕴肺

证候：咳嗽反复发作，尤以晨起咳甚，咳声重浊，痰多，痰黏腻或稠厚成块，色白或带灰色，胸闷气憋，痰出则咳缓、憋闷减轻，常伴体倦，脘痞，腹胀，大便时溏，舌苔白腻，脉濡滑。

病机：痰湿蕴肺，肺失宣降，故咳嗽痰多，咳声重浊，痰黏腻或稠厚成块，色白或带灰色；晨间痰壅，故咳痰尤甚，痰出则咳缓、憋闷减轻；湿痰中阻，脾为湿困，故见胸闷，体倦，脘痞，腹胀，大便时溏等症；舌苔白腻，脉濡滑，为痰湿内盛之象。

治法：燥湿化痰，理气止咳。

方药：二陈汤合三子养亲汤。

加减：肺气不宣，加桔梗、杏仁、枳壳；胸闷脘痞，加苍术、厚朴；寒痰较重，痰黏白如泡沫，怯寒背冷，加干姜、细辛；脾虚证候明显，加党参、白术；有表寒，加紫苏、荆芥、防风；病情平稳后可服六君子汤加减调理。

（2）痰热郁肺

证候：咳嗽气息急促，或喉中有痰声，痰多稠黏或为黄痰，咳吐不爽，或痰有热腥味，或咳吐血痰，胸胁胀满，或咳引胸痛，面赤，或有身热，口干欲饮，舌苔薄黄腻，舌质红，脉滑数。

病机：痰热壅阻肺气，肺失清肃，故咳嗽气息粗促，痰多稠黏或为黄痰，咳吐不爽；痰热郁蒸，则痰有腥味；热伤肺络，故咳吐血痰，胸胁胀满，或咳引胸痛；肺热内郁，则有身热，口干欲饮；舌苔薄黄腻，舌质红，脉滑数，均为痰热壅肺之征。

治法：清热肃肺，化痰止咳。

方药：清金化痰汤。

加减：痰黄如脓或有热腥味，加鱼腥草、金荞麦根、象贝母、冬瓜仁等；便秘，加葶苈子、风化硝；咳痰不爽，加北沙参、麦冬、天花粉。

（3）肝火犯肺

证候：上气咳逆阵作，咳时面赤，常感痰滞咽喉，咳之难出，量少质黏，或痰如絮状，咳引胸胁胀痛，咽干口苦，症状可随情绪波动而增减，舌红或舌边尖红，舌苔薄黄少津，脉弦数。

病机：肝失调达，郁结化火，上逆侮肺，肺失宣肃以致气逆作咳，咳则连声；肝火上炎，故咳时面红，咽干口苦；木火刑金，炼液成痰，肺热津亏，则痰黏或痰如絮状，难以咳出；胁肋为肝经循行的区域，故咳引胸胁胀痛；舌红或舌边尖红，舌苔薄黄少津，脉弦数，皆为肝火肺热之征。

治法：清肝泻火，化痰止咳。

方药：黛蛤散合黄芩泻白散。

加减：火旺，加山栀、丹皮；胸闷气逆，加葶苈子、瓜蒌、枳壳；咳引胁痛，加郁金、丝瓜络；痰黏难咯，加海浮石、浙贝母、冬瓜仁；咽燥口干，咳嗽日久不减，加北沙参、百合、麦冬、天花粉、诃子。

（4）肺阴亏耗

证候：干咳，咳声短促，痰少黏白，或痰中带血丝，或声音逐渐嘶哑，口干咽燥，常伴有午后潮热，手足心热，夜寐盗汗，口干，舌质红少苔，或舌上少津，脉细数。

病机：肺阴不足，虚火内灼，肺失滋润，肃降无权，肺气上逆，则干咳，咳声短促；虚火灼津为痰，肺损络伤，故痰少黏白，或痰中带血丝；阴虚肺燥，津液不能濡润上承，则咳声逐渐嘶哑，口干咽燥；阴虚火旺，故午后潮热，手足心热，颧红，夜寐盗汗；阴精不能充养而致形瘦神疲；舌质红少苔，或舌上少津，脉细数，为肺阴亏虚，阴虚内热之征。

治法：滋阴润肺，化痰止咳。

方药：沙参麦冬汤。

加减：久热久咳，用桑白皮易桑叶，加地骨皮；咳剧，加川贝母、杏仁、百部；咳而气促，加五味子、诃子；咳吐黄痰，加海蛤粉、知母、瓜蒌、竹茹、黄芩；痰中带血，加山栀、丹皮、白茅根、白及、藕节；低热，潮热骨蒸，加功劳叶、银柴胡、青蒿、白薇；盗汗，加糯稻根须、浮小麦。

（四）其他

1. 单验方

（1）川贝母3g，白梨2个，白冰糖适量，水煎服用。适用于燥热咳嗽。

（2）蚕茧2个剪碎，用棉籽油30g炸焦后，打入鸡蛋1个，炒热，1次吃完，每日1次。适用于慢性咳嗽。

（3）生梨1个，洗净连皮切碎，加冰糖炖水服；或用大生梨1个，切去盖，挖去心，加入川贝母3g，仍旧盖上，以竹签插定，放碗内隔水蒸2h，喝汤吃梨，每日1个。适用于肺燥咳嗽，痰量少，咳痰不爽者。

（4）佛耳草、苏子、莱菔子各6g，煎服。适用于咳嗽痰浊壅盛证。

（5）桑皮、枇杷叶各12g，煎服。适用于咳嗽痰热证。

（6）矮地茶30g，每日1次，服20~30天。适用于咳嗽肺热证。

2. 中成药

（1）二冬膏每次9~15g，每日2次口服。适用于咳嗽阴虚证。

（2）二陈丸每次9~15g，每日2次口服。适用于咳嗽痰湿停滞证。

（3）川贝枇杷糖浆每次10mL，每日3次口服。适用于感冒、咳嗽风热犯肺，内郁化火证。

（4）止嗽定喘口服液每次10mL，每日2~3次口服，儿童酌减。适用于咳嗽表寒里热证。

（5）蛇胆川贝散每次0.3~0.6g，每日2~3次口服。适用于咳嗽肺热痰多证。

（6）蛇胆陈皮口服液每次10mL，每日2~3次口服。适用于咳嗽痰热证。

（7）清肺消炎丸1袋，每日2~3次口服，适用于咳嗽痰热阻肺证。

3. 外治法

（1）石白散（熏洗法）：石菖蒲、麻黄、生姜、葱白、艾叶各适量。上药共研粗末，入锅内炒热后，用纱布包裹备用。取药袋趁热在胸背上，由上而下，反复热熨。凉后再炒用，每次热熨10~15min。每日1次。适用于咳嗽，兼有喘促者。

（2）药蛋熨法：半夏、苍术、麻黄各25g，鸡蛋（连壳）1枚。将药放入砂锅内，加清水适量（水超出药面1cm），入鸡蛋，以文火煎沸15min，待药性深入鸡蛋后取出鸡蛋备用。趁热取鸡蛋搌熨背部的心俞、肺俞及足部涌泉双侧穴位。蛋凉再入药液中煮之再熨，每次热熨10～15min，每日1～2次。适用于咳嗽肺气上逆证。

（3）熏洗法：款冬花（适量）。蛋拌、晾干，将药放入有嘴壶中点燃烧之，吹熄盖住壶口，备用。将壶嘴对准患者口咽吸之。若胸中发闷，抬起头，以指掩盖嘴，稍定再吸咽之，每次吸3～5min，每日1次。适用于慢性咳嗽（久嗽）。

4. 针灸

（1）外感咳嗽

主穴：列缺、合谷、肺俞。

配穴：风寒加风门、太渊；风热加大椎、曲池；咽喉痛加少商放血；急性支气管炎加大椎、风门、足三里；肺炎加大椎、身柱、膻中；支气管扩张加尺泽、鱼际、孔最。

（2）内伤咳嗽

主穴：肺俞、太渊、三阴交。

配穴：痰湿阻肺加丰隆、阴陵泉；肝火灼肺加行间；肺阴亏虚加膏肓；咯血加孔最；上呼吸道感染加尺泽、鱼际；慢性支气管炎加身柱、膏肓、足三里；肺结核加尺泽、膏肓、百劳。

（3）穴位贴敷法

选肺俞、定喘、风门、膻中、丰隆。用白附子16%、洋金花48%、川椒33%、樟脑3%制成粉剂。将药粉少许置穴位上，用胶布贴敷，每3～4日更换一次，最好在三伏天应用。亦可用白芥子、甘遂、细辛、丁香、苍术、川芎各等量，研成细粉，加入基质，调成糊状，制成直径1cm圆饼，贴在穴位上，用胶布固定，每3日更换1次，5次为1个疗程。

（4）穴位注射法

选定喘、大杼、风门、肺俞，用维生素B_1 100mg注射液或胎盘注射液，每次以1～2穴，每穴注入药液0.5mL，选穴由上而下依次轮换。隔日1次。本法用于慢性咳嗽。

五、辨病思路

（1）咳嗽既是独立性的病证，又是肺系多种病证的一个症状。本节是讨论以咳嗽为主要临床表现的一类病证。西医学的上呼吸道感染、支气管炎、支气管扩张、肺炎等以咳嗽为主症者可参考本病证进行辨证论治，其他疾病兼见咳嗽者，可与本病证联系互参。

（2）咳嗽是许多肺系疾患所共有的症状，但作为中医病证之一的咳嗽，应着重与肺痨、肺胀、喘证、哮证、肺癌等病证相鉴别。

（3）外感咳嗽与内伤咳嗽可相互影响为病，病久则邪实转为正虚。外感咳嗽如迁延失治，邪伤肺气，更易反复感邪，而致咳嗽屡作，转为内伤咳嗽；肺脏有病，卫外不固，易受外邪引发或加重，特别在气候变化时尤为明显。久则从实转虚，肺脏虚弱，阴伤气耗。由此可知，咳嗽虽有外感、内伤之分，但有时两者又可互为因果。

（郭琪钰）

第三节 肺痈

一、概述

肺痈是肺叶生疮，形成脓肿的一种病证，属内痈之一。其临床特征为发热、咳嗽、胸痛、咯吐腥臭脓血浊痰。

现代医学所指的多种原因引起的肺组织化脓症，如肺脓肿、化脓性肺炎、肺坏疽，以及支气管扩张继发感染等疾病，均可参照本篇辨证论治，其中，肺脓肿的临床表现与肺痈更为贴近。

二、临床表现

发病多急，常突发高热，咳嗽胸痛，初期咳少量黏液痰，溃脓期即病后10天左右，咯吐多量黄绿色脓痰或脓血痰，气味腥臭。并多伴有精神不振、乏力、食欲减退等全身感染中毒症状。

三、鉴别诊断

肺痈应注意与下列病证作鉴别。

1. 风温　由于肺痈初期与风温极为类似，故应注意区别。风温起病多急，以发热、咳嗽、烦渴，或伴气急胸痛为特征，与肺痈初期颇难鉴别。但肺痈之振寒、咳吐浊痰明显，喉中有腥味。风温经正确及时治疗后，多在气分解除，如经一周后身热不退，或热退而复升，应进一步考虑肺痈之可能。

2. 痰饮　痰饮咳嗽见弛有咳逆倚息，咳痰量多等症，易与肺痈相混，但痰饮咳嗽起病较缓，痰量虽多，然无腥臭脓痰，亦非痰血相兼，且痰饮咳嗽的热势不如肺痈亢盛。

3. 肺痿　肺痿、肺痈同属肺部疾患，症状也有相似之处，两者虽同为肺中有热，但肺痈为风热犯肺，热壅血瘀，肺叶生疮，病程短而发病急，形体多实，消瘦不甚，咳吐脓血腥臭，脉数实；肺痿为气阴亏损，虚热内灼，或肺气虚冷，以致肺叶萎缩不用，病程长而发病缓，形体多虚，肌肉消瘦，咳垂涎沫，脉数虚。两者一实一虚，显然有别。《金匮要略心典》："肺痿、肺痈二证虽同，惟胸中痛，脉滑数，唾脓血，则肺痈所独也。比而论之，痿者萎也，如草木之萎而不荣，为津烁而肺焦也，痈者壅也，如土之壅物而不通，为热聚而肺痈也。故其脉有虚实不同，而其数则一也。"若肺痈久延不愈，误治失治，痰热壅结二焦，熏灼肺阴，可转成肺痿。《外科正宗》："久嗽劳伤，咳吐痰血，寒热往来，形体消削，咳吐瘀脓，声哑咽痛，其候传为肺痿。"

4. 肺疽　《外科精义》："其肺疮之候，口干喘满，咽燥而渴，甚则四肢微肿，咳嗽脓血，或腥臭浊沫，胸中隐隐微痛者，肺疽也。"即把肺痈亦称之谓肺疽。因此，肺痈、肺疮、肺疽有时可视为一义。然《中国医学大辞典》："肺疽：①此证生于紫宫、玉堂二穴，属仃脉之经，十日可刺，脓水黄白色者可治，如无脓或渐大旁攻，上硬下虚，自破流水不绝，咳唾引痛者，不治。②因饮酒或食辛热之物而吐血者之称。治详伤酒吐血条。"即把位于紫宫、玉堂穴之疮疡和伤酒或食辛热饮食物所致之吐血亦称之谓肺疽，与称谓肺疽之肺痈，当不难区别。

四、辨证论治

（一）辨证要点

1. 掌握病性　本病为热毒瘀结于肺，成痈酿脓，故发病急，病程短，属于邪盛证实。临床以实热证候为主要表现。

2. 辨别病期　根据病程的先后不同阶段和临床表现，辨证可分为初期、成痈期、溃脓期、恢复期以作为分证的依据。

（二）分证论治

1. 初期

主症：恶寒、发热、咳嗽、胸痛、咳则痛甚、呼吸不利、咳白色黏沫痰，痰量日渐增多，口干鼻燥。舌苔薄黄或薄白，脉象浮数而滑。

治法：疏风散热，宣肺化痰。

方药：银翘散加减。

金银花18g，连翘15g，芦根20g，竹叶10g，荆芥10g，薄荷6g（后下），瓜蒌仁15g，鱼腥草30g，甘草6g。水煎服。

头痛者，可加菊花、桑叶、蔓荆子等以疏风热，清头目；内热转甚者，可加石膏、炒黄芩以清肺热，或可加鱼腥草以加强清热解毒之力；咳甚痰多者，可加杏仁、桑白皮、冬瓜子、枇杷叶、贝母以化痰止咳；胸痛呼吸不利，可加瓜蒌皮、广郁金、桃仁以活血通络，化瘀止痛；喘甚者，可加用麻杏石甘汤以清肺平喘。

2. 成痈期

主症：身热转甚，时时振寒，继则壮热不退，汗出烦躁，咳嗽气急，胸满作痛，转侧不利，咳吐黄稠脓痰，气味腥臭，口干咽燥。舌质红苔黄腻；脉滑数或洪数。

治法：清热解毒，化瘀散结，泄肺逐痰。

方药：苇茎汤合如金解毒散加减。

苇茎30g，冬瓜仁20g，薏苡仁20g，桃仁12g，桔梗12g，黄芩12g，黄连10g，栀子10g，鱼腥草30g，红藤30g，蒲公英20g，瓜蒌仁18g，甘草6g。水煎服。

咳痰黄稠，酌配桑白皮、瓜蒌、射干、竹茹等清化之品；咳而喘满，咳痰稠浊量多，不得卧者，合葶苈大枣泻肺汤泄肺逐痰；咯脓浊痰，腥臭味严重者，可合用犀黄丸；胸痛甚者，可加乳香、没药、郁金、赤芍药、丹参等活血散结，通络定痛；烦渴甚者，可加石膏、知母、天花粉清热保津；便秘者，可加大黄、枳实荡涤积热。

3. 溃脓期

主症：咳吐大量脓痰，或如米粥，或痰血相兼，腥臭异常，有时咯血，胸中烦满而痛，甚则气喘不能平卧，有热面赤，烦渴喜饮。舌质红或绛，苔黄腻，脉象滑数或数实。

治法：清热解毒，化瘀排脓。

方药：加味桔梗汤加减。

桔梗15g，薏苡仁20g，川贝母12g，金银花18g，白及12g，鱼腥草30g，野荞麦根30g，败酱草20g，黄芩12g，甘草6g。水煎服，每日1剂。若咯血者，可加牡丹皮12g，三七末3g，紫珠草30g，藕节20g。伤津者，加沙参15g，麦冬12g，天花粉18g。气虚者，加黄芪18g。

4. 恢复期

主症：身热渐退，咳嗽减轻，咯吐脓血痰日渐减少、臭味亦减，痰液转为清稀，食纳好转，精神渐振；或见胸胁隐痛，难以久卧，短气，自汗盗汗，低热，午后潮热，心烦，口燥咽干，面色不华，形体消瘦，精神萎靡，或见咳嗽，咯血脓血痰日久不净，或痰液一度清稀而复转臭浊，病情时轻时重，迁延不愈。舌质红或淡红，苔黄或薄黄；脉细或细数无力。

治法：益气养阴，润肺化痰，扶正托邪。

方药：沙参麦冬汤加减。

北沙参18g，麦冬15g，玉竹15g，天花粉12g，桑叶12g，桔梗12g，薏苡仁18g，冬瓜仁20g，百合18g，川贝母10g，甘草6g。水煎服。

若低热者，加青蒿15g，白薇、地骨皮各12g。咳痰腥臭脓浊者，加鱼腥草30g，败酱草20g。

五、其他疗法

简验方：

(1) 鲜薏苡根。适量、捣汁，温热服，一日3次，或加红枣煨服，可下臭痰浊脓。

(2) 丝瓜水。丝瓜藤尖（取夏秋间正在生长的），折去一小段，以小瓶在断处接汁，一夜得汁若干，饮服。

(3) 白及30g，生蛤壳45g，怀山药30g，共研细末，一日2次，每次3g，开水送服。

(4) 白及120g，浙贝30g，百合30g，共研细末，早、晚各服6g。

前二方用于溃脓期，后二方用于恢复期。

六、预防与调摄

凡属肺虚或原有其他慢性疾患，肺卫不固，易感外邪者，当注意寒温适度，起居有节，以防受邪致病；并禁烟酒及辛辣炙煿食物，以免燥热伤肺。一旦发病，则当即早治疗，力求在未成脓前得到消散，或减轻病情。

肺痈患者，应做到安静卧床休息，每天观察记录体温、脉象的变化，咳嗽情况，咳痰的色、质、量、味，注意室温的调节，做好防寒保温。在溃脓后可根据肺部病位，予以体位引流；如见大量咯血，应警惕血块阻塞气道，或出现气随血脱的危症，当按"咯血"采取相应的调摄措施。

饮食宜清淡，多食蔬菜，忌油腻厚味。高热者可予半流质。多吃水果，如橘子、梨、枇杷、莱菔等，均有润肺生津化痰的作用。每天可用苡米煨粥食之，并取鲜芦根煎汤代茶。禁食一切辛辣刺激及海腥发物，如辣椒、葱、韭菜、黄鱼、鸭蛋、虾子、螃蟹等。吸烟、饮酒者一律均须戒除。

七、病案选录

邹××，男，56岁，2012年10月24日初诊。

病史：发热、咳嗽、吐脓痰约一周。患者过去有慢性咳嗽史，西医诊为支气管扩张。一周前感冒后病情加重，咳嗽，吐脓性痰，量多，有恶臭味，伴发热（38.6~39.2℃）、口干、右胸痛。曾服四环素、土霉素等无效。脉滑数，苔薄黄腻。

辨证施治：痰热壅肺，蕴而成痈。治以清热化痰，解毒化瘀之法。

处方：银花15g，连翘24g，鱼腥草30g，蒲公英30g，黄芩9g，瓜蒌12g，陈皮9g，半夏9g，茯苓12g，薏苡仁24g，桃仁9g，赤芍12g，甘草6g。

二诊：服药二剂，咳嗽轻，吐痰少，发热、胸闷、口干等症状有所好转。脉滑而不数。照原方续服。

三诊：又服上方四剂，病情显著好转，体温正常，咳嗽轻，痰量又较前减少，亦无明显腥臭味，偶感胸痛，舌苔薄白，脉弦。

原方去蒲公英，加丹参12g。后以此方为基础，随证化裁，共服20余剂，病愈。

（李 琰）

第四节 肺胀

一、概述

肺胀是多种慢性肺系疾患反复发作，迁延不愈，导致肺气胀满，不能敛降的一种病证。临床表现为胸部膨满，憋闷如塞，喘息上气，咳嗽痰多，烦躁，心悸，面色晦暗，或唇甲发绀，脘腹胀满，肢体浮肿等。其病程缠绵，时轻时重，经久难愈，严重者可出现神昏、痉厥、出血、喘脱等危重证候。

根据肺胀的临床证候特点，与西医学中慢性支气管炎并发肺气肿、肺源性心脏病相类似，肺性脑病则常见于肺胀的危重变证，可参考本节内容进行辨治。但由于本病是临床常见的慢性疾病，病理演变复杂多端，还当与咳嗽、痰饮（支饮、溢饮）等互参，注意与心悸、水肿（喘肿）、喘厥等病证的联系。

二、诊断依据

（1）有慢性肺系疾患病史多年，反复发作，时轻时重，经久难愈。多见于老年人。

（2）临床表现为咳逆上气，痰多，胸中憋闷如塞，胸部膨满，喘息，动则加剧，甚则鼻扇气促，张口抬肩，目胀如脱，烦躁不安，日久可见心慌动悸，面唇发绀，脘腹胀满，肢体浮肿，严重者可出现喘脱。

（3）常因外感而诱发：其他如劳倦过度、情志刺激等也可诱发。

三、相关检查

1. X线检查 胸廓扩张，肋间隙增宽，肋骨平行，活动减弱，横膈降低且变平，两肺野透亮度增加,肺血管纹理增粗、紊乱,右下肺动脉干扩张,右心室增大。

2. 心电图检查 表现为右心室肥大的改变,电轴右偏,顺钟向转位,出现肺型P波等。

3. 血气分析检查 可见低氧血症或并发高碳酸血症。

4. 血液检查 红细胞和血红蛋白可升高,全血黏度和血浆黏度可增加。白细胞总数可增高,中性粒细胞增加。后期可有肝、肾功能的改变,血清电解质紊乱。

四、鉴别诊断

肺胀与哮病、喘证:肺胀与哮病、喘证均以咳而上气、喘满为主症,有其类似之处。区别言之,肺胀是多种慢性肺系疾病日久积渐而成,除咳喘外,尚有心悸,唇甲发绀,胸腹胀满,肢体浮肿等症状;哮是呈反复发作性的一个病种,以喉中哮鸣有声为特征;喘是多种急慢性疾病的一个症状,以呼吸气促困难为主要表现。从三者的相互关系来看,肺胀可以隶属于喘证的范畴,哮与喘病久不愈又可发展成为肺胀。此外,肺胀因外感诱发,病情加剧时,还可表现为痰饮病中的"支饮"证。凡此俱当联系互参,掌握其异同。

五、辨证论治

(一)辨证要点

辨证总属标实本虚,但有偏实、偏虚的不同,因此应分清其标本虚实的主次。一般感邪时偏于邪实,平时偏于本虚。偏实者须分清痰浊、水饮、血瘀的偏盛。早期以痰浊为主,渐而痰瘀并重,并可兼见气滞、水饮错杂为患。后期痰瘀壅盛,正气虚衰,本虚与标实并重。偏虚者当区别气(阳)虚、阴虚的性质,肺、心、肾、脾病变的主次。早期以气虚为主,或为气阴两虚,病在肺、脾、肾;后期气虚及阳,甚则可见阴阳两虚,病变以肺、肾、心为主。

(二)治疗原则

治疗应抓住治标、治本两个方面,祛邪与扶正共施,依其标本缓急,有所侧重。标实者,根据病邪的性质,分别采取祛邪宣肺。降气化痰,温阳利水,甚或开窍、息风、止血等法。本虚者,当以补养心肺、益肾健脾为主,或气阴兼调,或阴阳两顾。正气欲脱时则应扶正固脱,救阴回阳。

(三)分证论治

1. 痰浊壅肺证

主症:胸膺满闷,短气喘息,稍劳即著,咳嗽痰多,色白黏腻或呈泡沫,畏风易汗,脘痞纳少,倦怠乏力,舌暗,苔薄腻或浊腻,脉小滑。

证机概要:肺虚脾弱,痰浊内蕴,肺失宣降。

治法:化痰降气,健脾益肺。

方药:苏子降气汤合三子养亲汤加减。二方均能降气化痰平喘,但苏子降气汤偏温,以上盛兼有下虚,寒痰喘咳为宜;三子养亲汤偏降,以痰浊壅盛,肺实喘满,痰多黏腻为宜。

常用药:苏子、前胡、白芥子化痰降逆平喘;半夏、厚朴、陈皮燥湿化痰,行气降逆;白术、茯苓、甘草运脾和中。

痰多,胸满不能平卧,加葶苈子、莱菔子泻肺祛痰平喘;肺脾气虚,易出汗,短气乏力,痰量不多,酌加党参、黄芪、防风健脾益气,补肺固表。

若属外感风寒诱发,痰从寒化为饮,喘咳,痰多黏白泡沫,见表寒里饮证者,宗小青龙汤意加麻黄、桂枝、细辛、干姜散寒化饮;饮郁化热,烦躁而喘,脉浮,用小青龙加石膏汤兼清郁热;若痰浊夹瘀,唇甲紫暗,舌苔浊腻者,可用涤痰汤加丹参、地龙、桃仁、红花、赤芍、水蛭等。

2. 痰热郁肺证

主症:咳逆,喘息气粗,胸满,烦躁,目胀睛突,痰黄或白,黏稠难咯,或伴身热,微恶寒,有汗不多,口渴欲饮,溲赤,便干,舌边尖红,苔黄或黄腻,脉数或滑数。

证机概要：痰热壅肺，清肃失司，肺气上逆。

治法：清肺化痰，降逆平喘。

方药：越婢汤加半夏汤或桑白皮汤加减。前方宣肺泄热，用于饮热郁肺，外有表邪，喘咳上气，目如脱状，身热，脉浮大者；后方清肺化痰，用于痰热壅肺，喘急胸满，咳吐黄痰或黏白稠厚者。

常用药：麻黄宣肺平喘；黄芩、石膏、桑白皮清泄肺中郁热；杏仁、半夏、苏子化痰降气平喘。

痰热内盛，胸满气逆，痰质黏稠不易咯吐者，加鱼腥草、金荞麦、瓜蒌皮、海蛤粉、大贝母、风化硝清热化痰利肺；痰鸣喘息，不得平卧，加射干、葶苈子泻肺平喘；痰热伤津，口干舌燥，加天花粉、知母、芦根以生津润燥；痰热壅肺，腑气不通，胸满喘逆，大便秘结者，加大黄、芒硝通腑泄热以降肺平喘；阴伤而痰量已少者，酌减苦寒之味，加沙参、麦冬等养阴。

3. 痰蒙神窍证

主症：神志恍惚，表情淡漠，谵妄，烦躁不安，撮空理线，嗜睡，甚则昏迷，或伴肢体瞤动，抽搐，咳逆喘促，咳痰不爽，苔白腻或黄腻，舌质暗红或淡紫，脉细滑数。

证机概要：痰蒙神窍，引动肝风。

治法：涤痰，开窍，息风。

方药：涤痰汤加减。本方可涤痰开窍，息风止痉，用于痰迷心窍，风痰内盛，神志昏蒙或嗜睡，痰多，肢体相动者。

常用药：半夏、茯苓、橘红、胆星涤痰息风；竹茹、枳实清热化痰利膈；菖蒲、远志、郁金开窍化痰降浊。另可配服至宝丹或安宫牛黄丸以清心开窍。

若痰热内盛，身热，烦躁，谵语，神昏，苔黄舌红者，加葶苈子、天竺黄、竹沥；肝风内动，抽搐，加钩藤、全蝎，另服羚羊角粉；血瘀明显，唇甲发绀，加丹参、红花、桃仁活血通脉；如皮肤黏膜出血，咯血，便血色鲜者，配清热凉血止血药，如水牛角、生地、丹皮、紫珠草等。

4. 阳虚水泛证

主症：心悸，喘咳，咳痰清稀，面浮，下肢浮肿，甚则一身悉肿，腹部胀满有水，脘痞，食欲缺乏，尿少，怕冷，面唇青紫，苔白滑，舌胖质黯，脉沉细。

证机概要：心肾阳虚，水饮内停。

治法：温肾健脾，化饮利水。

方药：真武汤合五苓散加减。前方温阳利水，用于脾肾阳虚之水肿；后方通阳化气利水，配合真武汤可加强利尿消肿的作用。

常用药：附子、桂枝温肾通阳；茯苓、白术、猪苓、泽泻、生姜健脾利水；赤芍活血化瘀。

若水肿势剧，上凌心肺，心悸喘满，倚息不得卧者，加沉香、黑白丑、川椒目、葶苈子、万年青根行气逐水；血瘀甚，发绀明显，加泽兰、红花、丹参、益母草、北五加皮化瘀行水。待水饮消除后，可参照肺肾气虚证论治。

5. 肺肾气虚证

主症：呼吸浅短难续，声低气怯，甚则张口抬肩，倚息不能平卧，咳嗽，痰白如沫，咯吐不利，胸闷心慌，形寒汗出，或腰膝酸软，小便清长，或尿有余沥，舌淡或黯紫，脉沉细数无力，或有结代。

证机概要：肺肾两虚，气失摄纳。

治法：补肺纳肾，降气平喘。

方药：平喘固本汤合补肺汤加减。前方补肺纳肾，降气化痰，用于肺肾气虚，喘咳有痰者；后方功在补肺益气，用于肺气虚弱，喘咳短气不足以息者。

常用药：党参（人参）、黄芪、炙甘草补肺；冬虫夏草、熟地、胡桃肉、脐带益肾；五味子收敛肺气；灵磁石、沉香纳气归原；紫菀、款冬、苏子、法半夏、橘红化痰降气。

肺虚有寒，怕冷，舌质淡，加肉桂、干姜、钟乳石温肺散寒；兼有阴伤，低热，舌红苔少，加麦冬、玉竹、生地养阴清热；气虚瘀阻，颈脉动甚，面唇发绀明显，加当归、丹参、苏木活血通脉。如见喘脱危象者，急用参附汤送服蛤蚧粉或黑锡丹补气纳肾，回阳固脱。病情稳定阶段，可常服皱肺丸。

六、预防调护

（1）原发病的治疗。
（2）防止经常感冒、内伤咳嗽迁延发展成为慢性咳喘，是预防形成本病的关键。
（3）既病之后，更应注意保暖，秋冬季节，气候变化之际，尤需避免感受外邪。
（4）一经发病，立即治疗，以免加重。
（5）平时常服扶正固本方药增强正气，提高抗病能力，禁烟酒，忌恣食辛辣、生冷、咸、甜之品。
（6）有水肿者应进低盐或无盐饮食。

（李 琰）

第五节 肺痿

一、概述

肺痿，系咳喘日久不愈，肺气受损，津液耗伤，肺叶痿弱，临床表现以气短，咳吐浊唾涎沫，反复发作为特点。

大凡各种原因所致的慢性咳嗽，如现代医学的慢性支气管炎、支气管扩张症、慢性肺脓肿后期、肺纤维化、肺不张、肺硬变、矽肺等，经久不愈，咳唾稠痰、脓痰或涎沫，或痰中带血丝，咯血者，均可参照本病辨证论治。

二、临床表现

咳吐浊唾涎沫，虚热者痰黏而稠，不易咯出，容易咯血；虚寒者吐涎沫，痰清稀而量多。有肺脏内伤久咳，或痰热久嗽，或肺痨久咳，或肺痈日久，或寒哮日久等病史。

三、鉴别诊断

1. 肺痿与肺痈　肺痿与肺痈同属肺脏疾患，但肺痿以咳吐浊唾涎沫为主症；而肺痈以咳则胸痛、吐痰腥臭，甚则咳吐脓血为主症。《医门法律》说："肺痈者，肺气壅而不通也；肺痿者，肺气衰而不振也。"一般说，肺痈为实证，或虚实夹杂为主，肺痿则纯属虚；肺痈脓痰腥臭，肺痿浊痰不臭，虚热肺痿虽亦咳吐黄痰浊痰，或咳唾脓血，但痰浊脓血不腥；肺痈发病急，病势凶，形体不瘦，肺痿发病缓，病程长，形体消瘦。肺痈失治久延，可转为肺痿。肺痈脉数而实，肺痿脉数而虚。《医宗金鉴》说："肺痿得之于热亡津，虚邪也，故脉数虚；肺痈得之于热毒蓄结，实邪也，故脉数而实。"

2. 肺痿与劳嗽　劳嗽与肺痿都存在程度不同的肺脏器质性和功能性病变，但肺痿不同于劳嗽的病理改变，二者有轻重因果关系。一般说，肺痿较劳嗽更为严重，是在劳嗽的基础上进一步恶化而形成。临床表现二者都有口干舌燥、痰中带血，骨蒸盗汗，气短，喘促，语声低怯，皮毛干枯，神疲消瘦，失精亡血，脉虚数等，为阴虚内热，鉴别要点就在于有无浊唾涎沫及气息张口抬肩。一般说，劳嗽未恶化到肺痿病理阶段，不出现浊唾涎沫之症状；劳嗽虽然可以出现呼吸困难，气短，但其程度没有肺痿严重，待劳嗽发展成肺痿时，呼吸就更加困难，不得不借助于张口抬肩来进行呼吸。临床见有劳嗽后期可转为肺痿重疾。

3. 涎沫与饮痰　肺痿与痰饮病之临床表现不难区别，仅就咳吐涎沫与饮痰而言，一般肺燥津伤之轻者，则发为无痰之干咳，然肺燥深重津气伤极而叶萎者，则发为"吐白沫"之肺痿，这种白沫的特点是中间不带痰块，胶黏难出，伴口燥咽干，白沫之泡，小于粟粒，轻如飞絮，结如棉球，有时粘在唇边，吐而不爽，与痰饮病咳吐之饮痰，痰液成块，或虽色白粘连成丝，但口咽一般不燥，较易咳出，显然有别。肺痿咳吐之浊唾涎沫与痰饮病之饮痰，乃一燥一湿，一虚一实，有如水之与火，冰之与炭，不可混为一谈。

四、辨证论治

(一) 辨证要点

1. 辨寒热　虚热肺痿是阴液不足，虚热内生；虚寒肺痿是用气耗伤，肺中虚冷；两者容易辨认。唯虚热肺痿日久，阴损及阳，可见气阴两虚，或出现寒热夹杂现象。寒热夹杂者，应当辨其阴虚内热为主，或是气伤虚冷为主，施治方可中的。如虚寒肺痿仍按虚热论治，必将进一步耗伤阳气，反使病情加重，不可不慎。

2. 辨兼证　肺痿病位主要在肺，肺阴不足可以同时有肾阴不足，证见潮热盗汗，手足心热，腰痛膝软，足跟疼痛等；肺气不足可以同时有脾气虚损，证见全身乏力，纳少腹胀，大便溏稀，四肢沉重等。在辨证中均宜分辨。

(二) 分证论治

1. 肺燥津伤，虚热肺痿

主症：咳吐浊唾涎沫，其质黏稠，不易咯出，胶黏唇边，吐不清爽，长丝不断，或涎沫中带有血丝，或咳甚则咯血，血色鲜红，咳声不扬，语声低怯，甚则音嗄，气急喘促，咽干口燥，潮热盗汗，形体消瘦，皮毛干枯，可兼肾阴亏损或心阴不足等见症。舌质红，津少而干；脉象虚数。

治法：滋润生津，益气养阴，清金救肺。

方药：麦门冬汤加减。

党参15g，麦冬12g，法半夏10g，山药18g，玉竹15g，石斛12g，甘草6g。水煎服，每日1剂。

如阴虚燥热较盛、虚热表现比较明显，可用清燥救肺汤（桑叶、石膏、杏仁、甘草、麦冬、人参、阿胶、炒胡麻仁、炙枇杷叶）以清热润燥。津伤甚者，再加沙参、玉竹养其肺津；潮热明显，可加银柴胡、地骨皮等以清虚热。平时可常服琼玉膏调理（生地黄汁、茯苓、人参、白蜜）。

2. 肺中虚冷，虚寒肺痿

主症：咳吐涎沫，其质清稀量多，口不渴，形寒气短，神疲乏力，不思饮食，尿频数或遗尿不禁，夜尿次数较多，舌质淡苔薄白，舌体胖嫩，脉虚弱。

治法：温肺散寒，益气生津。

方药：甘草干姜汤加味。

炙甘草9g，干姜12g，党参15g，白术12g，茯苓12g，黄芪12g，大枣5枚。水煎服，每日1剂。

阴虚血少气弱者，可选用炙甘草汤以益气养血滋阴（炙甘草、人参、桂枝、生姜、阿胶、生地黄、麦冬、火麻仁、大枣），往往可收到比较好的效果。

五、其他疗法

简验方：

(1) 百合30g煮粥，每日一次，适用于虚热肺痿。

(2) 银耳15g，冰糖10g。同煮内服，适用于虚热肺痿。

(3) 紫河车一具，研末，每日一次，每服3g，适用于虚寒肺痿。

六、预防与调摄

由于肺痿是因久咳引起，积极预防咳嗽反复发作，对预防肺痿有积极的意义，除了外感咳嗽及时治疗外，平时还需要做到以下几点。

(1) 要加强锻炼，增强体质，提高机体的抗病能力。

(2) 要戒烟，减少对呼吸道的刺激，也可减轻咳嗽的发作。

(3) 避免过食黏腻肥甘之品，以免助痰生湿，加重病情。

(4) 改善环境卫生，消灭烟尘等空气污染，对预防咳嗽有重要意义。

(李 琰)

第六节 肺痨

一、概述

肺痨是指以咳嗽、咯血、潮热、盗汗及身体逐渐消瘦为主要临床表现的一种具有传染性的慢性虚弱性肺系病证。病轻者诸症间作，重者则每多兼见。西医所称的肺结核可参考本篇辨证论治。

二、病因病机

肺痨的致病因素，主要有两个方面，外则痨虫传染，内伤则正气虚弱，两者多互为因果。痨虫蚀肺，肺阴耗损，可致阴虚火旺，或气阴两虚，甚则阴损及阳，其病理性质主要在于阴虚。

（一）感染"痨虫"

"痨虫"传染是形成本病的主要病因，因直接接触本病患者，导致"痨虫"入肺，侵蚀肺脏而发病。如探病、酒食、看护患者或与患者朝夕相处，都是导致感染的条件。

（二）正气虚弱

或由于先天禀赋不足，小儿发育不良，抗病能力低下，"痨虫"乘虚入侵。或因酒色过度，耗伤精血，元气受伤；或劳倦太过，忧思伤脾，脾虚肺弱，痨虫入侵而发病。或因大病、久病后身体虚弱，失于调治；或外感咳嗽，经久不愈；或胎产之后失于调养，气血不足等，皆易致"痨虫"入侵。还可因生活贫困，或厌食挑食，饮食营养不足，终至体虚不能抗邪而感染"痨虫"。

肺痨之病机特点以阴虚为主。肺喜润恶燥，痨虫蚀肺，肺体受损，首耗肺阴，而见肺阴亏损之候，继则肺肾同病，兼及心肝，导致阴虚火旺；或因肺脾同病，导致气阴两伤，甚则阴损及阳，而见阴阳两虚之候。

三、临床表现

初期仅感疲劳乏力、干咳、食欲不振、形体逐渐消瘦。病重者可出现咳嗽、咯血、潮热、颧红、盗汗、形体明显消瘦等主要临床表现。且有与肺痨患者长期密切接触史。

四、相关检查

X线检查可早期发现肺结核，X线片大多可见肺部结核病灶。活动性肺结核痰涂片或结核菌培养多呈阳性。听诊病灶部位呼吸音减弱或闻及支气管呼吸音及湿啰音。红细胞沉降率增快、结核菌素试验皮试呈强阳性有助于诊断。

五、鉴别诊断

1. 虚劳 肺痨与虚劳的共同点是都有正气虚表现，而主要区别在于肺痨为痨虫侵袭所致，主要病变在肺，具有传染性，以阴虚火旺为其病机特点，以咳嗽、咯血、潮热、盗汗、消瘦为主要临床症状；而虚劳则由多种原因所导致，病程较长，病势缠绵，一般不具有传染性，可出现五脏气、血、阴、阳亏虚的虚损症状，是多种慢性虚损证候的总称。

2. 肺痿 肺痨与肺痿两者病位均在肺，但肺痿是多种慢性肺部疾患所导致的肺叶痿弱不用。在临床上肺痿是以咳吐浊唾涎沫为主要症，而肺痨是以咳嗽、咯血、潮热、盗汗为特征。肺痨后期亦可致肺痿。

3. 肺胀 以咳嗽、咳痰、气喘、浮肿四大主症为特征，其中气喘不续症状最为显著，多为久咳、哮证等肺系疾病演变而成，而肺痨以咳嗽、咯血、潮热、盗汗、消瘦为主要临床症状。

六、辨证论治

（一）辨证要点

初期仅感疲劳乏力、干咳、食欲不振、形体逐渐消瘦。病重者可出现咳嗽、咯血、潮热、颧红、盗汗、形体明显消瘦等主要临床表现。且有与肺痨患者长期密切接触史。

（二）分证论治

肺痨的病变部位主要在肺，临床以肺阴亏损为多见，如进一步演变发展，则表现为阴虚火旺，或气阴耗伤，甚至阴阳两虚。病久多及脾肾，临床上以咳嗽、咯血、潮热、盗汗四大主要症状为特点。

肺痨的治疗当以补虚培元和治痨杀虫为原则。根据体质强弱分别主次，尤需重视增强正气，以提高抗病能力。调补脏器重点在肺，同时注意补益脾肾。治疗大法应以滋阴为主，火旺者兼以降火，合并气虚、阳虚者，则当同时兼顾。杀虫主要是针对病因治疗，如《医学正传·劳极》指出"一则杀其虫，以绝其根本，一则补其虚，以复其真元"的两大治则。

1. 肺阴亏损

主症：干咳少痰，咳声短促，或痰中带血丝，血色鲜红，胸部隐痛，午后自觉手足心热，或盗汗，皮肤干灼，口干咽燥，苔薄，舌边尖红，脉细或兼数。

证候分析：阴虚肺燥，肺失滋润，其气上逆，故咳；虚火灼津，故少痰；肺损络伤，则痰中带血，血色鲜红，胸部隐痛；阴虚内热，故午后手足心热，皮肤干灼；肺阴耗伤，则口干咽燥；苔薄质红，脉细数属阴虚之候。

治法：滋阴润肺。

方药：月华丸（《医学心悟》）。本方功能补虚杀虫，滋阴镇咳，化痰止血。方中沙参、麦冬、天冬、生地、熟地滋阴润肺；百部、獭肝、川贝润肺止嗽，兼能杀虫；桑叶、白菊花疏风清热，清肺止咳；阿胶、三七有止血和营之功；茯苓、山药健脾补气，以资气血生化之源。若咳频而痰少质黏者，可加甜杏仁与方中川贝共奏润肺化痰止咳之功，并可配合琼玉膏（《洪氏集验方》）以滋阴润肺；痰中带血丝较多者，加白及、小蓟、仙鹤草、白茅根等和络止血；若低热不退者可酌配银柴胡、地骨皮、功劳叶、青蒿、胡黄连等以清热除蒸；若久咳不已，声音嘶哑者，可加诃子皮等以养肺利咽，开音止咳。

2. 虚火灼肺

主症：呛咳气急，痰少质黏，或吐痰黄稠量多，咯血，血色鲜红，午后潮热，骨蒸，五心烦热，颧红，盗汗量多，心烦口渴，失眠，急躁易怒，或胸胁掣痛，男子遗精，女子月经不调，形体日渐消瘦，舌红而干，苔薄黄或剥，脉细数。

证候分析：肺病及肾，肺肾阴伤，虚火内灼，炼津成痰，故呛咳气急，痰少质黏，或吐痰黄稠量多；虚火灼伤血络，则咯血，血色鲜红；肺病及肾，不能输津滋肾，致肾水亦亏，水亏火旺，故骨蒸，潮热，盗汗，五心烦热；肝肺络脉不和，故见胸胁掣痛；心肝火盛，则心烦失眠，易怒；肾阴亏虚，相火偏旺，扰动精室，则遗精；冲任失养，则月经不调；阴精耗伤以致形体日渐消瘦；舌红而干，苔薄黄而剥，脉细数均为阴虚燥热内盛之象。

治法：滋阴降火。

方药：百合固金汤（《医方集解》）合秦艽鳖甲散（《卫生宝鉴》）加减。百合固金汤功能滋养肺肾，用于阴虚阳浮，肾虚肺燥之证。用百合、麦冬、玄参、生地、熟地滋阴润肺，止咳生津；当归活血养血；白芍柔润滋阴；桔梗、贝母、甘草清热化痰止咳；合鳖甲、知母滋阴清热；秦艽、柴胡、地骨皮、青蒿清热除蒸；另可加龟甲、阿胶、五味子、冬虫夏草滋养肺肾之阴，培其本元；百部、白及补肺止血，抗结核杀虫。若火旺较甚，热势明显者，酌加胡黄连、黄芩苦寒泻火、坚阴清热；痰热蕴肺，咳嗽痰黄稠浊，酌加桑白皮、花粉、知母、马兜铃、鱼腥草等清化痰热；咯血较著者，加黑山栀、丹皮、紫珠草、大黄炭、地榆炭等凉血止血；血出紫黯成块，伴胸胁刺痛者，可酌加三七、茜草炭、蒲黄、郁金等化瘀和络止血；盗汗甚者可选乌梅、煅牡蛎、麻黄根、浮小麦等养阴止汗。

3. 气阴耗伤

主症：咳嗽无力，气短声低，咳痰稀白量多，或痰中带血，午后潮热，伴有畏风寒，自汗、盗汗，纳少神疲，便溏，面色㿠白，颧红，舌质淡、边有齿痕，苔薄，脉细弱而数。

证候分析：肺脾同病，阴伤气耗，清肃失司，肺不主气而为咳，气不化津而成痰，肺虚络损，痰中带血；阴虚内热则午后潮热，盗汗，颧红；阴虚日久而致气虚，气虚不能卫外，故畏风，自汗；脾虚不健，则纳少神疲，便溏；舌质淡、边有齿痕，苔薄，脉细弱而数均为气阴两虚之候。

治法：益气养阴。

方药：保真汤（《十药神书》）加减。本方功能补气养阴，兼清虚热。药用人参、黄芪、白术、茯苓、大枣、炙甘草补肺益脾，培土生金；天冬、麦冬、五味子滋阴润肺止咳；熟地、生地、当归、白芍以育阴养荣，填补精血；地骨皮、银柴胡清退虚热；黄柏、知母滋阴清热；陈皮、生姜运脾化痰。亦可加白及、百部以补肺杀虫。若夹有湿痰者，可加姜半夏、橘红、茯苓等燥湿化痰；咯血量多者可酌加蒲黄、仙鹤草、三七等，配合补气药，以补气摄血；咳嗽痰稀者，可加紫菀、款冬花、苏子温润止嗽；有骨蒸、盗汗等伤阴症状者，可加鳖甲、牡蛎、乌梅、地骨皮、银柴胡等补阴配阳，清热除蒸；如纳少腹胀、大便溏薄者，酌加扁豆、薏苡仁、莲子肉、山药等甘淡健脾。

4. 阴阳虚损

主症：咳逆喘息，少气，咳痰色白有沫，或夹血丝，血色暗淡，潮热，盗汗，自汗，声嘶或失音，面浮肢肿，心慌，唇紫，形寒肢冷，或见五更泄泻，口舌生糜，大肉尽脱，男子滑精阳痿，女子经少、经闭，舌质光淡隐紫，少津，脉微细而数，或虚大无力。

证候分析：肺痨日久，阴伤及阳，出现阴阳两虚，肺、脾、肾三脏并损的证候。肺不主气，肾不纳气，故咳喘少气，咳痰色白；咳伤血络则痰中带血，血色暗淡；阴伤则潮热盗汗；阴伤声道失润，金碎不鸣而声嘶；脾肾两虚则见浮肿，肾泄；病及于心，则心慌，唇紫；虚火上炎，则口舌生糜；卫虚则形寒自汗；精气衰竭，无以充养形体、资助冲任之化源，故女子经少、经闭，大肉尽脱；命门火衰，故男子滑精、阳痿；舌脉均为阴阳俱损之象。

治法：滋阴补阳。

方药：补天大造丸（《医学心悟》）加减。本方温养精气，培补阴阳。方中用人参、黄芪、白术、山药、茯苓以补肺脾之气；白芍、当归、枣仁、远志养血宁心；枸杞、熟地、龟甲培补阴精；鹿角、紫河车助真阳而填精髓。另可酌加麦冬、阿胶、五味子滋养肺肾。若肾虚气逆喘息者，配钟乳石、冬虫夏草、诃子、蛤蚧、五味子等摄纳肾气以定喘；心悸者加丹参、远志镇心安神；五更泄泻者配用煨肉豆蔻、山茱萸、补骨脂以补火暖土，并去地黄、阿胶等滋腻碍脾的药物。

七、其他疗法

（一）针灸治疗

1. 基本处方　膏肓、肺俞、膻中、太溪、足三里。

膏肓功擅补肺滋阴；肺俞、膻中属前后配穴法，可补肺止咳；太溪补肾水以滋肺阴；足三里疗诸劳虚损。

2. 加减运用

（1）肺阴亏损证：加肾俞、复溜、三阴交以养阴润肺。诸穴针用补法，膏肓、肺俞可用灸法。

（2）虚火灼肺证：加尺泽、阴郄、孔最以滋阴清热、凉血止血。诸穴针用平补平泻法，膏肓、肺俞可用灸法。

（3）气阴耗伤证：加气海、三阴交以益气养阴。诸穴针用补法，膏肓、肺俞可用灸法。

（4）阴阳虚损证：加肾俞、脾俞、关元以填补精血、温补脾肾。诸穴针用补法，膏肓、肺俞可用灸法。

(5) 胸痛：加内关以理气宽胸。诸穴针用平补平泻法。

(6) 心烦失眠：加神门以养心安神。诸穴针用平补平泻法。

(7) 急躁易怒：加太冲以疏肝理气。诸穴针用平补平泻法。

8. 面浮肢肿　加关元、阴陵泉以温肾健脾利水。诸穴针用平补平泻法，关元可用灸法。

（二）耳针疗法

取肺区敏感点、脾、肾、内分泌、神门，每次取双耳穴2~3穴，毫针刺法，留针15~20分钟，隔日1次，10次为1个疗程。

（三）穴位敷贴法

(1) 取穴：颈椎至腰椎旁膀胱经第一侧线。

(2) 药物：五灵脂、白芥子各15g，甘草6g，大蒜15g。

(3) 方法：五灵脂、白芥子研末，与大蒜同捣匀，入醋少量，摊纱布上，敷于颈椎至腰椎旁膀胱经第一侧线上，保持1~2小时，皮肤有灼热感则去之，7日1次。

八、预防及预后

肺痨是一种慢性传染性疾病，长期以来一直威胁着人类健康。结核病的传染源主要是痰涂片检查阳性的肺结核排菌患者，传染途径是经呼吸道传染。结核病传染的程度主要受结核患者的排菌量、咳嗽症状以及接触的密切程度等因素的影响。预防或减少发生结核病的措施首先就是不要受结核菌感染，不受结核菌感染就不会发生结核病。因此及时发现和彻底治疗结核患者，消灭传染源，是控制结核病在人群中流行的最有效和最重要的方法。如能在人群中及时发现并彻底治疗传染源，则能保护健康人减少或免受结核菌的传染，从而使受结核菌感染的人群和发生结核病的人明显减少。

新生儿应进行疫苗注射结核病患者，尤其是排菌患者应尽量减少出现在公共场所，避免对着他人咳嗽、打喷嚏，在患病期间最好不结婚、生育，以免把病菌传染给对方或加重病情，应待肺结核病情稳定后再结婚、生育。肺结核患者一旦确诊必须进行全程规律化疗，这种方法能治愈90%以上新发的肺结核患者。对长期与排菌患者密切接触且结核菌素试验呈强阳性人群也主张用异烟肼预防性化疗六个月。卡介苗接种是预防儿童粟粒型肺结核和结核性脑膜炎的有效方法，所以对新生儿应该按计划免疫程序进行卡介苗接种，以提高对结核病的免疫能力。

做好宣传工作，预防疾病的传播流行。痰是结核杆菌最集中的地方，对痰的处理，是防止结核病传播的重要手段之一。最科学简便的方法是把吐在纸上，包好，然后烧掉。或在痰盒中装少量石灰，能杀死结核菌。

做到"无病早防，有病即查，查出必治，治必彻底"，并且向广大群众进行防痨宣传，使广大群众掌握结核病的防治知识。定期集体肺部检查，对新生儿接种卡介苗，是预防结核病发生的重要措施。

九、病案选录

郭××，女，20岁，2016年3月25日初诊。

病史：咳嗽，发热两个多月，伴精神不振，身软乏力，食欲减退，口苦乏味，吐痰不多，两颧潮红，午后发热，体温在37.4~38.3℃，夜间盗汗，有时心悸，睡眠不实，停经一个多月，血沉38mm，胸透为浸润型肺结核，注射链霉素有反应。现仅服雷米封，但症状不减。脉沉弦数，舌质红，苔薄。

辨证施治：肺阴不足，阴虚火旺，肺失清肃，虚热内生。治以滋阴清热之法。

处方：沙参12g，生地12g，黄芩9g，夏枯草15g，连翘15g，麦冬12g，丹皮6g，地骨皮12g，百部12g，甘草6g。

二诊：服上方六剂，精神佳，咳嗽轻，痰少，仍低热，纳呆。上方加麦芽24g，银柴胡9g。

三诊：服药十剂，症状明显好转，精神好，食欲增，体温降低，37.2～37.5℃。原方加赤芍12g，银柴胡9g。

四诊：又服十剂，一般情况好转，体重增加，身不发热，体温正常，盗汗也不明显。仍以上方化裁，共服四十余剂，病情稳定，60多天后复查血常规、血沉均属正常，5个月后胸部透视病灶已趋硬结。

(李 琰)

第八章

脾胃系病证

第一节 胃痛

一、概述

胃痛又称胃脘痛，是由于外感邪气，内伤饮食情志，脏腑功能失调等导致气机郁滞，胃失所养，以上腹部近心窝处发生疼痛为主症的病证。

由于本病疼痛发生于心窝部，故古代文献中称本病为"心痛"。胃痛在脾胃肠病证中最常见，人群发病率高，中药治疗效果显著。

西医学中的急、慢性胃炎、消化性溃疡、胃痉挛、胃下垂，胃黏膜脱垂症，胃神经官能症等疾病，以上腹部疼痛为主要表现的，可参考本篇辨证论治。

二、临床表现

本病以心窝以下、脐以上部位发生的经常性或突发性疼痛症状为主要诊断依据。其疼痛可有隐痛、胀痛、刺痛、灼痛、剧痛等程度上的不同，有的可随进食而表现为有规律的疼痛加重或减轻。在胃痛的同时，常伴有脘腹闷胀，不思饮食，嗳腐吞酸，恶心嘈杂，大便或秘或溏，乏力消瘦，面黄浮肿，呕血、便血等临床表现。胃痛发病前多有情志、饮食、劳倦、受寒等明显诱因。

三、鉴别诊断

临证时需与胸痹疼痛，痛彻肩背，四肢厥冷青紫，气憋心悸为主症的真心痛相鉴别。

四、辨证论治

（一）辨证要点

1. 辨急缓　凡胃痛暴作者，多因外感寒邪，或进食生冷，或暴饮暴食，以致寒伤中阳，积滞不化，胃失和降，不通则痛。凡胃痛渐发，常由肝郁气滞，木旺乘土，或脾胃虚弱，木壅土郁，而致肝胃不和，气滞血瘀。

2. 辨寒热　寒邪犯胃之疼痛，多胃痛暴作，疼痛剧烈而拒按，并有喜暖恶凉，苔白，脉弦紧等特点。虚寒胃痛，多隐隐作痛，喜温喜按，遇冷加剧，四肢不温，舌淡苔薄，脉弱。热结火郁，胃气失和之胃痛，多为灼痛，痛势急迫，伴烦渴喜饮，喜冷恶热，便秘溲赤，舌红苔黄少津，脉弦数。

3. 辨虚实　胃痛且胀，大便秘结不通者多属实；痛而不胀，大便溏薄者多属虚；喜凉者多实，喜温者多虚；拒按者多实，喜按者多虚；食后痛甚者多实，饥而痛增者多虚；脉实者多实，脉虚者多虚。

4. 辨气血　初痛在气，久痛在血。

（二）分证论治

1. 寒邪客胃 如下所述。

主症：轻者胃痛痞满善嗳，口淡无味，不欲饮食，食则喜热，遇冷即发或加重，得温痛减，或兼恶寒，甚则胃疼暴作，泛吐清水，大便溏薄，小便清长。舌苔白，脉紧或弦紧。

治法：散寒止痛。

方药：良附丸加味。

高良姜12g，香附10g，荜茇10g，吴茱萸、陈皮、炙甘草各6g。水煎服。

兼风寒表证加葛根、紫苏叶、陈皮；挟食滞加枳实、神曲、法夏、鸡内金。

2. 肝郁气滞 如下所述。

主症：胃脘胀痛，攻痛连胁，嗳气频繁，大便不畅，每因情志因素而痛作，表情忧郁或喜怒。苔薄白，脉弦。

治法：疏肝解郁，理气和胃。

方药：柴胡疏肝散。

柴胡、枳壳、赤芍各12g，香附10g，郁金12g，川楝子10g，延胡索12g，甘草6g。水煎服。

痛甚可选加木香、延胡索、香橼、佛手、绿萼梅；嗳气频繁可加沉香、旋覆花等。

3. 痰湿中阻 如下所述。

主症：轻则胃脘闷痛，时作时止，纳呆口黏，久则痞满胀痛，恶心干哕，呕吐清涎，甚则胃痛拒按，胃中有振水音，口淡细减，神疲乏力。舌苔白腻或滑腻，脉滑，或兼弦象。

治法：健脾化痰，理气和胃。

方药：导痰汤。

制半夏6g，橘红、茯苓、枳实（麸炒）、南星各3g，甘草1.5g。

4. 饮食停滞 如下所述。

主症：胃脘胀满疼痛，嗳腐吞酸，呕吐不消化食物，吐后痛减，大便不爽，矢气腐臭。苔厚腻，脉弦滑。

治法：消食导滞，和胃止痛。

方药：保和丸。

神曲12g，山楂15g，莱菔子12g，法半夏10g，茯苓12g，陈皮6g，枳实10g，连翘12g，甘草6g。水煎服。

可酌加枳实、砂仁、槟榔等。食滞化热见苔黄、便秘者，可合用大承气汤。

5. 胃络瘀阻 如下所述。

主症：胃痛如针刺，痛处不移，疼痛于食后或入夜加重，病甚则胃痛拒按，状如刀绞，久痛不衰，或痛彻胸背，或兼见呕血、黑便。舌质淡暗，紫暗，舌有瘀点，瘀斑，脉涩或沉涩无力。

治法：活血化瘀，理气止痛。

方药：失笑散合丹参饮加减。

柴胡12g，白芍15g，枳实12g，蒲公英30g，法半夏、黄芩各40g，砂仁6g（后下），甘草6g。水煎服。

若呕血便黑为主症时，宜辨寒热，属肝胃郁热迫血妄行，可用泻心汤凉血止血；属脾胃虚寒，脾不统血，可用黄土汤温脾益气摄血。

6. 肝胃积热 如下所述。

主症：胃脘灼痛，胸胁闷胀，泛酸嘈杂，心烦易怒，口干口苦，甚则脘痛拒按，痛势急迫，喜食冷物，大便干结，小便短赤。舌质红，苔黄，脉弦数有力。

治法：清泻肝火，和胃止痛。

方药：化肝煎加减。

栀子12g，牡丹皮10g，白芍15g，陈皮6g，青皮10g，吴茱萸6g，黄连10g，蒲公英30g，佛手

12g，甘草 6g。水煎服。

可酌加黄连、吴茱萸、绿萼梅等。

7. 胃阴不足　如下所述。

主症：胃痛隐隐，咽干口燥，胃脘灼热，似饥不欲食，口干不欲饮，大便干结。舌红少津，苔少花剥，脉细数。

治法：养阴益胃，和阳生津。

方药：一贯煎加减。

北沙参 15g，麦冬 12g，生地黄 15g，枸杞子 12g，当归 6g，白芍 15g，川楝子 10g，佛手 12g，甘草 6g。水煎服。

加减：若嘈杂泛酸可加吴茱萸、黄连。

8. 脾胃虚寒　如下所述。

主症：胃脘隐痛，泛吐清水，喜温喜按，食欲缺乏，便溏，神疲乏力，或畏寒肢冷。舌淡，脉细弱。

治法：健脾益气，温胃止痛。

方药：黄芪建中汤加减。

黄芪 18g，白芍 15g，桂枝 10g，白术 12g，党参 15g，干姜 6g，木香 6g（后下），大枣 5 枚。水煎服。

寒胜痛甚加党参、干姜；痛发时合良附丸；痛止后可用香砂六君子丸调理。

五、其他疗法

1. 简验方　如下所述。

（1）乌芍散（乌贼骨、白芍、甘草，按 3 : 1 : 1 的剂量比例配制）3g，白及粉 3g 和匀调服每日 2～3 次，用于胃痛，有吐血便血者。

（2）桃仁、五灵脂各 15g，微炒为末，米醋为丸如小豆粒大，每服 15～20 粒，开水送服，孕妇忌服，治血瘀胃痛。

（3）姜黄 15g，炒香附 15g，研细末，每服 2～3g 治胃脘气滞作痛。

（4）荜澄茄、白豆蔻各等分，研细末，每服 2～3g，治胃寒痛。

（5）鸡内金 10g，香橼皮 10g。研细末，每服 1～2g，治食积胃脘胀痛。

（6）百合 30g，丹参 20g，水煎空腹服，治虚热胃痛。

（7）莱菔子 15g 水煎，送服木香面 4.5g，治食积胃痛。

（8）黑香附 12g，砂仁 3g，甘草 3g，研细末，每服 2～3g，治气痛。

（9）沉香、肉桂粉各 1g，温开水调服，每日 2～3 次，用于胃痛寒凝气滞者。

（10）五灵脂 9g，枯矾 4.5g，共研细粉，分两次开水送服，治血瘀胃痛。

2. 针灸　如下所述。

（1）针刺内关、足三里、中脘，适用于各种胃痛。

（2）艾灸中脘、足三里、神阙，适用于虚寒性胃痛。

3. 外治法　腰脐膏（沉香、小茴香、乳香、肉桂、麝香）每次一张，微火化开，贴脐腹，功能温中散寒，暖腹止痛，用于脾胃虚寒胃痛。

六、病案选录

杨××，男，62 岁，2014 年 12 月 4 日初诊。

病史：胃痛一个多月，饭后疼痛加重，伴纳呆，反酸、受凉易发，遇温则适，过去有胃痛史已十余年。苔白、脉沉细。

辨证施治：患者年老体弱，久病身虚，脾胃虚寒为其本，气滞血瘀为其标，治宜温中健脾，理气活血，标本兼治。

处方：高良姜9g，香附9g，吴萸6g，蒲黄9g，五灵脂9g，白芷9g，枳壳9g，草蔻9g，白芍15g，甘草6g。

二诊：上方服两剂，胃痛减轻，已不反酸，食欲也好转。脉舌如前。效不更方。

三诊：胃脘不痛，食欲增进，苔薄白，脉有起色。遵原方服用，以巩固之。

（李 琰）

第二节 吐酸

一、概述

吐酸即泛吐酸水之意，常与胃痛兼见，但亦可单独出现。常见于西医的消化性溃疡病、慢性胃炎和消化不良等。

二、辨证论治

1. 脾胃虚寒 如下所述。

主症：吐酸时作，兼吐清水，口淡喜暖，脘闷食少，少气懒言，肢倦不温，大便时溏。舌淡苔白，脉沉弱或迟缓。

治法：温中散寒，和胃制酸。

方药：吴茱萸汤合香砂六君子汤。

常用药：党参、白术、茯苓、甘草——甘温益胃；陈皮、半夏、香附、砂仁——行气降逆；吴茱萸——辛通下达以开郁结；生姜、大枣——温胃散寒补虚。

2. 肝胃郁热 如下所述。

主症：吐酸时作，胃脘灼热，口苦而臭，心烦易怒，两胁胀闷。舌红，脉弦。

治法：泄肝和胃。

方药：左金丸加味。

黄连——直折肝火；吴茱萸——辛通下达开郁结；白芍——敛肝养阴；竹茹——清热化痰；川楝子——行气导滞；鸡内金——消积化滞；牡蛎、石决明——制酸；或加乌贼骨、煅瓦楞。

3. 湿阻于胃 如下所述。

主症：吐酸时作，喜唾涎沫，时时欲吐，胸脘痞闷，嗳气则舒，不思饮食。舌淡红，苔白滑，脉弦细或濡滑。

治法：化湿和胃，理气解郁。

方药：越鞠丸加减。

苍术、白豆蔻——燥湿化痰；香附、厚朴、枳壳——行气导滞；神曲——健胃消食；栀子——清化郁热；生姜——温胃和胃。苍术、白豆蔻——燥湿化痰；香附、厚朴、枳壳——行气导滞；神曲——健胃消食；栀子——清化郁热；生姜——温胃和胃。

三、其他疗法

1. 针灸疗法 针刺中脘、内关、足三里。热证加刺阳陵泉，用泻法；寒证用补法，并加艾灸。

2. 饮食疗法 如下所述。

（1）凤凰衣粥：鸡蛋壳若干，去内膜洗净炒黄研末，每次6g加入热粥中服食。寒热证均宜。

（2）白胡椒海螵蛸煲猪肚：白胡椒12g，海螵蛸20g，猪肚1个，先将海螵蛸、白胡椒（打碎）放入洗净的猪肚内，并加入少量清水，然后把猪肚两端用线扎紧，慢火煮至烂熟，去海螵蛸及胡椒，调味分次食肉饮汤。适用于寒证吐酸。

（李 琰）

第三节 噎膈

一、概述

噎膈是因饮食不节、七情内伤、久病年老致食管狭窄，或津枯血燥致食管干涩，出现吞咽食物梗噎难下，甚则不能下咽入胃，食入即吐为主要表现的病证。

噎膈的证候表现较为复杂，一般规律是初起只表现为吞咽食物噎塞不顺，尚可咽下，继则随着噎塞的逐渐加重，出现固体食物难以下咽、汤水可入，最后汤水不下，咽后即吐。随着病邪日深，饮食逐渐不得，导致胃之阴津、脾之阳气均衰竭，出现全身虚脱，病情危重难医。也有终生梗噎不顺，一直未出现食饮格拒不下之症者。

西医学的食管癌、贲门癌，以及食管憩室、食管狭窄、食管炎、食管贲门失弛缓症、贲门痉挛、胃神经官能症等病症出现噎膈症状表现时，可参考本节内容辨证论治。

二、临床表现

初起咽部或食管内有异物感，进食时偶有滞留感，或轻度梗阻感；病情加重后呈持续性进行性吞咽困难，甚至食不得入，或食入即吐，夹有痰涎。常伴有咽部干燥，胃脘不适，胸膈疼痛，甚则形体消瘦、肌肤甲错、精神疲惫等。

三、相关检查

胃镜检查为首选方法，可直接观察食管、贲门、胃体及病灶形态，并可在直视下作活组织病理学检查以确定病性。食管 X 线钡餐造影检查可观察到食管的蠕动，内壁的充盈、龛影、黏膜的变化，以及狭窄程度。食管 CT 扫描检查可显示食管与邻近纵隔器官的关系，但难以发现早期轻微病变。

四、鉴别诊断

1. 噎膈与反胃　二者均有食入即吐的症状。但噎膈以本虚标实为基本病理性质，正虚以阴虚有热为主，初起无呕吐，后期格拒，食物难下，食入即吐，此时病情较重，预后不良。反胃以正虚为主，多系阳虚有寒，饮食能顺利下咽，但经久复出，朝食暮吐，暮食朝吐，宿食不化，病证较轻，预后良好。

2. 噎膈与梅核气　二者症状均有咽中异物感。噎膈系痰积、瘀血等有形之物为主郁阻于食管致吞咽困难。梅核气是患者自觉咽中如有物梗阻，咯之不出，咽之不下，但饮食下咽顺利，无阻塞，以气机郁滞为主，为无形之邪所致。

五、辨证论治

（一）辨证要点

1. 辨标本虚实主次　噎膈以正虚为本，夹有气滞、痰积、血瘀等标实之证。因忧思恼怒、饮食所伤，致气滞、痰积、血瘀者，以实为主；因热饮伤津、年老久病伤肾而致津枯血燥，甚则气虚阳微者，属虚。病变初期病程短者多属实，或实中夹虚，病变中后期病程长者多以虚为主，或虚中夹实。实证主要以吞咽困难，梗塞不顺，胸膈胀痛为证候特点；虚证主要以食管干涩，饮食不下，或食入即吐为证候特征。临床又常见虚实夹杂之证候，尤当详辨其主次。

2. 辨病理性质　本病初起以标实为主，当辨其气、痰、瘀三者的主次，一般先见痰气交阻，若病情发展则为瘀血内结；病久往往由实转虚，多表现为阴血枯槁，终致气虚阳微。临床以邪实正虚并见者为多。若病程短，咽中不适，略有噎塞，重者吞咽欠利，饮食不减，症状发生和加重与情志因素有密切关系，多责之于气；若吞咽不利或困难，呕吐痰涎，胸闷，苔腻，脉滑，多责之于痰；若病程久，胸骨后疼痛固定，饮食难下，呕吐紫红色血，舌紫，脉细或涩，则多责之于瘀。病程日久正虚为主，见形体消瘦，皮肤干枯，舌红少津者，为津枯血燥；出现面色㿠白，形寒肢冷，面浮足肿为主者，为气虚阳微。临证时必须辨明标本的各自性质。

（二）治疗原则

本病的治疗旨在扶正与祛邪，当按邪正虚实主次，权衡标本缓急而施治。以开郁理气、滋阴润燥为治疗原则。且根据具体病情、病期的不同，有所侧重地运用理气、化痰、祛瘀之法。如初期标实为主，重在理气、化痰、行瘀，伴有火盛者结合清热解毒，少佐扶正、滋阴润燥之品；后期以本虚为主，重在扶正，应根据阴血枯槁和阳气衰微的不同，分别治以滋阴润燥或温补中阳，并可酌情配用理气、化痰、散瘀之品。根据标本虚实的主次缓急确定相应治法，病变初期或标实为主者，重在治标，适当补虚。治标不可过用辛散香燥之品，以免伤及津液，治本应注意顾护胃气。

（三）分证论治

1. 痰气交阻证　如下所述。

主症：吞咽时自觉食管梗阻不畅，胸膈痞满，甚则疼痛，情志舒畅时症减，精神抑郁时加重；伴嗳气呃逆，呕吐痰涎，口干咽燥，大便艰涩；舌质红，苔薄腻，脉弦滑。

证候分析：本证以痰气交阻，郁热伤津为主要病机。痰气交阻，食管不利则吞咽梗阻不畅，胸膈痞闷，甚则作痛；情绪舒畅，气机调畅则病减，精神抑郁则气机郁结，故病重，初期以气郁为主，易见此象；痰气交阻食管，易犯胃，胃气上逆，则嗳气呃逆，呕吐痰涎；气郁痰阻，津液不能上承下达，且郁热伤津，故咽干口燥，大便艰涩；舌质红、苔薄腻、脉弦滑皆为痰气交阻且郁热伤津之征象。本证以哽噎不畅，胸膈痞满，易随情绪增减，伴痰气交阻征象为辨证要点。

治法：开郁化痰，润燥降气。

方药：启膈散加减。若泛吐痰涎多，可加全瓜蒌、陈皮、半夏，或含化玉枢丹，以增化痰之力；若嗳气呕吐明显，加旋覆花、代赭石、姜汁增降逆和胃之效；若气郁化火，心烦口干，加山豆根、金果榄、栀子等增强清解郁热之效；若津伤较重，大便干涩，舌红少津，加玄参、天花粉、蜂蜜增强润燥生津之功；大便不通，加大黄、莱菔子等，便通即止，不可久用。

2. 津亏热结证　如下所述。

主症：吞咽梗塞而痛，水饮可下，食物难入，或入而复出，甚则滴水不入；伴胸背灼痛，五心灼热，口燥咽干，渴欲冷饮，大便干结，以及形体消瘦，肌肤干枯；舌质红而干或带裂纹、脉弦细数。

证候分析：本证以胃津亏耗，胃失润降为主要病机。胃津亏耗，食管失于濡润，故吞咽时梗塞作痛；初期食管郁结不重，且进水则食管得润，故水饮尚可下，但固体食物则难下；热结食管，胃气上逆，故食后复出；津亏热结，其热在阴，故五心烦热；热结津伤，胃肠枯燥，故口燥咽干，渴欲冷饮，大便干结；胃不受纳，无以化生精微，故形体消瘦，肌肤干枯；舌质红而干或带裂纹、脉弦细数皆为津亏热结之征象。本证以吞咽梗塞症状较重，伴津亏热结征象为辨证要点。

治法：滋阴养血，清热生津。

方药：沙参麦冬汤加减。若胃火偏盛，加用山栀、黄连、芦根、山慈姑、山豆根、白花蛇舌草、半枝莲等清胃泻火解毒；食入即吐者加竹茹、生姜汁和胃止呕；若胃阴枯竭，肠道失润，大便干结，加火麻仁、瓜蒌仁、何首乌润肠通便；若火盛灼津，大便不通，腹中胀满，可用大黄甘草汤泻热存阴，但宜中病即止；若食管干涩，口燥咽干，可另用五汁安中饮频频呷服，生津润燥，降胃散结。

3. 瘀血内结证　如下所述。

主症：饮食难下，甚则滴水不入，或虽下而复吐；胸膈疼痛，固定不移，面色暗黑，肌肤枯槁，形体消瘦；舌质紫暗，脉细涩。

证候分析：本证以瘀血内结为主要病机。病情深重，瘀血内结，阻于食管，因而胸膈疼痛，固定不移，饮食难下，甚则滴水不入；瘀阻位置偏下，则下而复吐；因饮食不入，生化乏源，津血亏虚不能充养肌肤，故肌肤枯槁，形体消瘦；面色暗黑、舌质紫暗、脉细涩皆为瘀血内结之征象。本证以梗噎不入或下而复吐，伴瘀血内结征象为辨证要点。

治法：滋阴养血，破血行瘀。

方药：通幽汤加减。瘀阻重者加乳香、没药、丹参、三七、蜣螂等，增强活血通络之力；瘀结甚者可更加三棱、莪术、炙穿山甲、急性子等，增强破结消瘀之力；若呕吐甚，痰涎多，可加海蛤粉、法半夏、瓜蒌等化痰止呕；若呕吐物如赤豆汁，为吐血，加云南白药化瘀止血；若服药即吐，难以下咽，可含化玉枢丹，开膈降逆后再服汤药。

4. 气虚阳微证　如下所述。

主症：长期吞咽受阻，水饮不下，泛吐大量黏液白沫，肢体浮肿，面色㿠白，精神疲惫，形寒气短，腹胀便溏；舌质淡，苔白，脉细弱。

证候分析：本证以阴损及阳，脾肾阳衰为主要病机。长期吞咽受阻，病情加重，脾阳衰微，饮食无以受纳和运化，津液输布无权，故饮食不下，泛吐痰涎；阳虚无以运化水谷、水液，故面色㿠白，肢体浮肿，腹胀便溏；舌质淡、苔白、脉细弱皆为气虚阳微之征象。本证以噎膈日久，伴脾肾阳虚证候为辨证要点。

治法：温补脾肾，益气回阳。

方药：补气运脾汤加减。临床应用时可加旋覆花、代赭石增强降逆之力；若泛吐白沫，加吴茱萸、丁香、白蔻仁温胃降逆；若伴明显的口咽干燥、形体消瘦等阴虚征象者，加石斛、麦冬、沙参滋养阴液；肾阳虚征象明显者，可加附子、肉桂、鹿角胶、肉苁蓉等温补肾阳。总之，噎膈的辨治主要是分清虚实的主次。急则治其标，即理气、化痰、行瘀，祛其邪毒；缓则治其本，以补气温阳、滋阴养血为主。临床用药多是虚实兼顾，标本同治。

六、其他疗法

（一）中成药

华蟾素注射液、六神丸、冬凌草片均适用于热毒郁结型；开郁顺气丸适用于气滞痰凝型；平消片适用于痰瘀互结之噎膈。

（二）单验方

（1）大黄鱼鳔100g，将鱼鳔洗净，沥干，用香油炸酥，取出制粉，装瓶备用。每次5g。每日3次，温水送服，可祛风活血、解毒抗癌，用于食管癌、胃癌。

（2）活壁虎5条，白酒500mL，用锡壶盛酒，将活壁虎放入，2天后可以服用。每次10mL，慢慢咽之，每日3次，饭前半小时服用。有祛瘀消肿之效，用于食管癌梗阻者。

（3）姜半夏、姜竹茹、旋覆花、代赭石、广木香、公丁香、沉香曲、豆蔻、川楝子、川朴、南北沙参、天麦冬、石斛、急性子、蜣螂、当归、仙鹤草。水煎服，日1剂。

（4）八仙膏。用藕汁、姜汁、梨汁、萝卜汁、甘蔗汁、白果汁、竹沥、蜂蜜等份和匀蒸熟，适量饮之，治疗噎食。

（杨玉忠）

第四节　反胃

一、概述

反胃是饮食入胃，宿谷不化，经过良久，由胃反出的病证。

西医学的胃、十二指肠溃疡，胃黏膜脱垂症，胃部肿瘤，胃神经官能症等，凡并发胃幽门痉挛、水肿、狭窄，引起胃排空障碍，而出现反胃症状者，可参考本篇内容辨证论治。

主症：食后脘腹胀满，朝食暮吐，暮食朝吐，宿谷不化，吐后转舒，神疲乏力，面色少华，手足不温，大便溏少，舌淡苔白滑，脉细缓无力。

治法：温中健脾，降气和胃。

方药：丁香透膈散（人参、白术、丁香、半夏、木香、香附、炙甘草、砂仁、神曲、白豆蔻、麦芽）。若吐甚者，加代赭石、旋覆花；若脾胃虚寒，四肢不温者加附子、干姜，若面色㿠白，四肢清冷，腰膝酸软，肾阳不足者，用右归丸。

二、其他疗法

简验方：

(1) 雪梨1个，丁香50粒，梨去核，放入丁香，外用纸面包好，煨熟吃。

(2) 守宫1~2只（去腹由杂物），鸡蛋1个。用法：将鸡蛋一头打开，装入壁虎蒸熟，每日服1个，连服数日。

(3) 木香调气散（《证治汇补》）。白豆蔻、丁香、木香、檀香、砂仁、甘草。

三、预防与调摄

此证之预防，就注意劳逸结合，增强体质；要怡情放怀，避免精神刺激；勿过量饮酒和恣食辛辣食物，免伤胃气；应外避六淫，免除外因之干扰。

在治疗中，宜内观静养，薄滋味，忌香燥，戒郁怒，禁房事。

（杨玉忠）

第五节　呃逆

呃逆是指胃气上逆动膈，以气逆上冲，喉间呃呃连声，声短而频，令人不能自止为主要临床表现的病证。呃逆古称"哕"，又称"哕逆"。西医学中的单纯性膈肌痉挛即属呃逆。而胃肠神经官能症、胃炎、胃扩张、胃癌、肝硬化晚期、脑血管病、尿毒症，以及胃、食管手术后等其他疾病所引起的膈肌痉挛，均可参考本节辨证论治。

一、病因病机

呃逆的病因有饮食不当，情志不遂，脾胃虚弱等。

(1) 饮食不当：进食太快太饱，过食生冷，过服寒凉药物，致寒气蕴蓄于胃，胃失和降，胃气上逆，并可循手太阴之脉上动于膈，使膈间气机不利，气逆上冲于喉，发生呃逆。如《丹溪心法·咳逆》曰："咳逆为病，古谓之哕，近谓之呃，乃胃寒所生，寒气自逆而呃上。"若过食辛热煎炒，醇酒厚味，或过用温补之剂，致燥热内生，腑气不行，胃失和降，胃气上逆动膈，也可发为呃逆。如《景岳全书·呃逆》曰："皆其胃中有火，所以上冲为呃。"

(2) 情志不遂：恼怒伤肝，气机不利，横逆犯胃，胃失和降，胃气上逆动膈；或肝郁克脾，或忧思伤脾，脾失健运，滋生痰浊，或素有痰饮内停，复因恼怒气逆，胃气上逆挟痰动膈，皆可发为呃逆。正如《古今医统大全·咳逆》所说："凡有忍气郁结积怒之人，并不得行其志者，多有咳逆之证。"

(3) 正气亏虚或素体不足：年高体弱，或大病久病，正气未复，或吐下太过，虚损误攻等，均可损伤中气，使脾胃虚弱；胃失和降；或胃阴不足，不得润降，致胃气上逆动膈，而发生呃逆。若病深及肾，肾失摄纳，冲气上乘，挟胃气上逆动膈，也可导致呃逆。如《证治汇补·呃逆》提出："伤寒及滞下后，老人、虚人、妇人产后，多有呃症者，皆病深之候也。"

呃逆的病位在膈，病变关键脏腑为胃，并与肺、肝、肾有关。胃居膈下，肺居膈上，膈居肺胃之间，肺胃均有经脉与膈相连；肺气、胃气同主降，若肺胃之气逆，皆可使膈间气机不畅，逆气上出于喉间，而生呃逆；肺开窍于鼻，刺鼻取嚏可以止呃，故肺与呃逆发生有关。产生呃逆的主要病机为胃气上逆动膈。

二、临床表现

呃逆的主要表现是喉间呃呃连声，声音短促，频频发出，患者不能自制。临床所见以偶发者居多，为时短暂，多在不知不觉中自愈；有的则屡屡发生，持续时间较长。呃声有高有低，间隔有疏有密，声出有缓有急。发病因素与饮食不当、情志不遂、受凉等有关。本病常伴胸膈痞闷，胃脘嘈杂灼热，嗳气等症。

三、诊断

(1) 临床表现以喉间呃呃连声，声短而频，令人不能自止为主症。
(2) 常伴胸膈痞闷，胃脘嘈杂灼热，嗳气，情绪不安等症。
(3) 多有饮食不当、情志不遂、受凉等诱发因素，起病较急。
(4) 呃逆控制后，作胃肠钡剂X线透视及内窥镜等检查，有助于诊断。

四、鉴别诊断

(1) 干呕与呃逆同有胃气上逆的病机，同有声无物的临床表现，二者应予鉴别。
(2) 呃逆的特点是气从膈间上逆，气冲喉间，其声短促而频；干呕的特点为胃气上逆，冲咽而出，其声长而浊，多伴恶心，属于呕吐病，不难鉴别。
(3) 嗳气与呃逆也同属胃气上逆，有声无物之证，然呃逆的特点为声短而频，令人不能自制；嗳气的特点则是声长而沉缓，多可自控。

五、辨证论治

(一) 辨证要点

1. 辨病情轻重　呃逆有轻重之分，轻者多不需治疗，重者才需治疗，故需辨识。若属一时性气逆而作，无反复发作史，无明显兼证者，属轻者；若呃逆反复发作，持续时间较长，兼证明显，或出现在其他急慢性疾病过程中，则属较重者，需要治疗。若年老正虚，重病后期及急危患者，呃逆时断时续，呃声低微，气不得续，饮食难进，脉细沉弱，则属元气衰败、胃气将绝之危重症。

2. 辨寒热虚实　呃声沉缓有力，胃脘不舒，得热则减，遇寒则甚，面青肢冷，舌苔白滑，多为寒证；呃声响亮。声高短促，胃脘灼热，口臭烦渴，面色红赤，便秘溲赤，舌苔黄厚，多为热证；呃声时断时续，呃声低长，气出无力，脉虚弱者，多为虚证；呃逆初起，呃声响亮，声频有力，连续发作，脉实者，多属实证。

3. 治疗原则　呃逆一证，总由胃气上逆动膈而成，故治疗原则为理气和胃、降逆止呃，并在分清寒热虚实的基础上，分别施以祛寒、清热、补虚、泻实之法。对于重危病证中出现的呃逆，急当救护胃气。

(二) 分证论 (治)

1. 实证　如下所述。

(1) 胃中寒冷

主症：呃声沉缓有力，胸膈及胃脘不舒，得热则减，遇寒则甚，进食减少，口淡不渴，舌苔白，脉迟缓。

治法：温中散寒，降逆止呃。

方药：丁香散。

方中丁香、柿蒂降逆止呃，高良姜、甘草温中散寒。若寒气较重，胸膈胀痛者，加吴茱萸、肉桂、乌药散寒降逆；若寒凝食滞，脘闷嗳腐者，加莱菔子、槟榔、半夏行气导滞；若寒凝气滞，脘腹痞满者，加枳壳、厚朴、陈皮；若气逆较甚，呃逆频作者，加刀豆子、旋覆花、代赭石以理气降逆；若外寒致呃者,可加紫苏、生姜。

(2) 胃火上逆

主症:呃声洪亮有力,冲逆而出,口臭烦渴,多喜饮冷,脘腹满闷,大便秘结,小便短赤,苔黄燥,脉滑数。

治法:清热和胃,降逆止呃。

方药:竹叶石膏汤。

方中竹叶、生石膏清泻胃火,人参(易沙参)、麦冬养胃生津,半夏和胃降逆,粳米、甘草调养胃气。可加竹茹、柿蒂以助降逆止呃之力。若腑气不通,痞满便秘者,可用小承气汤通腑泄热,亦可再加丁香、柿蒂,使腑气通,胃气降,呃逆自止。若胸膈烦热,大便秘结,可用凉膈散。

(3) 气机郁滞

主症:呃逆连声,常因情志不畅而诱发或加重,胸胁满闷,脘腹胀满,纳减嗳气,肠鸣矢气,苔薄白,脉弦。

治法:顺气解郁,降逆止呃。

方药:五磨饮子。

方中木香、乌药解郁顺气,枳壳、沉香、槟榔宽中行气。可加丁香、代赭石降逆止呃,川楝子、郁金疏肝解郁。若心烦口苦,气郁化热者,加栀子、黄连泄肝和胃;若气逆痰阻,昏眩恶心者,可用旋覆代赭汤降逆化痰;若痰涎壅盛,胸胁满闷,便秘,苔浊腻者,可用礞石滚痰丸泻火逐痰;若瘀血内结,胸胁刺痛,久呃不止者,可用血府逐瘀汤活血化瘀。

2. 虚证 如下所述。

(1) 脾胃阳虚

主症:呃声低长无力,气不得续,泛吐清水,脘腹不舒,喜温喜按,面色㿠白,手足不温,食少乏力,大便溏薄,舌质淡,苔薄白,脉细弱。

治法:温补脾胃,和中降逆。

方药:理中汤。

方中人参、白术、甘草甘温益气,干姜温中散寒。可加吴茱萸、丁香温胃平呃,内寒重者,可加附子、肉桂。若嗳腐吞酸,夹有食滞者,可加神曲、麦芽;若脘腹胀满,脾虚气滞者,可加香附、木香;若呃声难续,气短乏力,中气大亏者,可用补中益气汤;若病久及肾,肾失摄纳,腰膝酸软,呃声难续者,可分肾阴虚、肾阳虚而用金匮肾气丸、七味都气丸。

(2) 胃阴不足

主症:呃声短促而不得续,口干咽燥,烦躁不安,不思饮食,或食后饱胀,大便干结,舌质红,苔少而干,脉细数。

治法:益胃养阴,和胃止呃。

方药:益胃汤。

方中沙参、麦冬、玉竹、生地甘寒生津,滋养胃阴。可加炙枇杷叶、柿蒂、刀豆子以助降逆止呃之力。若神疲乏力,气阴两虚者,可加人参、白术、山药;若咽喉不利,胃火上炎者,可用麦门冬汤;若日久及肾,腰膝酸软,五心烦热,肝肾阴虚,相火挟冲气上逆者,可用大补阴丸加减。

六、其他疗法

1. 简验方 如下所述。

(1) 刀豆子10g(杵碎),枇杷叶6g,水煎服,适用于一般呃逆。

(2) 荜澄茄、高良姜等分,研末,每服3g(水煎剂量加倍),适用于胃寒呃逆。

(3) 柿蒂9g,水煎服。

(4) 鲜姜、蜂蜜各30g。用法:鲜姜取汁去渣,与蜂蜜共同调匀,一次服下。

(5) 南瓜蒂4只,水煎服,连服3~4次。

(6) 枇杷叶 30~90g，刷去毛，以水二碗，浓煎一碗服。

(7) 姜半夏 10g，荔枝核 24g，荷叶蒂 21g，水煎服。

2. 针灸　如下所述。

主穴：内关、膈俞。

配穴：足三里、中脘、太冲。

治法：先刺主穴，用中强刺激手法。体虚呃逆不止者，用艾柱直接灸膈俞、足三里。

七、预防与调摄

预防本病，平时要注意寒温适宜，避免外邪犯胃。注意饮食调节，不要过食生冷及辛热煎炸之物。患热病时不要过服寒凉。患寒证时不要妄投温燥。要情志舒畅、以免肝气逆乘肺胃。若呃逆是并发于一些急慢性疾病过程中，要积极治疗原发病证，这是十分重要的预防措施。

呃逆的轻症，多能逐渐自愈，无须特别治疗和护理。若呃逆频频发作，则饮食要进易消化食物，粥面中可加姜汁少许，以温宣胃阳，降气止呃。一些虚弱患者，如因服食补气药过多而频频呃逆者，可用橘皮、竹茹煎水温服。

（杨玉忠）

第九章

肝胆系病证

第一节 胁痛

一、概述

胁痛是以一侧或两侧胁肋部疼痛为主要表现的病证，也是临床较多见的一种自觉症状。

西医学中急性肝炎、慢性肝炎、肝硬化、肝寄生虫病、肝癌、急性胆囊炎、慢性胆囊炎、胆石症、胆管蛔虫以及肋间神经痛等，以上疾病为主要症状时均可以参考本节辨证论治。

二、临床表现

以一侧或两侧胁肋部疼痛为主要表现者，可以诊断为胁痛。胁痛的性质可以表现为刺痛、胀痛、灼痛、隐痛、钝痛等不同特点。部分患者可伴见胸闷、腹胀、嗳气、呃逆、急躁易怒、口苦、纳呆、厌食恶心等症。常有饮食不节、情志内伤、感受外湿、跌仆闪挫或劳欲久病等病史。

三、相关检查

胁痛以右侧为主者，多与肝胆疾病有关。

（1）检测肝功能指标以及甲、乙、丙、丁、戊等各型肝炎病毒指标，有助于病毒性肝炎的诊断。

（2）B型超声检查及CT、MRI可以作为肝硬化、肝胆结石、急慢性胆囊炎、脂肪肝等疾病的诊断依据。

（3）血生化中的血脂、血浆蛋白等指标亦可作为诊断脂肪肝、肝硬化的辅助诊断指标。

（4）检查血中胎甲球蛋白、碱性磷酸酶等指标可作为初步筛查肝内肿瘤的参考依据。

四、鉴别诊断

胁痛应与悬饮相鉴别：悬饮亦可见胁肋疼痛，但其表现为饮留胁下，胸胁胀满，持续不已，伴见咳嗽、咳痰、咳嗽、呼吸时，疼痛加重，且常喜向病侧睡卧，患侧肋间饱满，叩诊呈浊音，或兼见发热，一般不难鉴别。

五、辨证论治

（一）辨证要点

胁痛辨证应分清气血虚实。胀痛多属气郁，且疼痛游走不定，时轻时重，症状轻重变化与情绪有关；刺痛多属血瘀，且痛处固定不移，疼痛持续不已，局部拒按，入夜尤甚；实证多以气机郁滞、瘀血内阻、湿热内蕴为主，病程短，来势急，证见疼痛较重而拒按，脉实有力。虚证多为阴血不足，脉络失养，证见疼痛隐隐，绵绵不休，且病程较长，来势较缓，并伴见全身阴血亏虚之证。

（二）分证论治

1. 肝郁气滞 如下所述。

主症：胁肋胀痛，走窜不定，甚则痛引胸背肩臂，疼痛因情志变化而增减，胸闷腹胀，嗳气频作，得嗳气而胀痛稍舒，纳少口苦，舌苔薄白，脉弦。

证候分析：肝气失于条达，阻于胁络，故胁肋胀痛；气属无形，时聚时散，聚散无常，故疼痛走窜不定；情志变化与肝气之郁结关系密切，故疼痛随情志变化而有所增减；肝经气机不畅，故胸闷气短；肝气横逆，易犯脾胃，故食少嗳气；脉弦为肝郁之象。

治法：疏肝解郁，理气止痛。

方药：柴胡疏肝散（《景岳全书》）。

方中柴胡、枳壳、香附、川楝子疏肝理气，解郁止痛；白芍、甘草养阴柔肝，缓急止痛；川芎活血行气通络。

若胁痛甚，可加青皮、延胡索以增强理气止痛之力；若气郁化火，证见胁肋掣痛，口干口苦，烦躁易怒，溲黄便秘，舌红苔黄者，可去方中辛温之川芎，加山栀、丹皮、黄芩、夏枯草；若肝气横逆犯脾，证见肠鸣，腹泻，腹胀者，可酌加茯苓、白术；若肝郁化火，耗伤阴津，致精血亏耗，肝络失养，证见胁肋隐痛不休，眩晕少寐，舌红少津，脉细者，可去方中川芎，酌配枸杞子、菊花、首乌、丹皮、栀子；若兼见胃失和降，恶心呕吐者，可加半夏、陈皮、生姜、旋覆花等；若气滞兼见血瘀者，可酌加丹皮、赤芍、当归尾、川楝子、延胡索、郁金等。

2. 肝胆湿热 如下所述。

主症：胁肋胀痛或灼热疼痛，口苦口黏，胸闷不适，纳呆食少，恶心呕吐，小便黄赤，大便质黏不爽，或兼有发热恶寒，身目发黄，舌红苔黄腻，脉弦滑数。

证候分析：湿热蕴结于肝胆，肝络失和，胆不疏泄，故胁痛口苦；湿热中阻，升降失常，故胸闷纳呆，恶心呕吐；肝开窍于目，肝火上炎，则目赤；湿热交蒸，胆汁不循常道而外溢，可出现目黄、身黄、小便黄赤；舌苔黄腻，脉弦滑数均是肝胆湿热之证。

治法：清热利湿。

方药：龙胆泻肝汤（《兰室秘藏》）。

方中龙胆草清泻肝胆湿热；山栀、黄芩清泻肝火；川楝子、枳壳、延胡索疏肝理气止痛；泽泻、车前子清热渗湿。

若兼见发热，黄疸者，加茵陈、黄柏以清热利湿退黄；若肠胃积热，便秘，腹胀腹满者，可加大黄、芒硝；若湿热煎熬，结成砂石，阻滞胆管，证见胁肋剧痛连及肩背者，可加金钱草、海金沙、川楝子，或酌情配以硝石矾石散；呕吐蛔虫者，先以乌梅丸安蛔，再予驱蛔。

3. 瘀血阻络 如下所述。

主症：胁肋刺痛，痛有定处，痛处拒按，入夜尤甚，胁肋下或见有癥块，舌质紫暗，脉象沉涩。

证候分析：肝郁日久，气滞血瘀，或跌仆损伤，致瘀血停着，痹阻胁络，故胁痛如刺，痛处不移，入夜痛甚；瘀结停滞，积久不散，则渐成癥块；舌质紫暗，脉象沉涩，均属瘀血内停之征。

治法：祛瘀通络。

方药：血府逐瘀汤（《医林改错》）或复元活血汤（《医学发明》）。

方中当归、川芎、桃仁、红花，活血化瘀，消肿止痛；柴胡、枳壳疏肝调气，散瘀止痛；制香附、川楝子、广郁金，善行血中之气，行气活血，使气行血畅；五灵脂、延胡索散瘀活血止痛；三七粉活血散瘀、止痛通络。

若因跌打损伤而致胁痛，局部积瘀肿痛者，可酌加穿山甲、酒军、瓜蒌根破瘀散结，通络止痛。

4. 肝络失养 如下所述。

主症：胁肋隐隐作痛，悠悠不休，遇劳加重，口干咽燥，心中烦躁不安，头晕目眩，舌红或绛，少苔，脉细弦而数。

证候分析：肝郁日久化热，耗伤肝阴，或久病体虚，精血亏损，不能濡养肝络，故胁络隐痛，悠悠不休，遇劳加重；阴虚易生内热，故口干咽燥，心中烦躁不安；精血亏虚，不能上荣，头晕目眩；舌红或绛，少苔，脉细弦而数，均为阴虚内热之象。

治法：养阴柔肝。

方药：一贯煎（《柳州医话》）。

方中生地、枸杞子、黄精、沙参、麦冬可滋补肝肾，养阴柔肝；当归、白芍、炙甘草，滋阴养血，柔肝缓急；川楝子、延胡索疏肝理气止痛。若阴亏过甚，舌红而干，可酌加石斛、玄参、天冬；若心神不宁，而见烦躁不寐者，可酌配酸枣仁、炒栀子、合欢皮；若肝肾阴虚，头目失养，而见头晕目眩者，可加菊花、女贞子、熟地等；若阴虚火旺，可酌配黄柏、知母、地骨皮等。

六、针灸治疗

1. 基本处方　期门、支沟、阳陵泉、足三里。

肝募期门疏利肝胆气机，行气止痛；支沟、阳陵泉上下相伍，和解少阳，疏肝泄胆，舒筋活络，缓急止痛；配足三里取"见肝之病，当先实脾"之意。

2. 加减运用　如下所述。

（1）肝气郁结证：加太冲以疏肝理气。诸穴针用泻法。

（2）湿热蕴结证：加中脘、阴陵泉、三阴交以清热利湿。诸穴针用平补平泻法。

（3）瘀血阻络证：加合谷、膈俞、血海、三阴交、阿是穴以化瘀止痛。诸穴针用泻法。

（4）肝阴不足证：加肝俞、肾俞、太溪、太冲以滋肾养肝。诸穴针用平补平泻法。

七、病案选录

贾××，女，37岁，2013年1月20日初诊。

病史：右胁胀痛二三年，加重约半年。胁痛呈间歇发作，伴肩困，背困，偶尔左胁也痛，缓解时好如常人。素日性情急躁，月经不调，一年仅来潮二次，饮食二便正常，脉沉滑，舌质暗，舌体稍胖，苔白，肝功能化验正常，曾在某医院摄片检查，诊为："胆囊浓缩功能不良。"

辨证施治：肝气郁结，气滞血瘀而致胁痛。治以疏肝理气，活血通络之法。

处方：柴胡6g，枳壳9g，香附9g，青皮12g，茯苓18g，川芎6g，当归12g，赤芍12g，焦山楂12g，甘草3g。水煎服。

二诊：药后诸证减轻，照上方加益母草12g。

嗣后依上方为基础，稍加化裁，共服二十余剂，胁痛基本消失，近两月月经按时来潮，脉舌和一般情况均属正常。

（杨玉忠）

第二节　黄疸

一、概述

黄疸是感受湿热疫毒，肝胆气机受阻，疏泄失常，胆汁外溢所致，以目黄、身黄、尿黄为主要表现的常见肝胆病证。

本病证包括阳黄、阴黄与急黄，黄疸常并见于其他病证，如胁痛、胆胀、臌胀、肝癌等。

本病与西医所述黄疸意义相同，相当于西医学中肝细胞性黄疸、阻塞性黄疸、溶血性黄疸、病毒性肝炎、肝硬化、胆石症、胆囊炎以及出现黄疸的败血症等，均可参照本节辨证论治。

二、临床表现

以目黄、身黄、小便黄为特征，其中目黄为确诊本病的主要依据。患病初期，一般是黄疸还未出现,常以畏寒、发热、食欲不振、疲乏等类似感冒症状为先驱,3~5天后才出现黄疸,故应注意早期诊断。

三、鉴别诊断

阳黄以湿热为主,病程较短,黄色鲜明如橘色;急黄为阳黄之重症,湿热挟毒,郁而化火,热毒炽盛、黄色深褐如金,病情凶险;阴黄以寒湿为主,病程较长,黄色晦暗如烟熏。

四、辨证论治

(一)辨证要点

1. 辨阳黄与阴黄　阳黄由湿热所致,起病急,病程短,黄色鲜明如橘色,口干发热,小便短赤,大便秘结,舌苔黄腻,脉弦数,一般预后良好;阴黄由寒湿所致,起病缓,病程长,黄色晦暗如烟熏,脘闷腹胀,畏寒神疲,口淡不渴,舌淡白,苔白腻,脉濡缓或沉迟,一般病情缠绵,不易速愈。

2. 阳黄宜辨湿热轻重　热重于湿者,身目俱黄,黄色鲜明,发热口渴,恶心呕吐,小便短少黄赤,便秘,舌苔黄腻,脉弦数;而湿重于热者,身目俱黄,其色不如热重者鲜明,头重身困,胸脘痞满,恶心呕吐,便溏,舌苔厚腻微黄,脉弦滑。

(二)分证论治

1. 阳黄　如下所述。

(1) 热重于湿

主症:身热,口干苦而渴,欲饮水,目黄、身黄,黄色鲜明如橘子色。心中懊侬,食欲不振,脘腹不适,时有恶心,胸胁胀闷。小便黄赤,大便干或秘结。舌质红、舌苔黄、舌面少津;脉弦而数,或弦滑而数。

治法:清热化湿,佐以泄下。

方药:茵陈蒿汤加减。

绵茵陈30g,栀子12g,大黄10g,鸡骨草30g,车前草20g,茯苓15g,甘草6g。水煎服。

加减:腹胀满明显者可加枳实、厚朴、川楝子等;呕吐者可加竹茹、法夏、陈皮等,若因砂石阻滞胆管者,可加柴胡、枳实、郁金各12g,金钱草30g。

(2) 湿重于热

主症:目黄、身黄,色黄而不晶亮,身热不扬。头痛头重,如蒙如裹,困倦乏力,胸腹痞满,食少纳呆,厌食油腻,口虽渴而不欲多饮。大便不实,或溏而不爽,小便黄。舌尖赤,苔厚腻,或微黄;脉弦滑濡数。

治法:利湿化浊,佐以清热。

方药:茵陈五苓散加减。

绵茵陈30g,茯苓、猪苓各15g,白术、泽泻、藿香各12g,薏苡仁20g,布渣叶15g,厚朴10g,甘草6g。水煎服。

加减:可酌加藿香、佩兰、蔻仁;阳黄湿热并重者,宜改用甘露消毒丹利湿化浊,清热解毒;黄疸初起兼表证者,宜先用麻黄连翘赤小豆汤以解表清热利湿。

(3) 急黄

主症:发病急骤,黄色迅速加深,其色如金,高热烦渴,胁痛腹满,神昏谵语,或见衄血、便血,或肌肤出现瘀斑。舌质红绛,苔黄燥,脉滑数。

治法:清热解毒,凉营开窍。

方药:清瘟败毒饮加减。

水牛角30g,黄连、栀子、黄芩各15g,生地黄20g,玄参18g,石膏30g,牡丹皮、知母、赤芍各12g,大黄15g,金银花20g,人工牛黄3g(冲),甘草6g。水煎服。

2. 阴黄　如下所述。

（1）寒湿阻遏

主症：目身皆黄，黄色晦滞，脘腹胀满，遇寒则甚，食少纳呆，神疲乏力，肢冷畏寒，大便溏薄。舌淡胖嫩，舌苔白腻，脉沉细而迟。

治法：温中健脾化湿。

方药：茵陈术附汤。

茵陈、白术、附子、干姜、肉桂、炙甘草。

加减：可酌加苍术、厚朴、秦艽等。

（2）脾虚血亏

主症：面目及肌肤发黄，黄色不著，精神萎靡，全身或肢体浮肿，倦怠乏力，时时头晕，心悸气短，食少便溏。舌质淡白、边有齿痕，舌苔薄白；脉濡而细，或细弱无力。

治法：健脾温中，补养气血。

方药：黄芪建中汤。

黄芪、桂枝、白芍、甘草、大枣、饴糖。

加减：酌加党参、白术、当归、熟地等。

（3）瘀血停积

主症：身目发黄而晦暗，面色青紫暗滞，胁下有包块而疼痛不舒，皮肤可见蛛纹丝缕，大便黑，舌质青紫或有瘀斑，脉弦涩或细涩。

治法：活血化瘀退黄。

方药：膈下逐瘀汤。

桃仁、红花、赤芍、丹皮、五灵脂、当归、川芎、元胡、乌药、香附、枳壳、甘草。

加减：酌加茵陈等退黄药，也可合鳖甲煎丸。

五、其他疗法

简验方如下：

（1）虎茵汤：虎杖、茵陈、红枣各30g，煎成100mL，加糖适量，分两次服，连服至黄疸消退，适用于阳黄。

（2）青叶胆30g，煎服，每日3次，用于阳黄。

（3）金钱草30~60g煎服，适用于胆囊炎、胆石症引起的黄疸。

（4）青黛1.5g，明矾3g，共研细末，装入胶囊，做一日量，分三次服，具有清热消炎，排石退黄的作用，可用于黄疸经久不退的患者。

六、预防调护

感受外邪而引起的黄疸，多具有传染性，故应注意饮食卫生和餐具的消毒。

1. 阳黄　如下所述。

（1）休息：休息的好坏对疾病的发展与好转有密切关系。黄疸初期，注意休息，保存正气以抗御外邪，并应保持心情舒畅，使肝气调达以恢复其疏泄功能。

（2）饮食：片面强调三高一低（高蛋白、高碳水化合物、高热量、低脂肪）饮食，不利于肝炎（黄疸）患者肝功能的恢复。湿热之邪伤及脾胃，影响中焦气机升降，应予易于消化的食物，食欲恢复后，适当增加营养，起到补脾缓肝之效。禁食辛辣热及油腻助湿之品。

（3）针灸：黄疸消退缓慢者，可配合针灸，取穴肝俞、内关、足三里等。

2. 阴黄　全身症状如发热、无力等明显时，应很好休息，好转后，应适当参加体育锻炼如太极拳、气功等，增强体质，有利于疾病恢复。进食富有营养而又易于消化的食物，禁食辛辣油腻食物，以免阻碍脾胃气机的升降。

3. 急黄　绝对卧床休息。吃流质食物。频繁呕吐者，可补充液体。舒适的环境，愉快的精神状态，有利于病情的好转。密切观察脉证的变化，如出现脉微欲绝、神志恍惚，烦躁不安，黄疸加深，并有瘀斑、瘀点出现，乃病情恶化之兆，应组织力量，多途径给药，及时抢救。总之，各类黄疸的急性期，均应卧床休息，食欲及全身状况好转后，适当增加体育锻炼，动静结合；病程的始终均应保持精神愉快、心情舒畅，以利于疾病的恢复。

七、病案选录

阎××，男，40岁，2007年12月9日入院。

病史，全身黄染一周。病初似如感冒，未予介意，仅感全身乏力，食欲不振，泛泛欲呕，迅即全身发黄，皮肤发痒，大便发白，小便黄赤，脉弦数，苔黄腻。肝功能化验：胆红素4.8mg，黄疸指数60单位，麝浊16单位，麝絮（+++）谷丙转氨酶1 300单位，诊为急性黄疸型传染性肝炎，收住入院。

辨证施治：证属湿热黄疸，治以清热利湿之法。

处方：茵陈30g，栀子6g，大黄3g，茯苓12g，猪苓6g，泽泻4.5g，秦艽9g，木通6g，车前子12g。水煎服，每日一剂。

一周后，大便不白，恢复正常黄色，第十天黄疸消退，服19剂后，谷丙转氨酶降至120单位，其他各项均正常，又服9剂，复查肝功，全部正常。

（杨玉忠）

第三节　积聚

一、概述

积聚是腹内结块或痛或胀病证。积和聚有不同病情和病机：积是有形，固定不移，痛有定处，病属血分，乃为脏病；聚是无形，聚散失常，痛无定处，病属气分，乃为腑病。

西医的腹部肿瘤，肝脾肿大及增生型肠结核，胃肠功能紊乱，不完全性肠梗阻等疾病出现类似积聚的证候时，可参照本节辨证论治。

二、临床表现

1. 积证　如下所述。
(1) 腹部可扪及大小不同、质地较硬的包块，并伴有胀痛、刺痛。
(2) 病程较长，肿块出现前，相应部位常有疼痛，或兼有恶心、呕吐、腹胀等。
(3) 倦怠乏力，食欲减退，消瘦与虚损症状明显。
2. 聚证　如下所述。
(1) 腹中气聚，攻窜胀痛，以胀为主。
(2) 发作时可见气聚胀满的肠型，但不能扪到肿块。
(3) 反复发作，常见倦怠无力，食欲不振，大便溏薄等。

三、鉴别诊断

临证需与痞满、鼓胀鉴别：
(1) 痞满是患者自觉胸腹满闷、痞塞不通。但体检时，腹部无气聚胀急可见，更不能扪及坚积包块。
(2) 鼓胀为肚腹胀大、鼓之如鼓、腹内除积块外，尚有水液停聚，而积聚腹内无水液停聚。

四、辨证论治

（一）辩证要点

1. **辨积与聚的不同** 积与聚虽合称为一个病证，但两者是有明显区较别的。积证具有积块明显，固定不移，痛有定处，病程较长，多属血分，病情较重，治疗较难等特点；聚证则无积块，腹中气时聚时散，发有休止，痛无定处，病程较短，多属气分，一般病情较轻，相对地治疗亦较易。

2. **辨积块的部位** 右胁腹内积块，伴见胁肋刺痛、黄疸、食欲缺乏、腹胀等症状者，病在肝；胃脘部积块伴见反胃、呕吐、呕血、便血等症状者，病在胃；右腹积块伴腹泻或便秘、消瘦乏力，以及左腹积块伴大便次数增多、便下脓血者，病在肠。

3. **辨初、中、末期虚实的不同** 积证大体可分为初、中、末三期，一般初期正气未至大虚，邪气虽实而不甚，表现为积块较小、质地较软，虽有胀痛不适，而一般情况尚可。中期正气渐衰而邪气渐甚，表现为积块增大、质地较硬、疼痛持续，并有饮食日少，倦怠乏力，形体消瘦等症。末期正气大虚而邪气实甚，表现为积块较大、质地坚硬，疼痛剧烈，并有饮食大减，神疲乏力，面色萎黄或黧黑，明显消瘦等症。

（二）分证论治

1. **积证** 如下所述。

（1）瘀血内结

主症：腹中积块由小渐大，由软渐硬，固着不移，痛有定处，或在脘腹，或在胁肋，面黯消瘦，食欲缺乏乏力，或胸膈不利，食难下咽，或兼低热、衄血、黄疸，甚则形体渐羸，肌肤甲错。舌苔薄，舌质暗晦，或有瘀点、瘀斑。脉弦细或细涩。

治法：活血理气，软坚散结。

方药：膈下逐瘀汤加减。

五灵脂12g，当归12g，川芎10g，桃仁12g，丹参20g，赤芍12g，延胡索12g，红花10g，鳖甲30g，蒲黄10g，川楝子12g，枳壳12g，鸡内金12g，甘草6g。水煎服。

加减：若积块坚硬痛剧者，加三棱12g，莪术12g，三七末5g（冲服）。气虚者，加党参15g，黄芪20g，茯苓15g。血虚者，加熟地黄、首乌各15g，鸡血藤30g。阴虚者，加生地黄、沙参、麦冬、石斛各15g。

（2）脾虚积结

主症：脐腹或下腹部胀痛，常于活动时加重，并可触及逐渐增大的积块，大便稀溏，便中时或夹有黏冻及脓血，或便秘与腹泻交作，食欲减退，四肢倦怠，面色少华，日渐瘦羸。舌质淡或有瘀象。脉细涩，沉弦而细。

治法：补脾益气，和血消癥。

方药：大健脾丸。

人参、白茯苓、广陈皮、枳实、青皮、半夏曲、山楂肉、白术、谷芽、白豆蔻、广木香、川黄连。

（3）脾肾阳虚

主症：腹中积块明显，腹部疼痛剧烈，形寒肢冷，面色㿠白，精神委顿，形体羸瘦，或呕吐纳呆，或便中有黏冻下血，便溏泄利。舌淡胖或兼瘀象，苔白。脉沉细无力，尺部尤甚。

治法：温补脾肾，兼以消积。

方药：肾气丸。

干地黄、山药、山茱萸、泽泻、茯苓、牡丹皮、桂枝、附子。

（4）阴虚内热

主症：腹部积块久而不消，形体消瘦，口干咽燥，眩晕耳鸣，五心烦热，手掌发红，甚则潮热盗汗，或见齿衄鼻衄，大便下血，遗精崩漏等症。舌红少津，甚至光剥无苔。脉细数。

治法：滋阴清火。

方药：知柏地黄丸。

山药、山茱萸、丹皮、茯苓、泽泻、黄柏、知母、熟地。

2. 聚证　如下所述。

(1) 肝郁气滞

主症：脘腹胀满窜痛，或腹中有块，随气上下，时聚时散，发无定时，舌苔薄，脉弦。

治法：疏肝解郁，理气止痛。

方药：逍遥散加减。

柴胡12g，白芍15g，当归12g，薄荷6g，白术12g，茯苓15g，香附10g，青皮9g，延胡索12g，广木香6g（后下），甘草6g。水煎服。

加减：兼有痰湿者，加法半夏12g，陈皮6g，藿香10g。兼食滞者，加山楂15g，鸡内金10g、神曲9g。大便不畅或便秘者，加大黄12g，槟榔15g，枳实12g。

(2) 食滞痰阻

主症：腹胀或痛，纳呆便秘，或胸脘痞胀，腹部时有条索状物聚起或扪及，触按胀痛愈加，甚则便闭呕吐，满腹膨大硬痛，不能触按。舌苔腻或厚腻而黄，脉弦滑。

治法：消导化滞，理气化痰。

方药：三棱化积丸。

三棱、山楂肉、大黄、槟榔、蓬术、木香、青皮、陈皮、香附子、枳实、厚朴、缩砂、神曲、炒麦芽、制南星、姜半夏、萝卜子、黄连、桃仁、干漆、甘草。

五、其他疗法

简验方：

(1) 肿节风片，每次5片，每日3次或肿节风15g，水煎服。可用于脘腹部、右上腹及下腹部多处肿瘤。

(2) 醋炒三棱、莪术、黑白丑、槟榔、茵陈各15g，研细末，醋糊为丸，每服5g，1日2次，治腹中痞块。

(3) 甲鱼1只，黄泥封固，焙黄去泥，研细末，每服6g，1日3次，红糖调服，治疗脾脏肿大。

六、预防与调摄

积聚之病，起于情志失和者居多，故正确对待各种事物，解除忧虑，避免情志内伤，至关重要。饮食上应少食肥甘厚味及辛辣刺激之品，多吃新鲜蔬菜；平时应注意锻炼身体，如见胃脘痛、胁痛、泄泻便血等，应早期检查，及时治疗。

在调摄上，首先要做好患者的思想工作，使患者保持愉快的精神状态，积极配合治疗。积聚患者脾胃运化较差，食物新鲜，清淡可口而又富于营养。注意休息，切勿过劳，病情重者需卧床治疗。

七、病案选录

王××，男，36岁，2014年10月19日初诊。

病史：胁肋坠胀，疼痛半年多，并伴食欲不振，时而恶心，全身乏力，自觉右上腹有肿物，口干，小便黄，大便干。舌质暗，有瘀点，苔薄微黄，脉弦。望之面色晦暗，蜘蛛痣（+），肝大肋下三指，质柔韧，轻度触痛，脾大一指。肝功能化验：麝香草酚浊度试验16单位，麝香草酚絮状试验（+++），谷氨酸-丙酮酸转氨酶180单位。

辨证施治：肝胆湿热，湿浊留恋不去，瘀血滞留成积，治以清利湿热，活血化瘀之法。

处方：茵陈18g，栀子9g，茯苓12g，秦艽9g，赤芍12g，当归12g，丹参12g，郁金6g，柴胡6g，片姜黄6g，焦山楂12g，大黄6g。

二诊：服药四剂，大便偏稀，肝区痛减轻，食欲好转。苔薄而不黄，舌质瘀点变淡。

上方去大黄，加川楝子6g。

三诊：上方服八剂，食欲增加，肝区痛减，坠胀感也轻，舌质正常。

原方去大黄，加莪术9g，生牡蛎18g，枳壳9g。

四诊：服上方十一剂，病情稳定，复查肝功能TTT 9单位，TFT（＋），GPT正常，肝大一指，脾可及边。脉弦，苔薄白。

原方去大黄，片姜黄，加枳壳9g，白术9g。

五诊：又服上方十九剂，精神好，食欲增，偶尔肝区隐痛，复查肝功能正常，肝可及边，脾未触及，改逍遥丸以善其后。

（杨玉忠）

第四节 腹痛

一、概述

腹痛是指胃脘以下，耻骨毛际以上部位发生疼痛为主要表现的病证。

由于腹中有许多脏器，手足三阴经及足少阳、阳明等经脉也通于腹中，而许多病因，诸如六淫之邪，七情内伤，虫积食滞，气血亏虚，痰气瘀阻等，均可导致腹痛，所以，腹痛病证所涉范围甚广。就现代医学来说，诸如胃肠痉挛、急性胰腺炎、胃肠神经官能症、消化不良、部分肠炎、结肠炎等，凡以腹痛为主症者，皆可按此病辨治。

二、临床表现

一般来说，腹痛的诊断并不困难。凡以胃脘以下，耻骨毛际以上部位疼痛为主要表现者，便可断为腹痛。其寒热虚实及虫积瘀血等，又有不同特点。

寒痛：腹部拘急而痛，遇寒加重，得热稍缓，其脉沉迟。寒实者痛剧，常兼腹部坚满，气逆呕吐等；虚寒者喜温喜按，痛势绵绵而无增减。

热痛：其痛时作时止，腹中多有灼热感，伴口舌干燥，溲赤便结，舌红苔黄，脉洪数。

虚痛：痛势连绵，喜温喜按，或按之似痛重按却不痛。属气虚者，多兼身疲少气，似饥非饥，腹中空虚；血虚者常见腹中拘急而痛。

实痛：发病急骤，痛势剧烈，腹胀，便坚，拒按；或见呕逆痞满，饱食益甚，脉沉实等。

气滞痛：痛而兼胀，时轻时重，攻冲移行，部位不定，伴有胸脘满胀，嗳气或矢气后腹痛减轻等。

瘀血痛：腹中刺痛，痛处固定不移，多兼有口燥咽干，但欲漱水不欲咽，舌有瘀斑，脉细涩等。

食积痛：多食痛甚，便后稍安，其痛常始自胃脘，后及腹中，常伴有嗳腐吞酸，脉弦滑等。

三、鉴别诊断

内科腹痛，当与肠痈、疝气、霍乱、痢疾、积聚等腹痛相鉴别。

肠痈腹痛，多在右下腹，痛重拒按，右足喜屈而畏伸；疝气腹痛，多伴有少腹拘急，痛引阴股；霍乱腹痛，多伴有上吐下泻，绞痛不已，厥冷转筋等；痢疾腹痛，多伴有后重逼迫，便下脓血等；积聚之痛，多见腹中包块，有形可征，痛处固定不移等。其他诸如妇科腹痛，多伴有经带胎产之异常，医者若能用心体察，鉴别并无困难。

四、辨证论治

（一）辨证要点

1. **辨性质** 疼痛暴作，遇冷痛剧，得热痛减者，为寒痛；痛处灼热，时轻时重，腹胀便秘，得凉痛减,为热痛;腹痛胀满,痛处不定,攻撑作痛,得嗳气矢气则胀痛减轻者,为气滞痛。腹部刺痛,痛无休止,痛处不移,拒按,入夜尤甚者,为血瘀痛;脘腹胀满,嗳气频作,嗳后稍舒,痛甚欲便,便后痛减者,为伤食痛。

2. 辨急缓　突然发作,腹痛较剧,伴随症状明显者,多因外感时邪,饮食不节,蛔虫内扰等,属急性腹痛;发病缓慢,病程迁延,腹痛绵绵,痛势不甚,多由内伤情志,脏腑虚弱,气血不足,属慢性腹痛。

3. 辨部位　大腹疼痛,多为脾胃、大小肠受病;脐腹疼痛,多为虫积;胁腹、小腹疼痛多为厥阴肝经受病;小腹疼痛,多为膀胱病变。

（二）分证论治

1. 阳气亏虚　如下所述。

主症:腹痛绵绵,喜温喜按,饥饿或劳累加重,进食或休息后稍减,伴有畏寒肢冷,身疲气短等症。舌淡苔白,脉虚细无力。

治法:温补脾肾,散寒止痛。

方药:小建中汤。

饴糖30g,桂枝9g,芍药18g,生姜9g,大枣6枚,炙甘草6g。

若肝胃虚寒,症见脘腹疼痛,呕逆涎沫,巅顶疼痛等,可用吴茱萸汤加减治疗。脾肾阳虚,症见腹中疼痛,汗出肢厥者,可用四逆汤类治之。肝肾虚寒,少腹痛重者,可用暖肝煎加减治疗。诸虚寒腹痛,证见少气乏力,动则汗出者,重用参、芪多有效验。

2. 阴血不足　如下所述。

主症:腹中拘急而痛,连绵不止,伴有面白无华,心悸多梦,纳少身疲,甚或潮热颧红,五心烦热,夜卧盗汗,身体消瘦等。舌红少苔,脉细数或细弱。

治法:滋阴养血,缓急止痛。

方药:四物汤加味。

熟地、当归、川芎、芍药、木香、陈皮。

若腹痛连绵,喜温喜按,面白身瘦,少气乏力者,可用当归生姜羊肉汤常服。腹痛兼有五心烦热者,可酌加地骨皮、制百部、青蒿、鳖甲等益阴清热;气血两虚者可合用四君子汤;肝肾阴精俱虚者,可用左归丸治之。

3. 寒邪内阻　如下所述。

主症:腹痛急骤,得温痛减,遇冷更甚,口和不渴,小便清利,大便溏薄。舌苔白腻,脉沉弦。

治法:温里散寒。

方药:正气天香散加减。

香附、乌药各12g,紫苏叶10g,陈皮6g,木香6g（后下）,高良姜12g,延胡索10g,干姜、甘草各6g。水煎服。

若腹痛兼有呕吐者,可加半夏、茯苓、生姜;腹中雷鸣切痛,胸胁逆满,呕吐痰水者,可用附子粳米汤治疗;寒实内结,胁下偏痛,大便不通者,可用大黄附子汤或温脾汤治疗;若绕脐疼痛,汗出肢厥,脉沉紧者,可用大乌头煎治疗。

4. 实邪壅滞　如下所述。

主症:腹部痞满胀痛,按之益甚,口渴引饮,潮热自汗,矢气频转,或下利清水,或便结不通等。舌质偏红,苔黄燥,脉沉实。

治法:通腑泄热。

方药:小承气汤。

厚朴、枳实、大黄。

若腹痛及胁,口苦心烦,往来寒热,大便秘结者,可用大柴胡汤治疗;若胀重痛轻,大便不通者,可用厚朴三物汤治之;少腹满痛,瘀血不行者,可用桃核承气汤;热盛津伤,无水舟停者,增液承气汤主之。

5. 肝胃气滞　如下所述。

主症：腹痛而胀，攻窜不定，痛引少腹，时有胸胁胀满，情绪急躁等。舌正苔白，脉弦。

治法：疏肝和胃，理气止痛。

方药：柴胡疏肝散。

柴胡、枳壳、芍药、甘草、陈皮、香附、川芎。

若肝郁化火，胁腹胀痛，口苦耳鸣，甚或动血者，可用化肝煎治疗；若七情郁结，脾胃失和，吐泻交作者，可用《局方》七气汤治疗；若气病及血，心腹疼痛者，可用乌药散治疗。

6. 瘀血内结　如下所述。

主症：腹痛如刺，部位不移，按之痛甚，或有积块可征等。舌质青紫，或有瘀斑；脉细涩而沉。

治法：理气活血，化瘀消癥。

方药：祛痛散。

青皮、五灵脂、川楝子、穿山甲、大茴香、沉香、木香、槟榔、砂仁、高良姜、玄胡、没药。

若是瘀血部位偏上，痛在脐腹者，可用膈下逐瘀汤治疗；少腹刺痛，或见气块者，用少腹逐瘀汤；心腹痛兼有腿、臂疼痛，或有外伤，或见积聚者，可用活络效灵丹加减治疗。

7. 饮食停聚　如下所述。

主症：脘腹胀满疼痛，拒按恶食，嗳腐吞酸，或痛而欲泻，泻后痛减，或大便秘结，舌苔腻，脉滑实。

治法：消食导滞。

方药：保和丸加减。

神曲12g，山楂15g，连翘12g，法半夏10g，陈皮6g，莱菔子15g，大腹皮12g，枳实12g，鸡内金10g，甘草6g。水煎服。

若脾气虚弱，饮食内停，症见食少难消，脘痞便溏，苔腻脉弱者，可用健脾丸治之；食停于内，寒热互结，心下痞痛，不思饮食，倦怠乏力者，可用枳实消痞丸治之；积滞日久，内生湿热，胶结胃肠，证见脘腹痞满胀痛，下利赤白，或大便秘结者，可用木香槟榔丸治之；若食滞气停，痰湿内生，脘腹胀痛满者，可用消导宽中汤治之。

五、其他疗法

1. 简验方　如下所述。

（1）肉桂，沉香粉各1g，和匀，温开水调服，治寒邪腹痛。

（2）木香粉、延胡索粉各1.5g，温开水调服，4小时一次，治寒阻气滞腹痛。

（3）白芍1.5g，甘草1.5g，研粉，温开水调服，治肠痉挛所致腹痛。

（4）立效散（《类证治裁》）：山楂肉、川楝子、茴香、枳实、茅术、香附、山栀、青皮、吴茱萸为末。治气滞腹痛。

（5）活血汤（《寿世保元》）：当归、赤芍、桃仁、丹皮、元胡、乌药、香会、枳壳、红花、官桂、木香、川芎、甘草。治血瘀腹痛。

2. 针灸　如下所述。

（1）针刺：腹痛取内关、支沟、照海；脐腹痛取阳陵泉、太冲、足三里、支沟、中脘、关元、天枢、公孙、三阴交、阳谷；腹中切痛取公孙；积痛取气海、中脘、隐白。

（2）灸法：脐中痛、大便溏者灸神阙。

3. 外治法　如下所述。

（1）花椒30g，葱白一撮，盐30g，麸皮250g，共炒热，布包，趁热敷熨痛处，适用于寒性腹痛。

（2）皮硝30~90g，打碎，布包，敷于痛处或脐部，用于因食滞，湿热蕴结引起的实证腹痛。

六、预防与调摄

腹痛的预防，主要注意以下几点：
（1）适寒温，避免外邪入侵。
（2）慎饮食，防止暴饮暴食，以免损伤脾胃元气。
（3）调情志，心情愉快，避免忧思郁怒等不良精神因素的刺激。

本病在调摄方面，应根据不同情况分别处理，如虚寒腹痛，饮食应以甘温之味，食滞腹痛，饮食则当予节制。对剧烈腹痛，或疼痛不止者，应卧床休息，并加强护理与临床观察。对伴见面色苍白、冷汗淋漓、肢冷、脉微者，尤应注意，谨防变故。

七、病案选录

郝××，男，46岁，2012年7月30日初诊。

病史：腹泻七月余。大便每日少则二三次，多则五六次；稀溏，不成形，无脓血，脐周隐疼，嗳气，矢气频繁，肛门下坠感，纳呆，口淡乏味，喜热饮，四肢乏力，腰困腿软，睡眠不实，半夜易醒。曾服多种抗生素，未见效果。脉弦，舌质暗，苔薄白。

辨证施治：病程日久，损伤脾胃，脾气虚弱则运化失职，胃失和降则气机失调。证属脾虚泄泻，治以健脾和胃，理气止泻之法。

处方：党参9g，白术9g，茯苓9g，山药15g，薏苡仁30g，陈皮9g，广木香6g，马齿苋30g，赤芍9g，肉豆蔻9g，甘草6g。

二诊：服药四剂，大便成形，次数减少，每日一两次，腹痛亦轻，身软肢困也好转，乃以上方化裁，共服九剂，诸症得愈。

（蒋利魁）

第五节 泄泻

一、概述

泄泻以排便次数增多，粪质稀薄或完谷不化，甚则泻出如水样为特征，以大便溏薄而势缓者为泄，大便清稀如水而直下者为泻。两者虽有轻重，但无明确区别，统称泄泻。

泄泻与西医所说腹泻含义相似，可见于多种疾病，凡因消化器官发生器质性或功能性病变而致的腹泻。有各种细菌性食物中毒、肉食中毒等，有急性肠道感染，如病毒性肠炎、急性细菌性痢疾、霍乱、副霍乱等。有其他原因的急性肠炎，如急性出血性坏死性肠炎等。还有肠结核、结肠炎、结肠过敏症等都包括在中医泄泻的范畴。

二、临床表现

泄泻是以排便次数比正常增多，粪质稀溏，或如水注，腹痛肠鸣，食少腹胀或发热口渴等作为主要诊断依据。有暴饮暴食或误食不洁之物的病史。本病多发于夏秋季节，但一年四季均可发病。

三、鉴别诊断

泄泻与痢疾、霍乱均有大便次数增多，大便稀溏，甚则如水样，或完谷不化，或挟脓血，腹痛等。但痢疾以腹痛、里急后重、便脓血为主症。然霍乱是以吐泻并作，来势急骤，病情凶险，甚则腹中挛痛，汗出肢冷津竭亡阳之候，《伤寒论·辨霍乱病脉证治》："呕吐而利，是名霍乱。"

四、辨证论治

（一）辨证要点

1. 辨轻重缓急　泄泻而饮食如常，说明脾胃未败，多为轻症，预后良好；泻而不能食，形体消瘦，或暑湿化火，暴泄无度，或久泄滑脱不禁，均属重症。急性泄泻发病急，病程短，常以湿盛为主；慢性泄泻发病缓，病程较长，易因饮食不当、劳倦过度即复发，常以脾虚为主。或病久及肾，导致命门火衰，脾肾同病而出现五更泄泻。

2. 辨寒热虚实　粪质清稀如水，腹痛喜温，完谷不化，多属寒证；粪便黄褐，味臭较重，泻下急迫，肛门灼热，多属热证；凡病势急骤，脘腹胀满，腹痛拒按，泻后痛减，小便不利者，多属实证；凡病程较长，腹痛不堪且喜按，小便利，口不渴，多属虚证。

3. 辨泻下之物　大便清稀，或如水样，气味腥秽者，多属寒湿之证；大便稀溏，其色黄褐，气味臭秽，多为湿热之证；大便溏垢，臭如败卵，完谷不化，多为伤食之证。

4. 辨久泻的特点　久泻迁延不愈，倦怠乏力，稍有饮食不当，或劳倦过度即复发，多以脾虚为主；泄泻反复不愈，每因情志不遂而复发，多为肝郁克脾之证；五更飧泄，完谷不化，腰酸肢冷，多为肾阳不足。

（二）分证论治

1. 寒湿泄泻　如下所述。

主症：泄泻清稀，状似鸭溏，甚则如水泊下注、腹痛肠鸣，得热则减，脘闷不欲食，四肢发冷，面色青黄。轻则舌质淡，苔薄白，脉浮。寒重则脉沉迟或细弱。

治法：解表散寒，芳香化湿。

方药：藿香正气散加减。

藿香 12g，紫苏叶 10g，白芷 9g，厚朴 10g，大腹皮 9g，法半夏 12g，陈皮 6g，茯苓 12g，甘草 6g。水煎服。

若表寒较重者可加荆芥、防风；若湿困较重者，兼见胸闷纳呆，肢体倦怠，舌苔白腻，脉象濡缓，可加苍术、木香。

2. 湿热泄泻　如下所述。

主症：腹痛即泻，泻下急迫，粪色黄褐臭，肛门灼热，心烦口渴，小便短赤，苔黄腻，脉濡数。

治法：清热利湿。

方药：葛根芩连汤加减。

葛根 20g，黄芩 12g，黄连 10g，金银花 15g，茯苓 12g，绵茵陈 15g，藿香 12g，车前子 15g，木香 6g（后下），火炭母 20g，甘草 6g。水煎服。兼见呕吐者，加姜半夏、姜竹茹；兼有食滞者，加山楂、谷芽、神曲；偏湿重者加薏仁、厚朴；若有外感风热表证者加连翘、薄荷。若在夏暑之间，发热头重，烦渴自汗等是暑湿入侵，表里同病，用新加香薷饮合六一散以解暑清热，利湿止泻。

3. 伤食泄泻　如下所述。

主症：腹痛肠鸣，大便臭如败卵，泻后痛减，脘腹痞满，纳呆，嗳腐吐酸，恶食，苔垢浊或厚腻，脉滑稍数。

治法：消食导滞。

方药：保和丸加减。

山楂 15g，神曲 12g，法半夏 10g，茯苓 15g，陈皮 6g，连翘 12g，布渣叶 15g，麦芽 15g，甘草 6g。水煎服。若食滞较重，脘腹胀满者，加枳实、槟榔或大黄以消导积滞，清利湿热。

4. 脾虚泄泻　如下所述。

主症：泄泻稀溏、完谷不化，不思饮食，稍进油腻则泄泻加重，脘腹痞满，按之则舒，倦怠乏力，面色萎黄。舌质淡红，边有齿痕、苔白，脉细弱无力。

治法：健脾益气。

方药：参苓白术散。

党参18g，白术15g，茯苓12g，山药15g，扁豆12g，陈皮6g，砂仁6g（后下），薏苡仁15g，鸡内金10g，黄芪12g，神曲10g，炙甘草6g。水煎服。

若脾阳虚衰，阴寒内盛，亦可用附子理中汤以温中散寒。若久泻不愈，中气下陷而兼有脱肛者，可用补中益气汤。

5. 肾虚泄泻　如下所述。

主症：黎明前作泄，肠鸣腹痛，缠绵不愈，泻下则安，形寒肢冷，腰膝酸软。舌质淡，苔薄白，脉沉细弱。

治法：温肾健脾，助阳固涩。

方药：四神丸加减。

补骨脂12g，吴茱萸10g，肉豆蔻6g，五味子6g，熟附子10g，炮姜9g，党参15g，白术12g，炙甘草6g。水煎服。

若年老气虚，中气下陷，久泻不止，加升麻、煨葛根、炙黄芪；或滑泻不止，加诃子肉、赤石脂。

6. 痰饮泄泻　如下所述。

主症：肠鸣辘辘有声，泄水样或泡沫夹黏液便，腹胀食少，泻则胀减，以泻为快。舌质淡，苔薄白微腻，脉弦滑或濡。

治法：健脾利湿，攻痰逐饮。

方药：己椒苈黄丸。

防己12g，椒目5g，葶苈子（炒）10g，大黄10g。

如痰涎壅盛，加紫苏子12g，莱菔子10g。气滞较甚，腹满较重，加川朴12g，槟榔10g。如果患者久病体虚，中气不足者，加人参10g（另炖服），白术15g，黄芪24g。

7. 瘀阻肠络　如下所述。

主症：腹痛泄泻，痛有定处，按之痛甚，泻后仍有不尽之感，泻下物多为紫黑血块。舌质紫黯，边有瘀血斑点，脉沉涩。

治法：活血化瘀，行气止痛。

方药：少腹逐瘀汤。

小茴香（炒）7粒，干姜（炒）0.6g，延胡索3g，没药（研）6g，当归9g，川芎6g，官桂3g，赤芍6g，蒲黄9g，五灵脂（炒）6g。

8. 脾虚泄泻　如下所述。

主症：腹痛泄泻，每因情志不畅而发，胸胁痞闷，嗳气食少，泻后痛仍不减，舌质淡红，苔薄白，脉弦。

治法：疏肝扶脾。

方药：痛泻要方。

炒白术90g，白芍（炒）60g，陈皮（炒）45g，防风60g。

若兼有湿热，大便夹有黏冻，加黄连、黄芩清热化湿；气滞胸胁痛甚者，加广木香。

五、其他疗法

1. 简验方　如下所述。

（1）暴泄不止，陈艾一把，生姜一块，水煎服。

（2）泄泻口渴，乌梅煎汤，日饮代茶。

（3）芡实、百合各60g，上二味煮稀饭共食治脾虚泄泻。

（4）车前子15g（包煎），白术30g，水煎服。每日一剂连服2~3天，治外感水泻。

（5）建莲肉500g，蜂蜜适量。炒研末，炼蜜为丸，每次开水吞服3g，一日三次，适用久泻。

2. 针灸 如下所述。
(1) 急性腹泻：针刺上巨虚（双）、天枢（双）、足三里（双）。
(2) 慢性腹泻：艾灸、上脘、天枢（双）、足三里（双）、关元。
3. 脐疗 如下所述。
(1) 大蒜。用法：捣烂，贴敷脐中，适用于虚寒久泻。
(2) 胡椒粉填满脐眼，用纱布盖贴，脐布固定，隔日更换一次，用于脾虚泄泻。

六、预防与调摄

泄泻是临床常见病证，若能及时正确治疗，多能痊愈，预后良好，且不留后遗症。部分患者因暴泻急剧，或治疗失宜，以致气阴两伤，脾胃虚衰，酿成亡阴亡阳之变，终成难治危候、死候者亦不鲜见。

病情向好的方面转化：可以通过脉象和症状来判断泄泻的转归。《金匮要略·下利病脉证治》说："下利脉沉弦者，下重也。""脉大者为未止，脉微弱数者，为欲自止，虽发热不死。"

病情转重：因饮食，起居，治疗失宜致病情加重。《素问·太阴阳明论》说："食欲不节，起居不时。则阴受之，阴受之则五脏，入五脏则慎满闭塞，下为飧泄，久为肠澼。"

难治证候：泄泻日久，脉实大者，不能食者难治。《素问·平人气象论》"泄而脱，血脉实者，皆难治。命曰反四时也"。《脉经·泄利之脉》"脉实紧，胃中有寒、苦不能食，时时利者，难治"。

泄泻之危候：《医宗金鉴·泄泻总括》"泄泻形衰脉实大，五虚哕逆手足寒，大孔直出无禁止，下泻上嗽命多难"。

要加强锻炼，增强体质，使脾旺不易受邪；消灭苍蝇，加强饮食卫生和水源管理，不吃腐败变质的食物，不喝生水，生吃瓜果要烫洗，要养成饭前便后洗手的良好习惯。泄泻患者要给予流质或半流质饮食，忌食辛热炙煿肥甘厚味。若暴泻耗材胃气，可给予淡盐汤、饭汤、米粥等以养胃气。若属虚寒泄泻，亦可予以淡姜汤饮之，温以振脾阳，调和胃气。

（蒋利魁）

第六节 便秘

一、概念

便秘是指大便排出困难，粪质干燥坚硬，秘结不通，艰涩不畅，排便次数减少或排便间隔时间延长，或虽有便意而排便无力、粪便不干亦难排出的病证。

西医学的功能性便秘、便秘型肠易激综合征、各种原因引起的肠黏膜应激能力减弱，或因直肠和肛周疾病、神经性疾病、慢性消耗性疾病、内分泌代谢疾病、结缔组织性疾病、药物作用、精神因素、医源性因素等而出现的便秘，均属本病的范畴，可参照本篇内容并结合辨病处理。至于因肠道或肠道临近脏器的肿瘤压迫，或其他腹腔内疾病并发的便秘，主要应针对原发病进行治疗。

二、源流

《内经》认为大小便的病变与肾的关系密切。如《素问·金匮真言论》说："北方色黑，入通于肾，开窍于二阴。"《伤寒论》则提出阳结、阴结及脾约之分，如《伤寒论·辨脉法》提出："其脉浮而数，能食，不大便者，此为实，名曰阳结也。其脉沉而迟，不能食，身体重，大便反硬，名曰阴结也。"《金匮要略·五脏风寒积聚病脉证并治》曰："趺阳脉浮而涩，浮则胃气强，涩则小便数，浮涩相搏，大便则坚，其脾为约。麻仁丸主之。"其后又有"风秘"、"气秘"、"热秘"、"寒秘"、"湿秘"及"热燥"、"风燥"等说。

宋代《圣济总录·卷第九十七·大便秘涩》指出："大便秘涩，盖非一证，皆荣卫不调，阴阳之气相持也。若风气壅滞，肠胃干涩，是谓风秘；胃蕴客热，口糜体黄，是谓热秘；下焦虚冷，窘迫后重，是谓冷秘;或肾虚小水过多,大肠枯竭,渴而多秘者,亡津液也。或胃燥结,时作寒热者,中有宿食也。"将本病的证治分类概括为寒、热、虚、实四个方面。

金元时期,张洁古首倡实秘、虚秘之别,《医学启源·六气方治》说:"凡治脏腑之秘,不可一例治疗,有虚秘,有实秘。有胃实而秘者,能饮食,小便赤。有胃虚而秘者,不能饮食,小便清利。"且主张实秘责物,虚秘责气。这种虚实分类法,经后世不断充实和发展,至今仍是临床论治便秘的纲领。《景岳全书·秘结》主张宗仲景把便秘分为阴结、阳结两类,有火的是阳结,无火的是阴结,进一步阐明了两者的病机与治则。

三、病因病机

便秘的发病,多因饮食不节、情志失调、外邪入里、劳倦久病、年老体弱等,导致脏腑功能失调,气血津液紊乱,大肠传导功能失常。

(一)病因

1. 饮食不节　饮酒过多,过食辛辣肥甘厚味,肠胃积热,大便干结;或恣食生冷,致阴寒凝滞,胃肠传导失司,造成便秘。

2. 情志失调　忧愁思虑过度,或久坐少动,每致气机郁滞,不能宣达,通降失常,传导失职,糟粕内停,不得下行,而致大便秘结。

3. 年老体虚　素体虚弱,或病后、产后及年老体虚之人,气血两亏,气虚则大肠传导无力,血虚则津枯肠道失润,甚则致阴阳两虚。阴亏则肠道失荣,以致大便干结,便下困难;阳虚则肠道失于温煦,阴寒内结,便下无力,大便艰涩。

4. 感受外邪　外感寒邪入里,阴寒内盛,凝滞胃肠,失于传导,糟粕不行而成冷秘。热病之后,肠胃燥热,耗伤津液,大肠失润,亦可使大便干燥。

(二)病机

基本病理为大肠传导失常,同时与肺、脾、胃、肝、肾等脏腑的功能失调有关。如胃热过盛,津伤液耗,则肠失濡润;脾肺气虚,则大肠传导无力;肝气郁结,气机壅滞,或气郁化火伤津,则腑失通利;肾阴不足,则肠道失润;肾阳不足,则阴寒凝滞,津液不通,皆可影响大肠的传导,发为本病。各种原因造成的失血、失液、血虚失养、津液不足亦可致便秘。

病理性质可概括为寒、热、虚、实四个方面。燥热内结于肠胃者,属热秘;气机郁滞者,属实秘;气血阴阳亏虚者,为虚秘;阴寒积滞者,为冷秘或寒秘。四者之中,以虚实为纲,热秘、气秘、冷秘属实,阴阳气血不足的便秘属虚。寒、热、虚、实之间,常有相互兼夹或相互转化。如热秘久延不愈,津液渐耗,可致阴津亏虚,肠失濡润,病情由实转虚;气机郁滞,久而化火,则气滞与热结并存;气血不足者,如受饮食所伤或情志刺激,则虚实相兼;阳气虚衰与阴寒凝结可以互为因果,见阴阳俱虚之证。

四、诊断与病证鉴别

(一)诊断依据

(1)排便间隔时间超过自己的习惯1天以上,或两次排便时间间隔3天以上,或1周排便次数少于3次。

(2)大便粪质干结,排出困难,或有排便不尽感,或有肛门直肠梗阻和肛门阻塞感。

(3)常伴腹胀、腹痛、口臭、食欲缺乏及神疲乏力、头眩心悸等症。

(4)常有饮食不节、情志内伤、劳倦过度等病史。

(二)病证鉴别

便秘与肠结:肠结多为急症,因大肠通降受阻所致,表现为腹部疼痛拒按,大便完全不通,且无矢气和肠鸣音,严重者可吐出粪便。便秘多为慢性久病,因大肠传导失常所致,表现为腹部胀满,大便干结艰行,可有矢气和肠鸣音,或有恶心欲吐,食纳减少。

（三）相关检查

对于便秘患者，大便常规、隐血试验应是常规检查内容。直肠指检有助于发现直肠癌、痔、肛裂、炎症、狭窄及外来压迫、肛门括约肌痉挛等。腹部平片可有助于确定肠梗阻的部位，对假性肠梗阻的诊断尤有价值。全消化道钡餐透视可了解钡剂通过胃肠道的时间、小肠与结肠的功能状态，能区分慢通过性便秘和排出道阻滞性便秘。结肠镜检查是排除大肠器质性病变的常用方法。对于排出道阻滞性便秘，进行直肠排便摄片可以了解肛门、直肠的结构和功能，排除直肠膨出、肠套叠、直肠脱垂、会阴异常下降等器质性疾病。

五、辨证

（一）辨证思路

便秘应分虚实，实者当辨热秘、气秘和冷秘，虚者当辨气虚、血虚、阴虚和阳虚的不同。热秘症见大便干结，伴腹胀腹痛，口干心烦，面红身热等；气秘症见大便干结，或不甚干结，欲便不得出，伴肠鸣矢气，腹中胀痛，嗳气频作等；冷秘症见大便艰涩，伴腹痛拘急，胀满拒按，手足不温等；气虚证可见大便并不干硬，虽有便意，但排便困难，用力努挣则汗出短气，并伴便后乏力，神疲懒言等；血虚证可见大便干结，面色无华，头晕目眩，心悸气短等症；阴虚证可见大便干结，如羊屎状，伴头晕耳鸣，心烦少眠，潮热盗汗等；阳虚证可见大便不干，排出困难，伴小便清长，四肢不温，腹中冷痛等症。

（二）证候

1. **实秘** 如下所述。

（1）热秘

1）症状：大便干结，腹胀腹痛，口干口臭，面红心烦，或有身热，小便短赤，舌红，苔黄燥，脉滑数。

2）病机分析：素体阳盛，或喜食辛辣燥热，好食肥甘厚味，或过饮烈酒，多服温热滋补之品，或外感热证，热邪伤肺，肺胃之津不能下达大肠，致使胃肠积热，耗伤津液，肠道干涩，故大便秘结。热盛于内，积热上蒸，故见面红身热，口干烦渴；热移膀胱，故见小便短赤；舌苔黄燥，脉象滑实为热结津伤之象。本证热结日久伤阴或耗伤正气，可合并阴虚、气虚之证。

（2）气秘

1）症状：大便干结，或不甚干结，欲便不得出，或便而不爽，肠鸣矢气，腹中胀痛，嗳气频作，纳食减少，胸胁痞满，舌苔薄腻，脉弦。

2）病机分析：多因情志不畅，忧愁多虑，气郁不畅，肝失条达，气机阻塞，肝木侮土，胃肠失和所致。气郁化火，腑气不通，浊气不降，大肠气机不畅，传导不利而致便秘。气滞于内，故见胸胁满闷，脘腹胀痛；腑气不降，故见肠鸣矢气，排便不畅；苔白，脉细弦为气滞之象。本证气郁日久化火，或耗伤正气，或推行乏力，可并见热结、气虚、血瘀之证。

（3）冷秘

1）症状：大便艰涩，腹痛拘急，腹满拒按，胁下偏痛，手足不温，呃逆呕吐，舌苔白腻，脉沉迟。

2）病机分析：多因外感阴寒之邪，或内伤久病，阳气耗伤，或过服生冷寒凉、伐伤阳气，阴寒内盛所致。寒凝于内，糟粕固于肠间，而失去正常传导功能，故见排便困难，发为冷秘。阴寒内盛，温煦失权，故见小便清长，喜热怕冷，少腹冷痛；舌淡苔白润，脉沉迟为寒凝之象。阳虚为寒凝之根本，故寒凝证多伴阳虚之证。

2. **虚秘** 如下所述。

（1）气虚秘

1）症状：大便并不干硬，虽有便意，但排便困难，用力努挣则汗出短气，便后乏力，面白神疲，肢倦懒言，舌淡苔白，脉弱。

2）病机分析：脾主运化，脾气虚弱，运化失职，糟粕内停，大肠传导无力，故虽有便意而临厕努挣；肺气虚弱，固摄无权，故汗出气短；脾气虚弱，化源不足，故见神疲气怯，肢倦懒言；舌淡苔薄白，脉弱为气虚之象。本证若气虚日久，阳气耗伤，可见并见阳虚之证。

(2) 血虚秘

1）症状：大便干结，面色无华，头晕目眩，心悸短气，健忘，口唇色淡，舌淡苔白，脉细。

2）病机分析：妇女产后，或大失血者，阴血丢失，络脉失养，不能下润大肠，肠道干涩，故见大便干结；血虚亦可致气虚，气血双虚，大肠推动乏力，以致大肠失去正常的传导功能，无力使大肠糟粕排出，也可致便秘。血虚则面色淡白无华，唇甲淡白，脉细涩；心血不足，故有心悸健忘；肝血不足，故头晕目眩。本证多与气虚、阴虚并存。

(3) 阴虚秘

1）症状：大便干结，如羊矢状，形体消瘦，头晕耳鸣，两颧红赤，心烦少眠，潮热盗汗，腰膝酸软，舌红少苔，脉细数。

2）病机分析：年老体弱，或久病之后，阴液耗伤，尤其形体干瘦阴精亏虚者，使全身脏腑失去濡养，其阴精亏虚，肠燥失养，干涩不畅，可致大便干结，状如羊屎。阴液不能上承，则口干少津；阴虚火旺，可见颧红面赤；肾阴不足，故见潮热盗汗，腰膝酸软，眩晕耳鸣；舌红苔少，脉细小数均为阴虚之象。阴虚日久，阴血暗伤，可伴有血虚便秘之证。

(4) 阳虚秘

1）症状：大便干或不干，排出困难，小便清长，面色㿠白，四肢不温，腹中冷痛，或腰膝酸冷，舌淡苔白，脉沉迟。

2）病机分析：气虚阳虚之体，或过食寒凉，损伤脾阳，脾阳不足，运化失职，津液不能正常运化输布，故见大便秘结。脾阳不振，阳气不能达于四末，故见畏寒肢冷；或年老体弱，命门火衰，下焦虚寒，故见少腹冷痛，或腰脊冷重，面色青淡；肾阳亏损，下焦温煦失权，阴液不得温而不能蒸发，故见小便清长，大便干或不干。本证多伴有寒凝证和气虚证。

六、治疗

（一）治疗思路

便秘的治疗应用通下为主，但绝不可单纯用泻下药，应针对不同的病因采取相应的治法。实秘为邪滞肠胃，壅塞不通所致，故以祛邪为主，给予泄热、温散、通导之法，使邪去便通；虚秘为肠失润养，推动无力而致，故以扶正为先，给予益气温阳、滋阴养血之法，使正盛便通。如《景岳全书·秘结》曰："阳结者邪有余，宜攻宜泻者也；阴结者正不足，宜补宜滋者也。知斯二者即知秘结之纲领矣。"

（二）基本治法

1. 泄热导滞，润肠通便法　如下所述。

(1) 适应证：热秘。

(2) 代表方：麻子仁丸加减。

(3) 常用药：大黄、枳实、厚朴通腑泄热；麻子仁、杏仁、白蜜润肠通便；芍药养阴和营。

(4) 加减：津液已伤，加生地、玄参、麦冬滋阴生津；肺热气逆，咳喘便秘，加瓜蒌仁、苏子、黄芩清肺降气以通便；兼郁怒伤肝，易怒目赤，加服更衣丸以清肝通便；燥热不甚，或药后大便不爽者，可用青麟丸以通腑缓下，以免再秘；若兼痔疮、便血，可加槐花、地榆清肠止血；热势较盛，痞满燥实坚，可用大承气汤急下存阴。

2. 顺气润肠，导滞通下法　如下所述。

(1) 适应证：气秘。

(2) 代表方：六磨汤加减。

(3) 常用药：木香调气；乌药顺气；沉香降气；大黄、槟榔、枳实破气行滞。

（4）加减：腹部胀痛加厚朴、大腹皮、莱菔子以助理气；便秘腹痛，舌红苔黄，气郁化火，加黄芩、栀子、龙胆草清肝泻火；气逆呕吐加旋覆花、代赭石、郁金、枇杷叶；若七情郁结，忧郁寡言者，加白芍、柴胡、合欢皮疏肝解郁；若跌仆损伤，腹部术后，便秘不通，属气滞血瘀者，可加红花、赤芍、桃仁活血化瘀。

3. 温里散寒，通便止痛法　如下所述。

（1）适应证：冷秘。

（2）代表方：温脾汤合半硫丸加减。前方温中散寒，导滞通便，用于冷积便秘，腹痛喜温喜按者；后方温肾祛寒散结，适用于老年虚冷便秘，怯寒，四肢不温者。

（3）常用药：附子温里散寒；大黄荡涤积滞；党参、干姜、甘草温中益气；当归、肉苁蓉养精血，润肠燥；乌药理气。

（4）加减：便秘腹痛加枳实、厚朴、木香助泻下之力；腹部冷痛，手足不温，加高良姜、小茴香增散寒之功。

4. 益气健脾，润肠通便法　如下所述。

（1）适应证：气虚秘。

（2）代表方：黄芪汤加减。

（3）常用药：黄芪补脾肺之气；麻仁、白蜜润肠通便；陈皮理气。

（4）加减：乏力汗出加白术、党参补中益气；排便困难，腹部坠胀，可合用补中益气汤升提阳气；气息低微，懒言少动，加用生脉散补肺益气；肢倦腰酸，可用大补元煎滋补肾气；脘腹痞满，舌苔白腻，加白扁豆、生薏苡仁健脾祛湿；脘胀纳少加炒麦芽、砂仁和胃导滞。

5. 养血润燥法　如下所述。

（1）适应证：血虚秘。

（2）代表方：润肠丸加减。

（3）常用药：当归、生地滋阴养血；麻仁、桃仁润肠通便；枳壳引气下行。

（4）加减：面白、眩晕甚，加玄参、何首乌、枸杞子养血润肠；手足心热，午后潮热，加知母、胡黄连清虚热；阴血已复，便仍干燥，可用五仁丸润滑肠道。

6. 滋阴通便法　如下所述。

（1）适应证：阴虚秘。

（2）代表方：增液汤加减。

（3）常用药：玄参、麦冬、生地滋阴生津；当归、石斛、沙参滋阴养血，润肠通便。

（4）加减：口干面红，心烦盗汗，加白芍、玉竹助养阴之力；便秘干结如羊屎状，加火麻仁、柏子仁、瓜蒌仁增润肠之效；胃阴不足，口干口渴，可用益胃汤；若肾阴不足，腰膝酸软，可用六味地黄丸；阴亏燥结，热盛伤津，可用增液承气汤增水行舟。

7. 温阳通便法　如下所述。

（1）适应证：阳虚秘。

（2）代表方：济川煎加减。

（3）常用药：肉苁蓉、牛膝温补肾阳；附子、火麻仁润肠通便，温补脾阳；当归养血润肠；升麻、泽泻升清降浊；枳壳宽肠下气。

（4）加减：寒凝气滞，腹胀较甚，加肉桂、木香温中行气止痛；胃气不和，恶心呕吐，加半夏、砂仁和胃降逆。

（三）复法应用

1. 益气养血，滋阴润肠法　如下所述。

（1）适应证：血虚气弱型便秘。症见面色苍白，神疲乏力，头晕，一心悸，排便不利，舌淡苔白，脉细弱无力。

（2）代表方：补中益气汤合四物汤加减。前方补益中气，后方养血行滞，两者合用气血双补。

(3) 常用药：黄芪、党参补中益气；当归、白芍、熟地黄养血滋阴；白术、茯苓、陈皮健脾助运。

(4) 加减：阴虚血燥加玄参、麦冬、生地滋阴生津；便秘干结如羊屎状，加火麻仁、柏子仁、瓜蒌仁润肠通腑。

2. 泄热调肝，行气导滞法　如下所述。

(1) 适应证：肝郁化火，气机阻滞之便秘。症见大便干结，坚涩难解，小腹胀痛，口干苦，头胀痛，目眩，烦躁，食少，舌红苔薄黄，脉细弦。

(2) 代表方：丹栀逍遥散合六磨汤加减。前方可疏肝清火，健脾养血；后方行气通腑。

(3) 常用药：丹皮、栀子清热泻火；柴胡、薄荷疏肝解郁；白芍养血敛阴，柔肝缓急；当归补肝体而助肝阳，使血和则肝和；白术、茯苓、甘草健脾益气；木香、槟榔、枳实破气行滞。

(4) 加减：郁热伤阴加生地、麦冬、沙参、玄参滋阴清火；气滞血瘀加桃仁、郁金、丹参、五灵脂化瘀行滞。

（四）其他疗法

1. 单方验方　如下所述。

(1) 蔓荆子60g，水煎服，每日3次。用于习惯性便秘。

(2) 白术30g，枳实15g，水煎服，每日3次。用于习惯性便秘。

2. 常用中成药　如下所述。

(1) 麻仁润肠丸：功能与主治：润肠泄热，行气通便。适用于肠胃积热，胸腹胀满，大便秘结。用法与用量：每次1~2丸，每日2次。

(2) 六味安消胶囊：功能与主治：和胃健脾，导滞消积，行血止痛。适用于胃脘胀满，消化不良，热结便秘。用法与用量：每次1.5~3g，每日2~3次。

(3) 枳术丸：功能与主治：健脾行气。适用于便秘脾虚气滞证。用法与用量：每次1袋，每日2次。

(4) 苁蓉通便口服液：功能与主治：滋阴补肾，润肠通便。适用于中老年人、病后产后等虚性便秘。用法与用量：每次10~20mL，每日1次。

（五）临证概要

1. 掌握通便中药分类，临床应用有的放矢　临床具有泻下作用的中药是治疗便秘的主要药物，依据作用的强弱有攻下、润下及峻下的区别。如大黄、芒硝、番泻叶、芦荟为攻下药；火麻仁、郁李仁、蜂蜜、黑芝麻等为润下药；牵牛子、芫花、大戟、甘遂、巴豆、商陆、千金子为峻下药。另外还可配合使用兼有通便作用的药物，如决明子、何首乌、肉苁蓉、柏子仁、桃仁、杏仁、瓜蒌、牛蒡子、紫菀、无花果等。

2. 攻下宜中病即止，久用易致脏腑损害　泻下药多作用峻猛，或具有毒性，易伤及正气及脾胃，故应中病即止。现代药理学证明长时间使用蒽醌类泻药可导致结肠黑病变和泻剂性结肠。番泻叶及其果实的主要活性成分番泻叶苷，可被大肠杆菌和其他肠道细菌分解成大黄酸蒽酮，后者结构上与丹蒽醌相似，有肝毒性。大黄也含大黄酸蒽酮。有报道称在长期服用番泻叶和其他植物性泻药的患者中发生肥大性骨关节病，或排便增加使液体大量排出体外，引起离子的丢失，造成代谢紊乱，如低钾血症。

3. 滋阴润肠宜合缓下，舟行仍需增液　"水不足以行舟，而结粪不下者"所引起的阴虚型功能性便秘在临床比较多见，当用养阴增液、润肠通便的方法。基本方为增液汤，常有药物有：生地、麦冬、玄参、玉竹、女贞子、墨旱莲、桑葚等。临证时可配合缓下之品，如决明子、何首乌。因津血同源，血虚则阴虚，故当归为常用的养血润肠通便的药物。对于阴血亏虚便秘，当归常配伍黄芪以益气养血，助推动之力；滋阴之品，常合果仁以滑利润肠，如五仁丸。舟行易，津复难，大便通畅后可去泻下之品，续以滋阴养血以固其本。

4. 补气运脾酌加升提，清升方能浊降　所谓欲降先升，故补气药常和升提药合用，以达升清降浊之功，常用升提药如升麻、柴胡、荷叶、桔梗等。气有推动作用，气虚则推动无力，出现排便不畅而便秘，故《伤寒论》中生用、重用白术，起到益气运脾通便的功效，临床多用于气虚便秘。临证时白术和枳实、黄芪和陈皮为常用药对。

5. 行气兼以导滞，疏理气机最相宜　便秘不通，总源于诸多因素导致的气机不通，大肠失于传导。且便秘不通，又易阻滞气机，导致脏腑的气机失调。故调理气机常贯穿便秘治疗的终始。如麻仁丸用枳实、厚朴，黄芪汤用陈皮，润肠丸、济川煎用枳壳。临床调理气机之主方为六磨汤。另外可视证候之轻重、体质之虚实，斟酌选用不同的调气药物，轻度便秘加用陈皮、枳壳、佛手；中度便秘加用青皮、枳实、厚朴、乌药、柴胡；重度便秘加用槟榔、莱菔子、沉香。针对慢性便秘，行气常合导滞，便行则气机易畅。导滞可选攻下之品，如大黄，但要中病即止，不宜久服。

6. 理脏腑之气机，尤重宣开肺气　肺为主气之枢，宣发肃降，是调节人体脏腑气机升降出入的重要器官。且肺与大肠相表里，肺气的开合影响大肠的传导功能。故调肺气是治疗慢性便秘的重要方法之一。治便秘，开肺气，首选紫菀。紫菀和莱菔子相配，可起到开肺气、启魄门的作用。另外可用于调节肺气、治便秘的药物还有枇杷叶、杏仁、桔梗、苏子。

七、特色经验

（一）临证经验

1. 以补为通　便秘多为本虚标实，虚实夹杂，故治疗当"以补为通"，使补虚而不壅滞，通腑而不伤正，虚实兼顾。临证每多选用白术等健脾补气之品。白术微辛，苦而不烈，其力多于散，有较好的健脾和胃之功，脾健胃和，脾升胃降则运化功能正常。白术小剂量以健脾为主，而通导则需大剂量。故以白术治疗便秘，每剂轻则30g，重者可用至120g，方能见效，乃取其"补药之体作泻剂，但非重用不为攻"之义。

2. 勿忘理肺　《灵枢·经脉》曰："肺，手太阴之脉，起于中焦，下络大肠，还循胃口，上膈属肺。"《血证论》云："肺移热于大肠则便结，肠津不润则便结，肺气不降则便结。"肺为脏腑的华盖，水之上源，主气而布散津液，倘若肺气宣降失常，津液失于敷布，肠腑乏于濡润，即便燥成秘。治疗时遵"上窍开则下窍自通"，启上开下，提壶揭盖，可治便秘，常用紫菀、桔梗、苦杏仁等，此为宣肺通腑法。

3. 调畅气机　《灵枢·口问》云："中气不足，溲便为之变。"泄泻乃脾升不足为主，便秘属胃降不足为甚。清气不升，浊气不降，均系升降失调，枢机不利所致。临床常用升麻、枳实、川厚朴、香附等调理胃肠气机，与紫菀、杏仁等药配合以开肺气通肠腑，使升降有序，出入有道，则糟粕自除。

4. 祛瘀通导　叶天士倡立"初病在气，久病在血"之说，某些患者便秘症状时间少则数月，多则数十年之久，多属久病入血，久病必瘀。临证酌情加用化瘀之品，如桃仁、莪术、生地黄、当归、酒大黄等，以活血行气，且有"瘀血去，新血生"之意，尤适于气血亏虚，瘀血内结之便秘。

（二）验案举例

案一

黄某，女，58岁。2012年6月13日初诊。习惯性便秘多年，有高血压、高脂血症及痔疮，最近自食香蕉等水果及麻仁丸，大便基本每日一行，先干后稀，腹不胀，但失眠严重，仅2~3小时，疲劳，食纳尚可，少有头昏，面黄不华，易汗，苔中部淡黄厚腻，质暗紫，有齿印，脉细滑。脾虚气滞，痰浊瘀阻，腑气不畅，心肾失交。处方：潞党参12g，生白术25g，炒枳实25g，黑芝麻10g，生首乌15g，桑葚子15g，法半夏10g，槟榔15g，山楂肉15g，决明子15g，酸枣仁25g，夜交藤25g，熟大黄6g，火麻仁15g，炒莱菔子10g。7剂。

二诊：自觉服药后有腹胀，隐痛，排便感，但便意难尽，苔黄腻质暗紫，脉细滑。脾虚气滞，腑气不畅。处方：生黄芪20g，生白术25g，炒枳实25g，当归10g，全瓜蒌25g，黑芝麻10g，火麻仁15g，生首乌15g，决明子15g，桑葚子12g，山楂肉15g，夜交藤20g，大腹皮10g，炙刺猬皮12g。12剂。

三诊：大便基本日行，有时稍软，痔疮好转，但肛门仍有坠胀感，口中黏腻不舒，寐差，苔中黄腻，脉细。上方加炒莱菔子10g，槟榔15g，去大腹皮，改夜交藤25g。14剂。

四诊：精神改善，大便日行，无腹胀，食量平平，苔中部黄腻质暗，脉细。初诊方再进，以求巩固。

按：本病病机关键是气虚无力推动，因虚而滞，腑气不通，故予补气行气，润肠通腑。同时兼顾其痰浊血瘀，气血不和，心肾不交，可谓标本兼顾。方中刺猬皮凉血止血，降逆止痛，对阴部诸疾如肠风下血、痔疮等有很好的消散作用。

案二

汤某，女，22岁。2013年10月10日初诊。便秘多年，频要蹲厕，欲排不畅，干结如栗，口干，有异味，纳食不香，面有痤疮，苔薄质暗，脉细滑。阴虚燥热，腑气失调。处方：生首乌15g，火麻仁15g，决明子15g，郁李仁12g，炒枳实15g，全瓜蒌20g，大生地15g，玄参12g，大麦冬10g，槟榔12g，风化硝（冲）3g。7剂。

二诊：大便趋向通畅，最后稍烂，一度排气较多，口干唇红，牙龈肿痛，舌苔黄，质暗，脉细弦滑。阴虚燥热，腑气不调。处方：生首乌15g，火麻仁15g，郁李仁15g，大生地15g，玄参12g，大麦冬12g，川石斛10g，炒枳实20g，全瓜蒌20g，槟榔15g，番泻叶（后下）15g。7剂。

药后大便通畅，牙龈肿痛亦消，未再服药，此后因他病来诊，知其多年便秘二诊告愈。

按：本证属阴虚肠燥，故滋液润肠是关键，兼以行气软坚，方以增液汤加味。

八、预后及转归

单纯性便秘，只需用心调治，则其愈较易，预后较佳。若属他病兼便秘者，则需查病情的新久轻重。若热病之后，余热未清，伤津耗液而大便秘结者，调治得法，热去津复，预后易佳。

便秘的转归还取决于是否合并其他疾病，如噎膈重症，常兼便秘，甚则粪质坚硬如羊矢，预后甚差。此外，老年性便秘和产后便秘，多属虚证。因气血不复，大便难畅，阳气不通，阴寒不散，便秘难除，因而治疗时难求速效。

九、预防与调护

注意合理膳食，以清淡为主，多吃粗纤维的食物及香蕉、西瓜等水果。按时登厕，养成定时大便的习惯。保持心情舒畅，加强身体锻炼，有利于胃肠功能的改善。

可采用食疗法，如黑芝麻、胡桃肉、松子仁等份，研细，稍加白蜜冲服，对阴血不足之便秘，颇有功效。外治可采用灌肠法，如中药保留灌肠或清洁灌肠等。

（蒋利魁）

第十章

肾系病证

第一节 淋证

一、定义

淋证是指由于肾虚，膀胱湿热，气化失司导致，以小便频急，滴沥不尽，尿道涩痛，小腹拘急，痛引腰腹为主要临床表现的一类病证。

二、病因病机

病机关键：湿热蕴结下焦，肾与膀胱气化不利。

1. 膀胱湿热　多食辛热肥甘之品或嗜酒过度，酿成湿热，下注膀胱，或下阴不洁，湿热秽浊毒邪侵入膀胱，酿成湿热，或肝胆湿热下注皆可使湿热蕴结下焦，膀胱气化不利，而见热淋、血淋、石淋、膏淋诸证。

2. 肝郁气滞　恼怒伤肝，肝失疏泄或气滞不宣，郁于下焦，致肝气郁结，膀胱气化不利，发为气淋。

3. 脾肾亏虚　久淋不愈，湿热耗伤正气，或劳累过度，房事不节，或年老、久病、体弱，皆可致脾肾亏虚，发为气淋、膏淋、血淋、劳淋等。

总之，淋证的病位在肾与膀胱，且与肝脾有关。其病机主要是肾虚，膀胱湿热，气化失司。肾与膀胱相表里，肾气的盛衰，直接影响膀胱的气化与开合。淋证日久不愈，热伤阴，湿伤阳，易致肾虚；肾虚日久，湿热秽浊邪毒容易侵入膀胱，引起淋证的反复发作。因此，肾虚与膀胱湿热在淋证的发生、发展及病机转化中具有重要的意义。淋证有虚有实，初病多实，久病多虚，初病体弱及久病患者，亦可虚实并见。实证多在膀胱和肝，虚证多在肾和脾。

三、诊断与鉴别诊断

（一）诊断

1. 发病特点　多见于已婚女性，每因疲劳、情志变化、不洁房事而诱发。
2. 临床表现　小便频急，滴沥不尽，尿道涩痛，小腹拘急，痛引腰腹，为各种淋证的主症，是诊断淋证的主要依据。根据各种淋证的不同临床特征，确定不同的淋证。病久或反复发作后，常伴有低热、腰痛、小腹坠胀、疲劳等症。
3. 理化检查　尿常规、尿细菌培养、X线片、肾盂造影、双肾及膀胱B超、膀胱镜。

（二）鉴别诊断

1. 癃闭　二者均可见小便短涩量少，排尿困难。但癃闭以排尿困难，全日总尿量明显减少，点滴而出，甚则小便闭塞不通为临床特征，排尿时不痛，每日小便总量远远低于正常，甚至无尿排出；而淋证以小便频急、滴沥不尽、尿道涩痛、小腹拘急、痛引腰腹为特征，排尿时疼痛，每日小便总量基本正常。

2. 尿血 二者均可见小便出血，尿色红赤，甚至尿出纯血等症状。尿血多无疼痛之感，虽亦间有轻微的胀痛或热痛；而血淋则小便滴沥而疼痛难忍。其鉴别的要点是有无尿痛。《丹溪心法·淋》曰："痛者为血淋，不痛者为尿血。"

3. 尿浊 二者均可见小便浑浊。但尿浊排尿时尿出自如，无疼痛滞涩感；而淋证小便频急，滴沥不尽，尿道涩痛，小腹拘急，痛引腰腹。以有无疼痛为鉴别要点。

四、辨证论治

（一）辨证要点

1. 辨明淋证类别 由于每种淋证都有不同的病机，其演变规律和治法也不尽相同，在此需要辨明淋证类别。辨识的要点是每种淋证的各自特征。起病急，症见发热，小便热赤，尿时热痛，小便频急症状明显，每日小便可达数十次，每次尿量少者为热淋；小便排出沙石或尿道中积有沙石，致排尿时尿流突然中断，尿道窘迫疼痛，或沙石阻塞于输尿管或肾盂中，常致腰腹绞痛难忍者为石淋；小腹胀满明显，小便艰涩疼痛，尿后余沥不尽者为气淋；尿中带血或夹有血块，并有尿路疼痛者为血淋；淋证而见小便浑浊如米泔或滑腻如脂膏者为膏淋；久淋，小便淋沥不已，时作时止，遇劳即发者为劳淋。

2. 辨虚实 在区别各种不同淋证的基础上，还需辨识证候的虚实。一般而言，初起或在急性发作阶段，因膀胱湿热、沙石结聚、气滞不利所致，尿路疼痛较甚，小便浑浊黄赤者，多为实证；淋久不愈，尿路疼痛轻微，溺色清白见有肾气不足、脾气虚弱之证，遇劳即发者，多属虚证。气淋、血淋、膏淋皆有虚、实及虚实并见之证，石淋日久，伤及正气，阴血亏耗，亦可表现为正虚邪实并见之证。

3. 辨标本缓急 各种淋证之间可以相互转化，也可以同时并存，所以辨证上应区别标本缓急。一般是本着正气为本，邪气为标；病因为本，证候为标；旧病为本，新病为标等标本关系进行分析判断。以劳淋转为热淋为例，从邪与正的关系看，劳淋正虚是本，热淋邪实为标；从病因与证候的关系看，热淋的湿热蕴结膀胱为本，而热淋的证候为标，根据急则治标，缓则治本的原则，当以治热淋为急务，从而确立清热通淋利尿的治法，先用相应的方药，待湿热渐清，转以扶正为主。同样在石淋并发热淋时，则新病热淋为标，旧病石淋为本，如尿道无阻塞等紧急病情，应先治热淋，后治石淋，治愈热淋后，再治石淋。

（二）治疗原则

实则清利，虚则补益，是治疗淋证的基本原则。实证有膀胱湿热者，治宜清热利湿；有热邪灼伤血络者，治宜凉血止血；有沙石结聚者，治宜通淋排石；有气滞不利者，治宜利气疏导。虚证以脾虚为主者，治宜健脾益气；以肾虚为主者，治宜补虚益肾。

（三）分证论治

1. 热淋 如下所述。

症状：小便频急短涩，尿道灼热刺痛，尿色黄赤，少腹拘急胀痛或有寒热，口苦，呕恶，或腰痛拒按，或有大便秘结，苔黄腻，脉滑数。

病机：湿热毒邪，客于膀胱，气化失司，水道不利；盖火性急迫，故溲频而急；湿热壅遏，气机失宣，故尿出艰涩，灼热刺痛；湿热蕴结，故尿黄赤；腰为肾之府，若湿热之邪侵于肾，则腰痛而拒按；上犯少阳，而见寒热起伏，口苦呕恶；热甚波及大肠，则大便秘结；苔黄腻，脉滑数，均为湿热为病之象。

治法：清热利湿通淋。

方药：八正散。大便秘结，腹胀，重用生大黄，加枳实；腹满便溏，去大黄；伴见寒热，口苦，呕恶，用小柴胡汤；湿热伤阴，去大黄，加生地、牛膝、白茅根；小腹胀满，加乌药、川楝子；热毒弥漫三焦，入营入血，用黄连解毒汤合五味消毒饮；头身疼痛，恶寒发热，鼻塞流涕，加柴胡、金银花、连翘。

2. 石淋　如下所述。

症状：实证者尿中时夹沙石，小便艰涩或排尿时突然中断，尿道窘迫疼痛，少腹拘急，或腰腹绞痛难忍，痛引少腹，连及外阴，尿中带血，舌红，苔薄黄；虚证者病久沙石不去，可伴见面色少华，精神委顿，少气乏力，舌淡边有齿印，脉细而弱，或腰腹隐痛，手足心热，舌红少苔，脉细带数。

病机：湿热下注，化火灼阴，煎熬尿液，结为沙石，瘀积水道，而为石淋；积于下则膀胱气化失司，尿出不利，甚则欲出不能，窘迫难受，痛引少腹；滞留于上，则影响肾脏司小便之职，郁结不得下泄，气血滞涩，不通则痛，由肾而波及膀胱、阴部；沙石伤络则尿血；沙石滞留，病久耗气伤阴，但终因有形之邪未去，而呈虚实夹杂之证。

治法：实证宜清热利湿，通淋排石；虚证宜益肾消坚，攻补兼施。

方药：石韦散。排石，加金钱草、海金沙、鸡内金；腰腹绞痛，加芍药、甘草；尿中带血，加小蓟、生地、藕节；尿中有血条血块，加川牛膝、赤芍、血竭；小腹胀痛，加木香、乌药；兼有发热，加蒲公英、黄柏、大黄；石淋日久，用二神散合八珍汤；阴液耗伤，用六味地黄丸合石韦散；肾阳不足，用金匮肾气丸合石韦散。

3. 气淋　如下所述。

症状：实证表现为小便涩痛，淋漓不宣，小腹胀满疼痛，苔薄白，脉多沉弦；虚证表现为尿时涩滞，小腹坠胀，尿有余沥，面白不华，舌质淡，脉虚细无力。

病机：肝主疏泄，其脉循少腹，络阴器，绕廷孔；肝郁气滞，郁久化火，气火郁于下焦，或兼湿热侵袭膀胱，壅遏不能宣通，故脐腹满闷，胀痛难受，小便滞涩淋漓，此为实证；年高体衰，病久不愈或过用苦寒、疏利之剂，耗气伤中，脾虚气陷，故小腹坠胀，空痛喜按；气虚不能摄纳，故溲频尿清而有余沥，小便涩滞不甚，是属气淋之属虚者。

治法：实证宜利气疏导，虚证宜补中益气。

方药：实证用沉香散，虚证用补中益气汤。胸闷胁胀，加青皮、乌药、小茴香；日久气滞血瘀，加红花、赤芍、川牛膝；小便涩痛，服补益药后，反增小腹胀满，加车前草、白茅根、滑石；兼血虚肾亏，用八珍汤倍茯苓加杜仲、枸杞、怀牛膝。

4. 血淋　如下所述。

症状：实证表现为小便热涩刺痛，尿色深红或夹有血块，疼痛满急加剧，或见心烦，舌苔黄，脉滑数；虚证表现为尿色淡红，尿痛涩滞不明显，腰酸膝软，神疲乏力，舌淡红，脉细数。

病机：湿热下注膀胱，热伤阴络，迫血妄行，以致小便涩滞而尿中带血；或心火炽盛，移于小肠，热迫膀胱，血热伤络，故血与溲俱下，血淋乃作；若热甚煎熬，血结成瘀，则溲血成块，色紫而黯，壅塞膀胱，见小腹急满硬痛，舌苔黄，脉滑数，均为实热表现；若素体阴虚，或淋久湿热伤阴，或素患痨疾，乃至肾阴不足，虚火亢盛，损伤阴络，溢入膀胱，则为血淋之虚证。

治法：实证宜清热通淋，凉血止血；虚证宜滋阴清热，补虚止血。

方药：实证用小蓟饮子，虚证用知柏地黄丸。热重出血多，加黄芩、白茅根，重用生地；血多痛甚，另服参三七、琥珀粉；便秘，加大黄；虚证，用知柏地黄丸加旱莲草、阿胶、小蓟、地榆；久病神疲乏力，面色少华，用归脾汤加仙鹤草，泽泻，滑石。

5. 膏淋　如下所述。

症状：实证表现为小便浑浊如米泔水，置之沉淀如絮状，上有浮油如脂，或夹有凝块，或混有血液，尿道热涩疼痛，舌红，苔黄腻，脉濡数；虚证表现为病久不已，反复发作，淋出如脂，小便涩痛反见减轻，但形体日渐消瘦，头昏无力，腰酸膝软，舌淡，苔腻，脉弱无力。

病机：下焦湿热，阻于络脉，脂液失其常道，流注膀胱，气化不利，不能分清泌浊，因此尿液混浊如脂膏，便时不畅，属于实证；病久肾气受损，下元不固，不能摄纳脂液，故淋出如脂，伴见形瘦乏力，腰膝酸软等虚象。

治法：实证宜清热利湿，分清泄浊；虚证宜补虚固涩。

方药：实证用程氏萆薢分清饮，虚证用膏淋汤。小腹胀，尿涩不畅，加乌药、青皮；小便夹血，加小蓟、蒲黄、藕节、白茅根；中气下陷，用补中益气汤合七味都气丸。

6. 劳淋　如下所述。

症状：小便不甚赤涩，但淋漓不已，时作时止，遇劳即发，腰酸膝软，神疲乏力，舌质淡，脉细弱。

病机：淋证日久或病情反复，邪气伤正，或过用苦寒清利，损伤正气，转为劳淋；而思虑劳倦日久，损伤心脾肾诸脏，正气益虚，遂使病情加重；肾虚则小便失其所主，脾虚气陷则小便无以摄纳；心虚则水火失济，心肾不交，虚火下移，膀胱失约，劳淋诸证由之而作。

治法：健脾益肾。

方药：无比山药丸。小腹坠胀，小便点滴而出，可与补中益气汤同用；面色潮红，五心烦热，舌红少苔，脉细数，可与知柏地黄丸同用；低热，加青蒿、鳖甲；面色少华，畏寒怯冷，四肢欠温，舌淡，苔薄白，脉沉细者，用右归丸或用鹿角粉3g，分2次吞服。

五、其他

1. 单验方　如下所述。

（1）生白果7枚，去壳去心存衣，捣碎；用豆浆1碗，煮沸，放入白果，搅匀即可食用，每日1次。适用于淋证的虚证。

（2）生鸡内金粉、琥珀末各1.5g，每日2次吞服。适用于石淋。

（3）金钱草6g，水煎代茶饮，每日1剂饮用。适用于石淋。

（4）大小蓟、白茅根、荠菜花各30~60g，水煎服，每日1剂口服。适用于血淋及膏淋。

（5）菟丝子10g，水煎服，每日3次口服。适用于劳淋。

（6）冬葵子为末，每次5g，每日3次口服。适用于气淋。

2. 中成药　如下所述。

（1）热淋清颗粒：每次4g，每日3次开水冲服。适用于热淋。

（2）八正合剂：每次15~20mL，每日3次口服。适用于热淋、石淋。

（3）尿感宁冲剂：每次15g，每日3~4次口服。适用于热淋。

（4）金钱草冲剂：每次1袋，每日3次冲服。适用于石淋。

（5）三金片：每次5片，每日3次口服。适用于各种淋证。

（6）清开灵注射液40~60mL，加5%葡萄糖注射液或0.9%氯化钠注射液250mL，每日1次静点。适用于淋证热毒较甚，热象明显者。

3. 针刺　如下所述。

主穴：肾俞、膀胱俞、京门、照海、天枢。

配穴：中级、三焦俞、阴陵泉、阳陵泉、交信、水道、足三里。

手法：中强刺激，留针15~30分钟，每日1~2次。适用于治疗肾结石、输尿管上段结石，促进通淋排石，缓解疼痛。

(蒋利魁)

第二节　癃闭

一、定义

癃闭是指由于肾和膀胱气化失司而导致小便量少，点滴而出，甚则小便闭塞不通为主症的一种病证。其中又以小便不利，点滴而短少，病势较缓者称为"癃"；以小便闭塞，点滴不通，病势较急者称为"闭"。

二、病因病机

病机关键：膀胱气化不利。

1. 湿热蕴结　中焦湿热不解，下注膀胱或肾热移于膀胱，膀胱湿热阻滞，导致气化不利，小便不通，而成癃闭。
2. 肺热气壅　肺为水之上源，热壅于肺，肺气不能肃降，津液输布失常，水道通调不利，不能下输膀胱；又因热气过盛，下移膀胱以致上、下焦均为热气闭阻，而成癃闭。
3. 脾气不升　劳倦伤脾，饮食不节或久病体弱，致脾虚而清气不能上升，则浊阴就难以下降，小便因而不利。
4. 肾元亏虚　年老体弱或久病体虚，肾阳不足，命门火衰，所谓"无阳则阴无以生"，致膀胱气化无权，而溺不得出；或因下焦积热，日久不愈，津液耗损，导致肾阴不足，所谓"无阴则阳无以化"，也可产生癃闭。
5. 肝郁气滞　七情内伤，引起肝气郁结，疏泄不及，从而影响三焦水液的运行及气化功能，致使水道的通调受阻，形成癃闭。
6. 尿路阻塞　瘀血败精或肿块结石，阻塞尿路，小便难以排出，因而形成癃闭。

总之，本病的病位，虽在膀胱，但与三焦、肺、脾、肾的关系最为密切，上焦之气不化，当责之于肺；中焦之气不化，当责之于脾；下焦之气不化，当责之于肾。肝郁气滞，使三焦气化不利，也会发生癃闭。此外，各种原因引起的尿路阻塞，均可引起癃闭。

三、诊断与鉴别诊断

（一）诊断

1. 发病特点　多由忧思恼怒，忍尿，压迫会阴部，过食肥甘辛辣及饮酒、贪凉、纵欲过度等引发本病。多见于老年男性或产后妇女及手术后患者。常有淋证、水肿病病史。
2. 临床表现　以排尿困难，排尿次数可增多或减少，全日总尿量明显减少，排尿无疼痛感觉，点滴而出或小便闭塞不通，点滴全无为临床特征。
3. 理化检查　肛门指诊、B超、腹部X线摄片、膀胱镜、肾功能检查。

（二）鉴别诊断

1. 淋证　二者均属膀胱气化不利，故皆有排尿困难，点滴不畅的证候。但癃闭则无刺痛，每天排出的小便总量低于正常，甚则无尿排出，癃闭感受外邪，常可并发淋证；而淋证小便频数短涩、滴沥刺痛，欲出未尽，每天排出小便的总量多为正常，淋证日久不愈，可发展成癃闭。《医学心悟·小便不通》："癃闭与淋证不同，淋则便数而茎痛，癃闭则小便短涩而难通。"
2. 关格　二者均可见小便量少或闭塞不通。但关格常由水肿、淋证、癃闭等经久不愈发展而来，是小便不通与呕吐并见的病证，常伴有皮肤瘙痒，口有尿味，四肢抽搐，甚或昏迷等症状；而癃闭不伴有呕吐，部分患者有水蓄膀胱之症候，但癃闭进一步恶化，可转变为关格。
3. 水肿　二者均可表现为小便不利，小便量少。但水肿是指体内水液潴留，泛滥肌肤，引起头面、眼睑、四肢浮肿，甚者胸、腹腔积液，并无水蓄膀胱之症候；而癃闭多不伴有浮肿，部分患者还兼有小腹胀满膨隆，小便欲解不能或点滴而出的水蓄膀胱之证。

四、辨证论治

（一）辨证要点

1. 细审主证　如下所述。

（1）小便短赤灼热、苔黄、舌红、脉数者属热；若口渴欲饮、咽干、气促者，为热壅于肺；若口渴不欲饮，小腹胀满者，为热积膀胱。

— 177 —

(2) 时欲小便而不得出，神疲乏力者属虚；若老年排尿无力，腰膝酸冷，为肾虚命门火衰；若小便不利兼有少腹坠胀、肛门下坠，为中气不足。

(3) 若尿线变细或排尿中断，腰腹疼痛，舌质紫暗者，属浊瘀阻滞。

2. 详辨虚实　癃闭有虚实的不同，因湿热蕴结、浊瘀阻塞、肝郁气滞、肺热气壅所致者，多属实证；因脾气不升、肾阳不足、命门火衰、气化不及州都者，多属虚证。若起病急，病程较短，体质较好，尿道窘迫，赤热或短涩，苔黄腻或薄黄，脉弦涩或数，属于实证。若起病缓，病程较长，体质较差，尿流无力，舌质淡，脉沉细弱，属于虚证。

（二）治疗原则

癃闭的治疗应根据"六腑以通为用"的原则，着眼于通，即通利小便。但在具体应用时，通之之法，又因证候的虚实而各异。实证治宜清湿热，散瘀结，利气机而通利水道；虚证治宜补脾肾，助气化，使气化得行，小便自通。同时，还要根据病因，审因论治，根据病变在肺、在脾、在肾的不同，进行辨证论治，不可滥用通利小便之品。此外，尚可根据"上窍开则下窍自通"的理论，用开提肺气法，开上以通下，即所谓"提壶揭盖"之法治疗。

（三）分证论治

1. 膀胱湿热　如下所述。

症状：小便点滴不通或量少而短赤灼热，小腹胀满，口苦口黏，或口渴不欲多饮，或大便不畅，舌质红，苔黄腻，脉沉数。

病机：湿热壅积于膀胱，故小便不利而热赤，甚则闭而不通；湿热互结，膀胱气化不利，故小腹胀满；湿热内盛，故口苦口黏；舌质红，苔黄腻，脉沉数或大便不畅，均因下焦湿热所致。

治法：清热利湿，通利小便。

方法：八正散。舌苔厚黄腻，加苍术、黄柏；心烦、口舌生疮糜烂，合导赤散；大便通畅，去大黄；口干咽燥，潮热盗汗，手足心热，舌尖红，用滋肾通关丸加生地、车前子、牛膝。

2. 肺热壅盛　如下所述。

症状：小便不畅或点滴不通，咽干，烦渴欲饮，呼吸急促或咳嗽，舌红，苔薄黄，脉数。

病机：肺热壅盛，失于肃降，不能通调水道，下输膀胱，故小便点滴不通；肺热上壅，气逆不降，故呼吸急促或咳嗽；咽干，烦渴，舌红，苔薄黄，脉数，都是里热内郁之征。

治法：清肺热，利水道。

方药：清肺饮。心烦，舌尖红或口舌生疮等症，加黄连、竹叶；大便不通，加杏仁、大黄；头痛、鼻塞、脉浮，加薄荷、桔梗。

3. 肝郁气滞　如下所述。

症状：小便不通或通而不爽，胁腹胀满，多烦善怒，舌红，苔薄黄，脉弦。

病机：七情内伤，气机郁滞，肝气失于疏泄，水液排出受阻，故小便不通或通而不爽；胁腹胀满，为肝气不舒之故。脉弦，多烦善怒，是肝旺之象；舌红，苔薄黄，是肝郁化火之势。

治法：疏利气机，通利小便。

方药：沉香散。肝郁气滞症状较重，合六磨汤；气郁化火，苔薄黄，舌质红，加丹皮、山栀。

4. 尿道阻塞　如下所述。

症状：小便点滴而下或尿如细线，甚则阻塞不通，小腹胀满疼痛，舌质紫暗或有瘀点，脉细涩。

病机：瘀血败精阻塞于内或瘀结成块，阻塞于膀胱尿道之间，故小便点滴而下或尿如细线，甚则阻塞不通，小腹胀满疼痛，舌质紫暗或有瘀点，脉涩，都是瘀阻气滞的征象。

治法：行瘀散结，清利水道。

方药：代抵当丸。瘀血现象较重，加丹参、红花；病久面色不华，加黄芪、丹参；小便不通，加用金钱草、海金沙、鸡内金、冬葵子、瞿麦。

5. 脾气不升　如下所述。

症状：时欲小便而不得出或量少而不爽利，气短，语声低微，小腹坠胀，精神疲乏，食欲不振；舌质淡，苔薄白，脉细弱。

病机：清气不升则浊阴不降，故小便不利；中气不足，故气短语低；中气下陷，升提无力，故小腹坠胀；脾气虚弱，运化无力，故精神疲乏，食欲不振；舌质淡，脉弱细，均为气虚之征。

治法：升清降浊，化气利水。

方药：补中益气汤合春泽汤。舌质红，加补阴益气煎；兼肾虚证候，加用济生肾气丸。

6. 肾阳衰惫　如下所述。

症状：小便不通或点滴不爽，排出无力，面色㿠白，神气怯弱，畏寒怕冷，腰膝冷而酸软无力，舌质淡，苔白，脉沉细而弱。

病机：命门火衰，气化不及州都，故小便不通或点滴不爽，排出无力；面色㿠白，神气怯弱，是元气衰惫之征；畏寒怕冷，腰膝酸软无力，脉沉细而弱，都是肾阳不足之征兆。

治法：温阳益气，补肾利尿。

方药：济生肾气丸。兼有脾虚证候，可合补中益气汤或春泽汤同用；形神委顿，腰脊酸痛，宜用香茸丸。

五、其他

1. 单验方　生大黄12g，荆芥穗12g，晒干后（不宜火焙，否则药力减弱）共研末，分2次服，每间隔4小时用温水调服1次，每日2次。适用于癃闭之肺热壅盛证。

2. 中成药　如下所述。

（1）参麦注射液60mL，加5%葡萄糖注射液或0.9%氯化钠注射液100mL，每日1次静点。适用于癃闭气阴两虚证。

（2）注射用红花黄色素氯化钠注射液100mL，每日1次静点。适用于癃闭之血瘀阻络证。

3. 针灸　如下所述。

选穴：足三里、中极、三阴交、阴陵泉。

刺法：反复捻转提插，强刺激。体虚者，灸关元、气海。

（蒋利魁）

第三节　遗精

一、定义

遗精是指不因性交而精液自行泄出，甚至频繁遗泄的病证。有梦而遗者，名为梦遗；无梦而遗，甚至清醒时精自滑出者，名为滑精，是遗精的两种轻重不同的证候。此外中医又有失精、精时自下、漏精、溢精、精漏、梦泄精、梦失精、梦泄、精滑等名称。

二、病因病机

本病病因较多，病机复杂，但其基本病机可概括为两点。一是火热或湿热之邪循经下扰精室，开合失度，以致精液因邪扰而外泄，病变与心肝脾关系最为密切；二是因脾肾本身亏虚，失于封藏固摄之职，以致精关失守，精不能闭藏，因虚而精液滑脱不固，病变主要涉及脾肾。

1. 肾虚不藏　恣情纵欲：青年早婚，房事过度或少年频犯手淫，导致肾精亏耗。肾阴虚者，多因阴虚火旺，相火偏盛，扰动精室，使封藏失职；肾气虚者，多因肾气不能固摄，精关失约而出现自遗。

2. 君相火旺　劳心过度：劳神太过，心阴暗耗，心阳独亢，心火不能下交于肾，肾水不能上济于心，心肾不交，水亏火旺，扰动精室而遗。

3. **气不摄精** 思虑过度,损伤心脾,或饮食不节,脾虚气陷,失于固摄,精关不固,精液遗泄。

4. **湿热痰火下注** 饮食不节,醇酒厚味,损伤脾胃,酿湿生热或蕴痰化火,湿热痰火,流注于下,扰动精室,亦可发生精液自遗。

综上所述,遗精的发病机制,主要责之于心、肝、脾、肾四脏。且多由于房事不节,先天不足,用心过度,思欲不遂,饮食不节等原因引起。

三、诊断与鉴别诊断

(一)诊断

每星期两次以上或一日数次,在睡梦中发生遗泄或在清醒时精自滑出,并有头昏、耳鸣、精神萎靡、腰酸腿软等症状,即可诊断为遗精。

(二)鉴别诊断

1. **生理性溢精** 一般未婚成年男子或婚后长期分居者,平均每月遗精1~2次或虽偶有次数稍增多,但不伴有其他症状者,均为生理性溢精。此时无须进行治疗,应多了解性知识,消除不必要的紧张恐惧心理。病理性遗精则为每星期两次以上,甚则每晚遗精数次。

2. **早泄** 早泄是男子在性交时阴茎刚插入阴道或尚未进入阴道即泄精,以致不能完成正常性交过程。其诊断要点在于性交时过早射精。而遗精则是在非人为情况下频繁出现精液遗泄,当进行性交时,却可能是完全正常的。其诊断要点在于非人为情况下精液遗泄,但以睡眠梦中多见。有时临床上两者可同时并存。

3. **小便尿精** 小便尿精是精液随尿排出或排尿结束后又流出精液,尿色正常而不混浊,古人将本症归于"便浊""白浊""白淫""淋浊"等疾病门中。其诊断要点是精液和尿同时排出或尿后流出精液。多因酒色无度、阴虚阳亢、湿热扰动精室、脾肾气虚等引起。

4. **尿道球腺分泌物** 当性兴奋时尿道外口排出少量黏稠无色的分泌物。其镜下虽偶见有精子,但并非精液,故要与遗精相鉴别。

5. **前列腺溢液** 某些中青年,因纵欲、酗酒、禁欲、手淫等,致使前列腺充血,腺泡分泌增加,腺管松弛扩张,在搬重物、惊吓、大便用力时,腹压增加,会阴肌肉松弛,会有数量不等的白色分泌物流出,称为前列腺溢液,亦称前列腺漏。

四、辨证论治

(一)辨证要点

1. **审察病位** 一般认为用心过度或杂念妄想,君相火旺,引起遗精的多为心病;精关不固,无梦遗泄的多为肾病;故前人有"有梦为心病,无梦为肾病"之说。但还须结合发病的新久以及脉证的表现等,才能正确地辨别病位。

2. **分清虚实** 初起以实证为多,日久则以虚证为多。实证以君相火旺及湿热痰火下注,扰动精室者为主;虚证则属肾虚不固,脾虚气不摄精,封藏失职。若虚而有热象者,多为阴虚火旺。

3. **辨别阴阳** 遗精属于肾虚不藏者,又当辨别偏于阴虚,还是偏于阳虚。偏于阴虚者,多见头昏目眩,腰酸耳鸣,舌质红,脉细数;偏于阳虚者,多见面白少华,畏寒肢冷,舌质淡,脉沉细。

4. **洞察转归** 遗精的发生发展与体质、病程、治疗恰当与否有密切关系。病变初期及青壮年患者多为火盛或湿热所致,此时若及时清泻则可邪退病愈;遗精日久必耗伤肾阴,甚则阴损及阳,阴阳俱虚,此时可导致阳痿、早泄、男子不育等。故对遗精日久不愈、有明显虚象或年老体衰者,治疗又当以补血为主。若治疗后遗精次数减少,体质渐强,全身症状减轻,则为病势好转,病将痊愈之象。

(二)治疗原则

遗精的基本病机包括两个方面,一是火邪或湿热之邪,扰及精室;二是正气亏虚,精关不固。治疗遗精切忌只用固肾涩精一法,而应该分清虚实,实证以清泄为主;虚证方可补肾固精。同时还应区分阴虚阳虚的不同情况，而分别采用滋养肾阴及温补肾阳的治法。至于虚而有热者，又当予以养阴清火，审证施治。

（三）分证论治

1. **心肾不交** 如下所述。

症状：每多梦中遗精，次日头昏且晕，心悸，精神不振，体倦无力，小便短黄而有热感。舌质红，脉细数。

病机：君火亢盛、心阴暗耗，心火不能下交于肾、肾水不能上济于心，水亏火旺，扰动精室，致精液走泄；心火偏亢，火热耗伤心营，营虚不能养心则心惊；外不能充养肌体，则体倦无力，精神不振；上不能奉养于脑，则头昏且晕；小便短黄而有热感，乃属心火下移小肠，热入膀胱之征；舌质红，脉细数，均为心营被耗，阴血不足之象。

治法：清心滋肾，交通心肾。

方药：三才封髓丹加黄连、灯芯草之类。方中天门冬补肺，地黄滋肾，金水相生也；黄柏泻相火，黄连、灯芯草清心泻火，俾水升火降，心肾交泰，则遗泄自止。若所欲不遂，心神不安，君火偏亢，相火妄动，干扰精室，而精液泄出者，宜养心安神，以安神定志丸治之。

2. **肾阴亏虚** 如下所述。

症状：遗精，头昏目眩，耳鸣腰酸，神疲乏力，形体瘦弱。舌红少津，脉弦细带数。

病机：恣情纵欲，耗伤肾阴，肾阴虚则相火妄动，干扰精室，致使封藏失职，精液泄出；肾虚于下，真阴暗耗，则精气营血俱不足，不能上承，故见头昏、目眩；不能充养肌肉，则形体瘦弱，神疲乏力；腰为肾之府，肾虚则腰酸；肾开窍于耳，肾亏则耳鸣；舌红少津，脉弦细带数，均为阴虚内热之象。

治法：壮水制火，佐以固涩。

方药：知柏地黄丸合水陆二仙丹化裁。方中知母、黄柏泻火，丹皮清热，地黄、山药、山茱萸、芡实、金樱子填精止遗。若遗精频作，日久不愈者，用金锁固精丸以固肾摄精。

3. **肾气不固** 如下所述。

症状：滑精频作，面白少华，精神萎靡，畏寒肢冷。舌质淡，苔白，脉沉细而弱。

病机：病久不愈，阴精内涸，阴伤及阳，以致下元虚惫，气失所摄，相关因而不固，故滑精频作；其真阴亏耗，元阳虚衰，五脏之精华不能上荣于面，则面白少华，精神萎靡，畏寒肢冷；舌淡、苔白，脉沉细而弱，均为元阳已虚，气血不足之征。

治法：补肾固精。

方药：偏于阴虚者，用六味地黄丸，以滋养肾阴；偏于阳虚者，用《济生》秘精丸和斑龙丸主之。前方偏于温涩，后者温补之力尤胜。

4. **脾虚不摄** 如下所述。

症状：遗精频作，劳则加重，甚则滑精，精液清稀，伴食少便溏，少气懒言，面色少华，身倦乏力。舌淡，苔薄白，脉虚无力。

病机：脾气亏虚，精失固摄，而见遗精频作；劳则更伤中气，气虚不摄，精关不固，则见滑精；频繁遗滑，故精液清稀；脾气亏虚，不能化成气血，心脉失养故心悸，气短，面色无华；脾虚气陷，无力升举故食少便溏，少气懒言；舌淡苔薄白，脉虚无力，均为脾气亏虚之象。

治法：益气健脾，摄精止遗。

方药：妙香散合水陆二仙丹或补中益气汤加减。方中人参、黄芪益气健脾生精；山药、茯苓健脾补中，兼以安神，远志、辰砂清心调神；木香调气；桔梗升清；芡实、金樱子摄精止遗。若以中气下陷为主可用补中益气汤加减。

5. **肝火偏盛** 如下所述。

症状：多为梦中遗泄，阳物易举，烦躁易怒，胸胁不舒，面红目赤，口苦咽干，小便短赤。舌红，苔黄，脉弦数。

病机：肝胆经绕阴器，肾脉上贯肝，两脏经络相连，如情志不遂，肝失条达，气郁化火，扰动精室，则引起遗精；肝火亢盛，则阳物易举，烦躁易怒，胸胁不舒；肝火上逆则面红目赤，口苦咽干；小便短赤，舌红苔黄，脉来弦数，均为肝火偏盛之征。

治法：清肝泻火。

方药：龙胆泻肝汤为主。方中龙胆草直折肝火，栀子、黄芩清肝，柴胡疏肝，当归、生地滋养肝血，泽泻、车前子、木通导湿热下行，肝火平则精宫自宁。久病肝肾阴虚者，可去木通、泽泻、车前子、柴胡等，酌加何首乌、女贞子、白芍等滋养肝肾之品。

6. 湿热下注　如下所述。

症状：遗精频作或尿时有精液外流，口苦或渴，小便热赤。苔黄腻，脉濡数。

病机：湿热下注，扰动精室，则遗精频作，甚则尿时流精；湿热上蒸，则口苦而渴；湿热下注膀胱，则小便热赤；苔黄腻，脉濡数，均为内有湿热之象。

治法：清热化湿。

方药：猪肚丸。猪肚益胃，白术健脾，苦参、牡蛎清热固涩，尚可酌加车前子、泽泻、猪苓、黄柏、萆薢等，以增强清热化湿之力。

7. 痰火内蕴　如下所述。

症状：遗精频作，胸闷脘胀，口苦痰多，小便热赤不爽，少腹及阴部作胀。苔黄腻，脉滑数。

病机：痰火扰动精室，故见遗精频作；痰火郁结中焦，故见胸闷脘胀，口苦痰多；痰火互结下焦，故见小便热赤不爽，少腹及阴部作胀；苔黄腻，脉滑数，均为痰火内蕴之征。

治法：化痰清火。

方药：猪苓丸加味。方中半夏化痰，猪苓利湿。还可加黄柏、黄连、蛤粉等泻火豁痰之品。如患者尿时不爽，少腹及阴部作胀，为病久夹有瘀热之征，可加败酱草、赤芍以化瘀清热。

(蒋利魁)

第四节　阳痿

一、定义

阳痿是指青壮年男子由于虚损、惊恐或湿热等原因，致使宗筋弛纵，引起阴茎萎软不举或临房举而不坚的病证。

二、病因病机

病机关键：宗筋弛纵。

1. 命门火衰　多因房劳过度，或少年频犯手淫，或过早婚育，以致精气虚损、命门火衰，引起阳事不举。

2. 心脾受损　思虑忧郁，损伤心脾，则病及阳明冲脉，而胃为水谷气血之海，以致气血两虚，宗筋失养，而成阳痿。

3. 恐惧伤肾　恐则伤肾，恐则气下，渐至阳痿不振，举而不刚，而导致阳痿。

4. 肝郁不舒　肝主筋，阴器为宗筋之汇，若情志不遂，忧思郁怒，肝失疏泄条达，则宗筋所聚无能。

5. 湿热下注　湿热下注，宗筋弛纵，可导致阳痿，经所谓壮火食气是也。

总之，就临床所见，本病以命门火衰较为多见，而湿热下注较为少见，所以《景岳全书·阳痿》说："火衰者十居七八，火盛者，仅有之耳。"主要病位在宗筋与肾，与心、肝、脾关系密切。

三、诊断与鉴别诊断

（一）诊断

1. 发病特点　多有房事太过，久病体虚或青少年频犯手淫史，常伴有神疲乏力，腰酸膝软，畏寒肢冷或小便不畅，滴沥不尽等症。
2. 临床表现　青壮年男子性交时，由于阴茎不能有效地勃起，无法进行正常的性生活，即可诊断本病。
3. 理化检查　血、尿常规，前列腺液，夜间阴茎勃起试验，阴茎动脉测压等检查。同时排除性器官发育不全或药物引起的阳痿。

（二）鉴别诊断

1. 早泄　二者均可出现阴茎萎软，但早泄是指在性交之始，阴茎虽能勃起，但随即过早排精，排精之后因阴茎萎软遂不能进行正常的性交。阳痿是指性交时阴茎不能勃起，二者在临床表现上有明显差别，但在病因病机上有相同之处。若早泄日久，可进一步导致阳痿的发生。
2. 生理性机能减退　二者均可出现阳事不举，但男子八八肾气衰，若老年人而见阳事不举，此为生理性机能减退，与病理性阳痿应予以区别。

四、辨证论治

（一）辨证要点

1. 辨别有火无火　阳痿而兼见面色㿠白，畏寒肢冷，阴囊阴茎冷缩或局部冷湿，精液清稀冰冷，舌淡，苔薄白，脉沉细者，为无火；阳痿而兼见烦躁易怒，口苦咽干，小便黄赤，舌质红，苔黄腻，脉濡数或弦数者，为有火。其中以脉象和舌苔辨证为主。
2. 分清脏腑虚实　由于恣情纵欲、思虑忧郁、惊恐所伤者，多为脾肾亏虚，命门火衰，属脏腑虚证；由于肝郁化火，湿热下注，而致宗筋弛纵者，属脏腑实证。

（二）治疗原则

阳痿的治疗主要从病因病机入手，属虚者宜补，属实者宜泻，有火者宜清，无火者宜温。命门火衰者，温补忌纯用刚热燥涩之剂，宜选用血肉有情温润之品；心脾受损者，补益心脾；恐惧伤肾者，益肾宁神；肝郁不舒者，疏肝解郁；湿热下注者，苦寒坚阴，清热利湿，即《素问·脏气法时论》所谓"肾欲坚，急食苦以坚之"的原则。

（三）分证论治

1. 命门火衰　如下所述。

症状：阳事不举或举而不坚，精薄清冷，腰酸膝软，精神萎靡，面色㿠白，头晕耳鸣，畏寒肢冷，夜尿清长，舌淡胖，苔薄白，脉沉细。

病机：恣情纵欲，耗损太过，精气亏虚，命门火衰，故见阳事不举，精薄清冷；肾精亏耗，髓海空虚，故见头晕耳鸣；腰为肾之府，精气亏乏，故见腰酸膝软，精神萎靡；畏寒肢冷，舌淡胖，苔薄白，脉沉细，均为命门火衰之象。

治法：温补下元。

方药：右归丸合或赞育丹。阳痿日久不愈，加韭菜籽、阳起石、仙灵脾、补骨脂；寒湿，加苍术、蔻仁；气血薄弱明显，加人参、龟甲胶、黄精。

2. 心脾受损　如下所述。

症状：阳事不举，精神不振，夜寐不安，健忘，胃纳不佳，面色少华，舌淡，苔薄白，脉细弱。

病机：思虑忧郁，损伤心脾，病及阳明冲脉，而阳明总宗筋之会，气血亏虚，则可导致阳事不举，面色少华，精神不振；脾虚运化不健，故胃纳不佳，心虚神不守舍，故夜寐不安；舌淡，脉细弱，为气血亏虚之象。

治法：补益心脾。

方药：归脾汤。肾阳虚，加仙灵脾、补骨脂、菟丝子；血虚，加何首乌、鹿角霜；脾虚湿滞，加木香、枳壳；胃纳不佳，加神曲、麦芽；心悸失眠，加麦冬、珍珠母。

3. 恐惧伤肾　如下所述。

症状：阳痿不举或举而不坚，胆怯多疑，心悸易惊，夜寐不安，易醒，苔薄白，脉弦细。

病机：恐则伤肾，恐则气下，可导致阳痿不举或举而不坚；情志所伤，胆伤则不能决断，故见胆怯多疑；心伤则神不守舍，故见心悸易惊，夜寐不安。

治法：益肾宁神。

方药：大补元煎或启阳娱心丹。肾虚明显，加仙灵脾、补骨脂、枸杞子；惊悸不安，梦中惊叫，加青龙齿、灵磁石。

4. 肝郁不舒　如下所述。

症状：阳痿不举，情绪抑郁或烦躁易怒，胸脘不适，胁肋胀闷，食少便溏，苔薄，脉弦。

病机：暴怒伤肝，气机逆乱，宗筋不用则阳痿不举。肝主疏泄，肝为刚脏，其性躁烈，肝气郁结，则情绪抑郁或烦躁易怒；气机紊乱则胸脘不适，胁肋胀闷；气机逆乱于血脉，则脉象弦。

治法：疏肝解郁。

方药：逍遥散。肝郁化火，加丹皮、山栀子；气滞日久，而见血瘀证，加川芎、丹参、赤芍。

5. 湿热下注　如下所述。

症状：阴茎萎软，阴囊湿痒臊臭，睾丸坠胀作痛，小便赤涩灼痛，肢体困倦，泛恶口苦，舌苔黄腻，脉濡数。

病机：湿热下注，宗筋弛纵，故见阴茎萎软；湿阻下焦，故见阴囊湿痒，肢体困倦；热蕴于内，故见小便赤涩灼痛，阴囊臊臭；苔黄腻，脉濡数，均为湿热内阻之征。

治法：清热利湿。

方药：龙胆泻肝汤。大便燥结，加大黄；阴部瘙痒，潮湿重，加地肤子、苦参、蛇床子。

五、其他

1. 单验方　牛鞭1根，韭菜子25g，淫羊藿15g，将牛鞭置于瓦上文火焙干、磨细；淫羊藿加少许羊油，在文火上用铁锅炒黄（不要炒焦），再和韭子磨成细面；将上药共和混匀。每晚用黄酒冲服1匙或将1匙粉用蜂蜜和成丸，用黄酒冲服。

2. 中成药　如下所述。

（1）参附注射液20～40mL，加5%葡萄糖注射液或0.9%氯化钠注射液100mL，每日1次静点。适用于阳虚重症。

（2）参麦注射液60mL，加5%葡萄糖注射液或0.9%氯化钠注射液100mL，每日1次静点。适用于阳痿气阴两虚证。

（3）六味地黄丸：每次1丸，每日2次口服。适用于阳痿之肝肾阴虚证。

（4）逍遥丸：每次1丸，每日2次口服。适用于阳痿之肝气郁结证。

（5）龙胆泻肝丸：每次1丸，每日2次口服。适用于阳痿之肝经湿热证。

3. 针灸　如下所述。

（1）针刺

选穴：关元、中极、太溪、次髎、曲骨、阴廉。

刺法：针刺得气后留针，并温针灸3～5壮。

（2）灸法：取会阴、大敦、神阙，艾条温和灸与雀啄灸交替使用。

（3）耳针：取耳穴肾、皮质下、外生殖器，以0.6cm×0.6cm胶布中央粘上王不留行籽贴于上述3穴，然后用指稍加压。两耳交替进行，每周2次，10次为1个疗程。

（胡　科）

第五节 水肿

一、定义

水肿是因感受外邪、饮食失调或劳倦内伤，导致脏腑功能失调，使气化不利，津液输布失常，出现体内水液潴留，泛溢于肌肤，引起以头面、眼睑、四肢、腹背等局部甚至全身浮肿为临床表现的一类病证。

二、病因病机

人体水液的运行，有赖于脏腑气化，诸如肺气的通调、脾气的转输、肾气的蒸腾等等。由于外邪的侵袭，或脏腑功能失调，或脏气亏虚，使三焦决渎失职，膀胱气化不利，即可发生水肿。

（一）病因

1. 风邪外袭　肺为水之上源，主一身之表，外合皮毛，最易遭受外邪侵袭，一旦为风邪所伤，内则肺气失宣，不能通调水道，下输膀胱，以致风遏水阻，风水相搏，流溢于肌肤，发为水肿。

2. 风湿相搏　风湿伤人，可以导致痹证，若痹证不已，反复感受外邪，与脏气相搏，脏气受损，不能化气行水，亦可发生水肿。可见风湿相搏之为肿，即可发为痹，痹证不差，复感外邪发为水肿；也可因风湿搏结不散，胀急为肿。

3. 疮毒内犯　诸痛痒疮皆属心火，疮毒内攻，致津液气化失常，也是形成水肿的常见病因。

4. 气滞血瘀　气的升降出入失常，不能温煦和推动血的运行，致血液不能正常运行，瘀血内停，瘀滞于身体某一部位，导致局部肿胀，形成水肿。

5. 饥馑劳倦　由于兵戎战祸，或因严重天灾，生活饥馑，饮食不足，或因脾虚失运，摄取精微物质的功能障碍，加之劳倦伤脾，也是水肿发病的常见原因。

（二）病机

关于水肿的病机，历代医家多从肺、脾、肾三脏加以阐述分析，其中以《景岳全书·肿胀》论述扼要。如云："凡水肿等证，乃肺脾肾三脏相干之病。盖水为至阴，故其本在肾；水化于气，故其标在肺；水惟畏土，故其制在脾。今肺虚则气不化精而化水，脾虚则土不制水而反克，肾虚则水无所主而妄行。"说明肺肾之间，若肾水上泛，传入肺，而使肺气不降，失去通调水道的功能，可以促使肾气更虚，水邪更盛；相反，肺受邪而传入肾时，亦能引起同样结果。同时，肺脾之间，若脾虚不能制水，水湿壅甚，必损其阳，故脾虚的进一步发展，必然导致肾阳亦衰；如果肾阳衰微，不能温养脾土，则可使水肿更加严重。因此，肺、脾、肾三脏与水肿之发病，以肾为本，以肺为标，而以脾为制水之脏，实为水肿病机的关键所在。此外，水肿的病机与心、肝两脏也密切相关。如《奇效良方》说："水之始起也，未尝不自心肾而作。"肝主疏泄和藏血，肝气郁结可导致血瘀水停，发展为水肿。

三、诊断与鉴别诊断

（一）诊断

1. 发病特点　水肿一般先从眼睑开始，继则延及头面、四肢以及全身。亦有先从下肢开始，然后及于全身者。

2. 临床表现　凡具有头面、四肢、腹背，甚至全身水肿临床表现者，即可诊断为水肿。若水肿病情严重者，可见胸闷腹胀、气喘不能平卧等症状。

（二）鉴别诊断

鼓胀：鼓胀是因腹部膨胀如鼓而命名。以腹胀大、皮色苍黄、脉络暴露为特征。其肿肢体无恙，胀唯在腹；水肿则不同，其肿主要表现为面、足，甚者肿及全身。

四、辨证论治

（一）辨证要点

1. 辨外感内伤　水肿有外感和内伤之分，外感常有恶寒、发热、头痛、身痛、脉浮等表证；内伤多由内脏亏虚，正气不足或反复外感，损伤正气所致。故外感多实，内伤多虚。不过外感日久不愈，其病亦可由实转虚；内伤正气不足，抗病能力下降，也容易招致外感。

2. 辨病性　辨水肿应分清寒热，察明虚实。阳水属热属实，阴水属寒属虚，临床上除单纯的热证和寒证外，往往是寒热兼夹，较难辨识。一般而言，青少年初病或新感外邪，发为水肿，多属实证；年老或久病之后，正气虚衰，水液潴留，发为水肿者，多以正虚为本，邪实为标。

3. 辨病位　水肿有在心、肝、脾、肺、肾之分。心水多并见心悸、怔忡；肝水多并见胸胁胀满；脾水多并见脘腹满闷食少；肺水多并见咳逆；肾水多并见腰膝酸软，或见肢冷，或见烦热。同时结合其他各脏脉证特点，综合分析，以辨明其病位。

4. 辨兼夹证　水肿常与痰饮、心悸、哮喘、臌胀、癃闭等病证先后或同时出现，且部分患者往往还可见到多种兼证。临床时则应分清孰主孰从，以便在论治时正确处理好其标本缓急。

5. 辨病势　就是辨别疾病的发展趋势。如病始何脏，累及何脏；是脾病及肾还是肾病及脾；是气病及水还是水停导致气滞；是正复邪退还是正衰邪盛等。这些对治疗和预后都有重要意义。

（二）治疗原则

水肿的治疗，《内经》提出的"开鬼门""洁净府""去菀陈莝"三条基本原则，对后世影响深远，一直沿用至今。其具体治法，历代医家都有补充发展，现将常用的治法分述如下：

1. 利尿法　是治疗水肿病最基本、最常用的方法。常与发汗、益气、温化等法合并运用。

2. 发汗法　适用于面部水肿初起而又有肺气不宣表现的患者或水肿而兼有表证的患者。本法的使用要适可而止，同时要注意与其他治法配合应用。

3. 健脾益气法　本法并非专用于脾脏水肿，实则五脏水肿均可使用。临床上常与利尿法同用。

4. 温化法　适用于阳虚水肿，常与利尿法同用。

5. 育阴利水法　适用于口燥咽干，舌红少苔，小便黄少，脉细数，或阴虚阳亢，头目眩晕的阴虚水肿患者。

6. 燥湿理气法　适用于脾虚不运，腹胀苔腻的患者，也常与利尿法同用。气行则水行，气降则水降，畅通三焦，有助于利尿。

7. 清热解毒法　适用于发热，口渴，咽喉肿痛或身上生疮的水肿患者，常与利尿法同用。

8. 活血化瘀法　适用于有瘀血的水肿患者。

9. 泻下逐水法　适用于全身严重水肿，体实病急，诸法无效，二便不通，可用本法，治标缓急。

10. 扶正固本法　适用于水肿消退，机体正气未复的患者。本法的应用，要注意处理好扶正与祛邪的关系。一般说来，水肿的消退，不等于余邪已尽，病根已除，因此不宜立即放弃祛邪这一治疗环节，而转入纯补之法。如过早补阳则助长热邪，过早补气补阴则助长湿邪，均可引起水肿复发。在水肿消退后的余邪未尽阶段，宜用祛邪而不伤正、扶正而不碍邪的和法治疗，待余邪已尽，再根据气、血、阴、阳的偏损情况，合理进行调补善后。

（三）分证论治

1. 肺水　如下所述。

（1）风邪遏肺

症状：先见眼睑及颜面浮肿，然后延及全身。兼见恶风、发热、咳嗽或咽部红肿疼痛，小便不利。舌苔薄白，脉浮。

病机：风邪犯肺，阻遏卫气，故恶寒发热、咽痛微咳；风邪外袭，肺失宣发，风水相搏，水郁气结，不能通调水道，下输膀胱，故小便不利；先见头面浮肿，逐渐导致全身水肿。

治法：疏风解表，宣肺行水。

方药：越婢加术汤加减。方用麻黄、生姜宣肺解表以行水；白术健脾制水；石膏清肺胃之郁热；大枣、甘草补益肺脾，使中焦健旺，营卫调和，结散阳通，微微汗出，风水随汗而解，小便自利，肿自消失。若口不渴，为肺胃之郁热不甚，去石膏，加茯苓皮、冬瓜皮以利小便；恶寒无汗脉浮紧，为风寒外束皮毛，去石膏加羌活、防风、苏叶发汗祛风；咳嗽喘促不得卧，为风水阻闭肺气，加杏仁、陈皮、苏子、葶苈子以利气行水；咽喉肿痛，为风邪郁结咽喉所致，去生姜，加牛蒡子、射干、黄芩、板蓝根清肺经郁热。

（2）痰热壅肺

症状：头面四肢或全身水肿，咳嗽，痰色黄稠，胸闷气促，身热口渴，小便黄。舌苔黄，脉滑数。

病机：本证多为外邪入里化热而成。痰热壅肺，津液气化失常，不能下输膀胱，浸溢肌肤，发为水肿；痰热郁肺，窒塞胸中，故咳嗽胸闷气促；肺热内盛，故痰色黄稠；身热、口渴、小便黄、舌苔黄腻、脉滑数，为痰热之征象。

治法：清金化痰，利尿消肿。

方药：清金化痰汤合《千金》苇茎汤。方中黄芩、知母、苇茎、桑白皮清热宣肺；陈皮、桔梗、瓜蒌仁理气化痰；麦门冬、贝母、甘草润肺止咳；茯苓、薏苡仁、冬瓜仁健脾渗湿消肿；桃仁逐瘀行滞，可增强桔梗、瓜蒌仁等之宣肺效果。故两方合用有清热宣肺、豁痰止咳、渗湿消肿之效。肺热壅盛，咳而喘满，咳痰黏稠不爽，去陈皮，加石膏、杏仁、鱼腥草等泻肺清热。

（3）肺气虚寒

症状：头面或四肢浮肿，气短乏力，面色苍白，形寒畏冷，咳声无力，痰质清稀。舌淡苔白，脉虚细。

病机：肺为水之上源，肺气虚寒，不能通调水道，水液潴留，故头面四肢浮肿；肺气虚寒，上不能敷布津液于百脉，下不能温运于四肢，故气短乏力，形寒畏冷；肺气失于宣化，留而为饮，故咳吐清稀之痰；舌淡苔白，脉细弱，为虚寒之象。

治法：温阳散寒，宣肺行水。

方药：苓甘五味加姜辛半夏杏仁汤。方中干姜、细辛、半夏温化肺中寒痰；杏仁、茯苓宣肺利水；五味子收敛肺气；甘草调中益气。

2. 脾水　如下所述。

（1）脾胃气虚

症状：头面或四肢水肿，时肿时消，食欲欠佳，倦怠乏力，少气懒言，面白不华或大便稀溏。舌淡苔少，脉缓弱。

病机：脾胃气虚，运化失常，水湿浸溢肌肤，故见头面四肢水肿；脾胃为后天之本，脾虚食少，化源不足，故倦怠乏力，少气懒言，面色不华，舌质淡白，脉微弱，脾虚失运，水湿下注，故大便稀溏。

治法：补益脾胃，渗湿消肿。

方药：参苓白术散。方以人参、山药、莲子、扁豆健脾益气；茯苓、白术、薏苡仁健脾渗湿消肿；砂仁运脾化湿；甘草调中和胃；桔梗宣肺升提。

若水肿而大便稀溏，食少短气，时有肛坠，感冒时作，舌淡苔少，脉虚弱，为中气下陷之征，当补中益气，升阳举陷，用补中益气汤。

（2）脾阳不足

症状：眼睑或全身浮肿，脘腹胀闷，腰以下肿甚，食少便溏，小便短少，面色萎黄，神倦肢冷。舌淡，苔白滑，脉沉缓。

病机：本证多由脾胃气虚发展而成。眼胞属脾，脾虚水湿运化迟缓，故眼胞先肿；脾阳虚弱，水湿停滞，故脘腹胀闷、小便短少不利；脾虚不能消磨水谷，输布精微，营养全身，故面色萎黄、神倦肢冷、食少便溏；舌淡苔白、脉沉缓，为阳气虚弱、阴邪内盛所致。

治法：温脾行水。

方药：实脾饮。方用附子片、干姜、白术、厚朴、草果、茯苓温运脾阳；槟榔、木瓜、木香理气行水；生姜、甘草、大枣补中温胃。脾胃阳气健旺，气化水行，则肿胀自消。腹胀大，小便短少，为水湿内盛，原方去大枣、甘草，加桂枝、猪苓、泽泻通阳化气以行水；气短便溏，为中气大虚，加党参、黄芪以益气；咳喘不思食，为脾阳困惫，水气上泛，去大枣、甘草，加砂仁、陈皮、紫苏叶运脾利气。

3. 心水　如下所述。

(1) 心气虚弱

症状：下肢或全身水肿，心悸怔忡，心掣气短，胸中憋闷。舌质淡，苔薄白，脉细弱或结代。

病机：心居膈上，心气贯于宗脉，若心气不足，运行无力，水邪伏留而为水肿。心气虚则心脉运行不畅，故见心悸怔忡，心掣气短，胸中憋闷；舌质淡，苔薄白，脉细弱或结代等均为心气虚衰的表现。

治法：补益心气。

方药：归脾汤。本方既可治疗心脾两虚，亦可用于心气虚弱之水肿。方中人参、黄芪、白术、炙甘草补益心气；当归、龙眼肉、茯神、酸枣仁、远志等养心血、安心神；少佐木香行气，使补而不滞。水肿较甚，加猪苓、泽泻、车前子利尿消肿；心悸失眠，加合欢花、柏子仁养心安神。

(2) 心阳不振

症状：心阳不振除有心气虚弱的证候外，还可见形寒肢冷、咳喘上逆、全身肿满等证。心阳虚衰严重时，则可见大汗淋漓，四肢逆冷，脉微欲绝。

病机：心阳鼓动血脉，运行全身，故亦有化气行水之功。心阳不足，心脉运行受阻，水不化气，上逆则咳喘，外溢而为水肿。心阳衰微不能温煦四肢百骸，故形寒肢冷；心阳外脱，则大汗淋漓；阴阳之气不相顺接，则脉微欲绝。

治法：温通心阳，化气行水。

方药：真武汤。方中附子辛温大热，强心、温阳、散寒；茯苓、白术健脾利水，导水下行；生姜温散水气；芍药敛阴和阳。水肿甚者，加猪苓、泽泻、葶苈子；心气虚，胸闷气短甚者，加人参、黄芪；汗多者，加龙骨、牡蛎、浮小麦。心阳外脱，汤剂不能及时起效，应改用参附注射液静脉注射。

(3) 心血瘀阻

症状：下肢或全身水肿，气短而咳逆，脘腹胀闷疼痛，胁下有痞块。舌质瘀暗，口唇发绀，脉结代。

病机：心血瘀阻，多由心气虚或心阳不振演变而来或相互兼见，同时心血瘀阻，亦可加重心气、心阳之虚衰，两者可互为因果。故心血运行瘀阻，气化行水之功失权，上逆而喘咳，水肿加重，脘腹胀闷疼痛等症出现。胁下痞块、舌紫唇青，则属一般瘀血所具有的临床征象。

治法：活血化瘀。

方药：桃红四物汤合四苓散。方中桃红四物汤养心血、化瘀血；四苓散健脾利水消肿。兼心气虚者，加附子、桂枝等。

此外，发于心脏的水肿，若阴阳气血均有亏损，主症表现为水肿、心动悸、脉结代，可用炙甘草汤治之。

4. 肾水　如下所述。

(1) 膀胱停水

症状：全身或头面水肿，烦渴饮水，水入即吐，脐下悸动，小便不利，或外有表证，头痛发热。苔白脉数。

病机：肾合膀胱，故本证属肾水的一种证型。膀胱气化失常，水蓄于内，津液不能上承，故口渴饮水，因内有停水，故水入即吐；膀胱为太阳之府，太阳表证与膀胱停水最易同时而作，形成外有表证、内有膀胱停水之证。

治法：化气行水。

方药：五苓散。方中桂枝化气行水；白术健脾燥湿；泽泻、茯苓、猪苓甘淡渗湿，畅利水道。

(2) 下焦湿热

症状：头面与双足浮肿，甚至全身浮肿，纳呆，五心烦热，身热不扬，小便赤涩，尿色黄浊。舌苔白黄，脉数。

病机：肾合膀胱，同属下焦，下焦感受湿热，湿遏热郁，肾与膀胱失开阖、气化之职，水液泛溢，则出现头面、双足甚至全身浮肿。纳呆、五心烦热、身热不扬、尿黄、舌黄、脉数为湿热阻滞之象。

治法：清热除湿，利水消肿。

方药：通苓散。方以车前子、木通、茵陈、瞿麦清热除湿；以四苓散利尿消肿。腰痛甚，小便混浊，为浊湿阻滞尿道，去白术，加黄柏、苍术、土茯苓、萆薢解毒除湿；小便带血，为热伤阴络，加茅根、生地、小蓟清热止血；面热、头眩、失眠、腰酸、脉弦数，为湿热日久伤及肾阴，肝阳偏旺，加菊花、钩藤、石决明镇肝潜阳。

(3) 肾阳不足

症状：周身浮肿，腰痛膝软，畏寒肢冷，小便不利或夜尿特多，舌质淡白，两尺脉弱。若阳复肿消，则可呈现面目微肿，头昏耳鸣，少寐健忘，遗精盗汗等阴虚之候。

病机：人体水液的气化、输布，主要由肾阳的蒸腾、推动来完成，若肾阳虚衰，则水液的气化失常，出现周身浮肿、腰痛膝软、小便不利或夜尿特多等症；畏寒肢冷、舌质淡白、脉虚弱均为阳虚之候。

治法：温肾行水。

方药：《济生》肾气丸。本方为《金匮》肾气丸加牛膝、车前子而成，有温补肾阳、化气行水之力。本证水肿，除济生肾气丸之外，《金匮》肾气丸和真武汤亦属常用方药，当因证选用。

(4) 浊邪上逆

症状：肿满不减或肿消之后，出现神情淡漠，嗜睡不食，甚则神志昏迷，恶心欲吐或呕吐清涎，头晕头痛，胸闷肢冷，神疲面白，少尿或无尿。舌淡苔腻，脉细弱。

病机：浊阴内盛，上扰神明，轻则嗜睡不食，甚则神昏谵语；浊阴不降，清阳不升，胃气上逆，则恶心呕吐，头晕头痛，苔腻；阴寒内盛，阳气不能外达，则四肢逆冷。本证候多为水肿经久不愈或肿虽消，浊毒未清，肾气衰败，演变而成的危急重症。

治法：化浊降逆。

方药：温脾汤加减。方中附子片、党参温阳益气化湿；陈皮、茯苓、厚朴、生大黄化湿导浊下行。若阴阳俱虚，出现恶心呕吐、神志不清、面色不华、呼吸微弱、汗出肢冷、二便自遗、舌淡苔腻、脉微欲绝，应回阳救脱、益气敛阴，方用生脉散合《济生》肾气丸。

若内热较甚，身热呕吐，神昏谵语，鼻衄或牙龈出血，舌质红，苔黄燥，脉数有力，治宜清热凉血，降逆和胃止呕，方用黄连温胆汤合犀角地黄汤加大黄。

5. 肝水　气滞水停。

症状：胁肋满痛，脘腹痞满，肢体或全身水肿，纳食减少，嗳气不舒，面色、爪甲淡白无华，小便短少。舌淡，脉弦。

病机：肝失疏达，则气滞水停，胁肋胀满；肝木侮土，运化呆滞，故食少嗳气；脾病则气血的化源不足，故面色爪甲㿠白；舌质淡、脉弦为肝郁气滞之征。

治法：疏肝理气，除湿散满。

方药：柴胡疏肝散合胃苓汤。前方疏肝解郁，理气止痛；胃苓汤燥湿散满，利水消肿。若胁腹胀满较甚，可佐入木香、香附、青皮、谷芽、麦芽等健脾理气之品；气病及血而见胁肋刺痛、舌有瘀点、脉细涩者，可加桃仁、红花、䗪虫、丹参、郁金等活血散瘀；倦怠乏力，少气懒言，气虚较甚者，加党参、黄芪、黄精以益气；畏寒、肢冷、便溏阳虚者，加附子片、干姜、补骨脂等以温阳；口苦，小便黄，为气郁化热，加茵陈、虎杖、黄连等清热利湿。

五、其他

(1) 木香散：木香、大戟、牵牛子各等份，研为细末，每次用糖开水冲服 3～6g。此方多用于体实病实之证，一般以一泄为宜。

(2) 大枣 150g，锅内入水，以上没四指为度；用大蓟并根苗 30g，煮熟为度。去大蓟吃枣，分 4～6 次服，每日 2～3 次。

以上两方，均用于消肿，使用时要注意攻补兼施，中病即止。

(3) 卢氏消肿方：牵牛子 130g，红糖 125g，老姜 500g，大枣 62g。共研细末，泛丸，分 3 日服完，每日 3 次，食前服。本方能促使水邪从肠道排出，对于肾病水肿，消肿效果较好。

(4) 益母草，晒干，125g，加水 800mL，煎至 300mL，去渣分 4 次服，隔 3 小时服 1 次。小儿酌情减量。本方用于肾病水肿，小便不通，尿血等。

(5) 福寿草（又名冰凉花）碾成粉剂，每次服 25 毫克，每日 1～3 次。用于心水肿漫有效。但使用时要严格掌握剂量，过量可出现恶心呕吐，多汗，腹痛，头昏眩晕，视物不清，心慌等中毒症状。

(6) 商陆 15g，绿豆 30～50g，煮熟去商陆，常服。本方适用于有热象的水肿患者，但应注意毒副反应的发生，一般不宜长用。

(7) 加味鲤鱼汤，鲤鱼 1 条（约 500g），生姜 31g，葱 62g，炖汤不放盐，喝汤吃鱼。本方适用于气血虚弱患者，对邪浊上逆之肾水慎用。

(8) 鳝鱼 500g，鲜薤白 120g，炖汤不放盐，喝汤吃鱼。本方适用于气血虚弱患者，对邪浊上逆之肾水慎用。

(9) 黄芪 30～60g，煎服每日 1 剂。有利尿消肿，消除蛋白尿作用。

(10) 益肾汤：当归、川芎、赤芍、红花各 10～15g，丹参 15g，桃仁 9g，益母草、金银花、白茅根、板蓝根、紫花地丁（或蒲公英）各 30g，水煎服。适用于肾炎水肿，有出血倾向等符合有瘀血表现者。本方在消除蛋白和恢复肾功能方面有一定疗效。

(11) 清热解毒方：金银花、连翘、射干、赤芍、玄参、地肤子、白茅根、白鲜皮、玄参、蚤休、蒲公英。适用于水湿内蕴，郁久化热；或外感风热毒邪；或服温燥药与激素后，出现湿热表现，如咽喉干痛，唇舌干红，苔黄腻，面部或皮肤出现红色皮疹者等有一定疗效。

（郝　林）

第六节　关格

一、定义

关格是以小便不通、呕吐不止为主要临床表现的病证。小便不通名曰关，呕吐不止名曰格，两者并见名曰关格。关格一般起病较缓，此前多有水肿、淋证、癃闭、消渴等慢性病史，渐进出现倦怠乏力，尿量减少，纳呆呕吐，口中气味臭秽及多种复杂兼症。晚期可见神昏、抽搐、出血、尿闭、厥脱等危候。

另有所述以大便不通兼有呕吐而亦称为关格者，不属本篇讨论范围。

二、病因病机

关格是小便不通、呕吐和各种虚衰症状并见的病证，此由多种疾病发展到脾肾衰惫，浊邪壅塞所致。临证表现为本虚标实，寒热错杂，三焦不行，进而累及其他脏腑，终致五脏俱伤，气血阴阳俱虚。

1. 脾肾阳虚　水肿病程迁延，水湿浸渍或饮食不调，脾失健运，湿浊内困，以致脾阳受损，生化无源；或因劳倦过度，久病伤正，年老体虚，以致肾元亏虚，命门火衰，肾关因阳微而不能开。脾肾俱虚，脏腑失养，故见神疲乏力，面色无华，纳呆泛恶，腰膝酸软，尿少或小便不通。脾肾阳气衰微，气不化水，阳不化浊，则湿浊益甚。末期精气耗竭，阳损及阴，而呈阴阳离决之势。

2. 湿浊壅滞　脾肾虚损，饮食不能化为精微，而为湿浊之邪。湿浊壅塞，三焦不利，气机升降失调，故上而吐逆，下而尿闭。若属中阳亏虚，阳不化湿，湿浊困阻脾胃，则肢重乏力，纳呆呕恶，腹胀便溏，舌苔厚腻。若湿浊久聚，从阳热化，湿热蕴结中焦，胃失和降，脾失健运，则脘腹痞满，纳呆呕恶，口中黏腻或见便秘。浊毒潴留上熏，则口中秽臭或有尿味。湿浊毒邪外溢肌肤，症见皮肤瘙痒或有霜样析出。湿浊上渍于肺，肺失宣降，肾不纳气，则咳逆倚息，短气不得卧。

3. 阴精亏耗　禀赋不足，素体阴虚或劳倦久病，精气耗竭，阳损及阴，以致肾水衰少，水不涵木；水不济火，心肾不交；心脾两虚，水谷精微不化气血，则面色萎黄，唇甲色淡，心悸失眠；肝血肾精耗伤，失于滋养，则头晕耳鸣，腰膝酸软；阴虚火旺，虚火扰动，则五心烦热，咽干口燥。肾病日久累及他脏，乃至关格末期阴精亏耗，浊毒泛溢，五脏同病。肾病及肝，肝肾阴虚，虚风内动，则手足搐搦，甚则抽搐；肾病及心，邪陷心包，心窍阻闭，则胸闷心悸或心胸疼痛，甚则神志昏迷。

4. 痰瘀蒙窍　脏腑衰惫，久病入络，因虚致瘀或气机不畅，血涩不行，阻塞经脉，加之湿邪浊毒内蕴，三焦壅塞，气机逆乱，以致痰浊瘀血上蒙，清窍闭阻，神机失用，则神昏谵语，烦躁狂乱或意识蒙眬。

5. 浊毒入血　痰瘀痹阻，脉络失养，络破血溢；或湿浊蕴结，酿生毒热，热入营血，血热妄行，以致吐衄便血。此乃脾败肝竭，关格病进入危笃阶段。

6. 毒损肾络　失治误治，未能及时纠偏，酿生浊毒；或久服含毒药物，以致药毒蓄积，侵及下焦，耗损气血，危害肾络，进而波及五脏。

三、诊断与鉴别诊断

（一）诊断

1. 发病特点　患者多有水肿、淋证、癃闭、消渴等基础病史，渐进出现关格见症。部分患者亦可由于急性热病、创伤、中毒等因素而突然致病。

关格一般为慢性进程，但遇外感、咳喘、泄泻、疮疡、手术等诱因引发，可致病情迅速进展或恶化。

2. 临床表现　关格临床表现为小便不通、呕吐和各种虚衰症状并见，兼症极为复杂。一般而言，关格前期阶段以脾肾症状为主，后期阶段则渐进累及多脏，出现危候。

早期阶段：在原发疾病迁延不愈的基础上，出现面色晦暗，神疲乏力。白天尿量减少，夜间尿量增多。食欲不振，恶心欲呕，晨起较为明显，多痰涎或有呕吐。部分患者可有眩晕、头痛、少寐。舌质淡而胖，边有齿印，舌苔薄白或薄腻，脉沉细或细弱。

中末期阶段：早期阶段诸般症状加重乃至恶化，恶心呕吐频作，饮食难进，口中气味臭秽，甚至有尿味。尿量减少，甚至少尿或无尿。或见腹泻，一日数次至十数次不等，或有便秘。皮肤干燥或有霜样析出，瘙痒不堪，或肌肤甲错，甚则皱瘪凹陷。或有心悸怔忡，心胸疼痛，夜间加重，甚至不可平卧。或胸闷气短，动则气促，咳逆倚息，面青唇紫，痰声辘辘。或有肢体抖动抽搐，甚至瘛疭。或有牙宣、鼻衄、咯血、呕血、便血、皮肤瘀斑、月经不调。或烦躁不宁，狂乱谵语，意识蒙眬。或突发气急，四肢厥逆，冷汗淋漓，神志迷糊，脉微欲绝等等。本证阶段患者脉象以沉细、细数、结或代为主。

（二）鉴别诊断

1. 走哺　走哺以呕吐伴有大小便不通利为主症，相似于关格。但走哺一般先有大便不通，继之出现呕吐，呕吐物多为胃中饮食痰涎或带有胆汁和粪便，常伴有腹痛，最后出现小便不通。故属实热证，其病位在肠，与关格有本质的区别。两者相比，关格属危重疾病，预后较差。

2. 转胞　转胞以小便不通利为临床主要表现或有呕吐等症。但转胞为尿液潴留于膀胱，气迫于胞则伴有小腹急痛，其呕吐是因水气上逆所致，一般预后良好。

四、辨证论治

（一）辨证要点

1. 判断临床分期　关格病的早期表现以虚证为主，脾肾气虚、脾肾阳虚或气阴两虚表现较为突出，由于原发病变不同及个体差异，部分患者可见阴虚证。此时兼有浊邪，但并不严重。把握前期阶段对疾病预后至关重要，须有效控制病情，延缓终末期进程。否则阳损及阴，浊邪弥漫，正气衰败。关格后期阶段虚实兼夹，病变脏腑已由脾肾而波及心、肺、肝诸脏，浊邪潴留，壅滞三焦，病趋恶化，以致出现厥脱等阴精耗竭、孤阳离别之危象。

2. 详审原发病证　根据临床普遍规律，脏腑虚损程度与原发疾病密切相关。原发病为本，继发病为标，不同病因对脏腑阴阳气血构成不同程度的损伤，寒化伤阳，热化伤阴，至病变晚期由于机体内在基础不一，从而呈现不同的证候趋向。如：水肿反复发作而致关格者，多以脾肾阳虚为主，很少单纯属于阴虚；淋证迁延而致关格者，由于病起于下焦湿热，湿可化热，热可伤阴，故常有阴虚见症。关格由癃闭发展而致者，转归差异很大。癃闭病因复杂，或外因感受六淫疫毒，或内因伤于饮食情志劳倦以及砂石肿物阻塞尿路，湿热、气结、瘀血阻碍为病，涉及三焦。一般而言，渐进起病的虚性癃闭而致关格者，多以气虚、阳虚见证为先，其余者往往阴阳俱虚、寒热错杂。消渴的病机基础是肺燥、胃热、肾虚交互为病，病程经久，耗气伤阴，致关格阶段多属气阴两伤，阴阳俱虚。

3. 区别在气在血　关格早期阶段病在气分，后期阶段病入血分。分辨在气在血须脉症互参，其中最重要的有两点：一是兼夹风寒、风热、寒湿、湿热等各种诱发因素，病在上焦肺卫和中焦脾胃者，多在气分。可伴有发热，恶寒，或咽喉干痛，咳嗽痰黄，或尿痛淋漓，或泄泻腹胀等等。若病及心肝，则多属血分。二是不论有否外邪，凡见各种出血症状，表明病在血分，可使气血更虚，脾肾耗竭。

4. 明辨三焦病位　关格病情危重，证候复杂，辨察三焦病位是论治的关键问题。本病后期由于浊邪侵犯上中下三焦脏腑各有侧重，预后不同。浊邪侵犯中焦为关格必见之证，症状又有浊邪犯胃、浊邪困脾之别。病在上焦心肺，临床表现为气急，倚息不能平卧，呼吸低微，心悸胸痛，甚则神昏谵语。浊邪侵犯下焦肝肾，临床以形寒肢冷，四肢厥逆，烦躁不安，抽搐瘛疭为特点。

在关格的后期阶段，根据三焦病位可预察转归。偏于阳损者，多属命门火衰，不能温运脾土，故先见脾败，后见肝竭；偏于阴损者，多属肾阴枯竭，肝风内动，故先见肝竭，而后见脾败。至于心绝和肺绝等多数见于脾败或肝竭之后。浊邪侵犯上焦下焦，则关格病进入危重阶段，时时均可产生阴阳离决之象。

（二）治疗原则

1. 治主当缓，治客当急　本病脾肾衰惫为其本，浊毒内聚为其标。前者为主，后者为客。脏腑虚损为渐进过程，不宜竣补，而需长期调理，用药刚柔相兼，缓缓图之。湿浊毒邪内蕴，宜及时祛除继发诱因，尽力降浊排毒，以防发生浊毒上蒙清窍，阻塞经脉，入营动血或邪陷心包之变。

2. 虚实兼顾，把握中焦　关格是补泻两难的疾病。根据病程演变规律，早期宜侧重补虚，兼以化浊；后期阶段，浊邪弥漫，正气衰败，治疗宜虚实兼顾，用药贵在灵活。本病临床累及三焦脏腑虽有侧重，但浊毒壅滞中焦则贯彻病程始终，故把握中焦为治疗要务。上下交损，当治其中。其时患者尽管正气虚衰，若强用补益亦难以受纳，且更易助长邪实，加重病情。故调理脾胃，化浊降逆，缓解呕恶，增进饮食，才能为下一步治疗提供条件。

（三）分证论治

1. 脾阳亏虚　如下所述。

症状：纳呆恶心，干呕或呕吐清水，少气乏力，面色无华，唇甲苍白，晨起颜面虚浮，午后下肢水肿，尿量减少，形寒腹胀，大便溏薄，便次增多。舌质胖淡，苔薄白，脉濡细或沉细。

病机：脾阳不振，气血生化无源，气不足则少气乏力；血不足则面色无华，唇甲苍白；中运失健，湿浊内生，则尿少水肿，腹胀便溏；浊邪上逆，则恶心呕吐；脉濡细，苔薄舌质淡为脾阳虚的征象。

治法：温中健脾，化湿降浊。

方药：温脾汤合吴茱萸汤。方中附子、干姜温运中阳，人参、甘草、大枣益气健脾，大黄降浊，吴茱萸温胃散寒，下气降逆，生姜和胃止呕。本方为补泻同用之法，适用于脾胃虚寒，浊邪侵犯中焦，以致上吐下闭者。大黄攻下降浊是权宜之计，以便润为度，防止久用反伤正气。此外，人参的选用应注意原发病的内在基础，如关格由水肿发展而来，以红参为宜；若关格的本病为淋证、癃闭、血尿、肾痨，为阴损及阳，兼有湿热者，选用白参较为适当。阳虚水泛而为水肿者，治宜健脾益气，温阳利水，化裁黄芪补中汤或防己黄芪汤，以人参、黄芪益气补中，白术、苍术、防己健脾燥湿，猪苓、茯苓、泽泻、陈皮利水消肿，甘草和中。其中，生黄芪益气利水而无壅滞中满之弊，治疗水肿较为适宜。脾虚湿困而泛恶者，可用理中丸加姜半夏、茯苓利湿和胃。若湿抑中阳较著，可加用桂枝，师《金匮要略》防己茯苓汤法。

2. 肾阳虚衰　如下所述。

症状：腰酸膝软，面色晦滞，神疲肢冷，下肢或全身水肿，少尿或无尿，纳呆泛恶或呕吐清冷。舌质淡如玉石，苔薄白，脉沉细。

病机：下元亏损，命门火衰，脏腑失于温煦濡养，则腰酸膝软，面色晦滞，神疲肢冷，舌淡，脉沉而细；肾阳衰微，气不化水，阳不化浊，则湿浊潴留，壅塞水道，泛滥肌肤而为水肿；肾关因阳微而不能开，则少尿或无尿。

治法：温补肾阳，健脾化浊。

方药：《济生》肾气丸化裁。方中肉桂、附子温补肾阳，地黄、山药、山茱萸滋养脾肾，茯苓、丹皮、泽泻、车前子、牛膝化湿和络，引药下行。肾阳亏损而水肿较重者，选用真武汤。兼有中焦虚寒者，配伍干姜、肉豆蔻、吴茱萸温运中阳。呕吐明显者，加用生姜、半夏。肾阳虚衰者，往往肾阴亦亏，在应用温肾药时，应了解关格病的原发疾病以及肾阴、肾阳虚损的情况。若原发疾病有湿热伤阴基础乃至阴损及阳，温肾药物宜选用淫羊藿、仙茅、巴戟天等温柔之品或选用右归饮，寓温肾于滋肾之中。若肾脏畸形，命火衰微，水湿潴留于肾，以致肾脏肿大，腹部癥积者，治宜温补肾阳，同时配伍三棱、莪术、生牡蛎、象贝母等活血祛瘀软坚之品。

3. 湿热内蕴　如下所述。

症状：恶心厌食，呕吐黏涎，口苦黏腻，口中气味臭秽，脘腹痞满，便结不通。舌苔厚腻，脉沉细或濡细。

病机：脾胃受损，纳化失常，湿浊内生，壅滞中焦。湿浊困脾，则脘腹痞满，纳呆厌食，舌苔厚腻，脉沉细或濡细；浊邪犯胃，胃失和降，故恶心呕吐；湿浊化热，则口苦黏腻，口中气味臭秽，便结不通。

治法：清化湿热，降逆止呕。

方药：黄连温胆汤化裁。方用陈皮、半夏、竹茹、枳实、茯苓、黄连清化湿热，配用生姜降逆止呕。浊邪犯胃，和胃降逆化浊法的常用方剂尚有小半夏汤、旋覆代赭汤等，后者降逆止呕的作用较强。亦可加大黄通导腑气，使浊邪从大便而出。

4. 肝肾阴虚　如下所述。

症状：眩晕目涩，腰酸膝软，呕吐口干，五心烦热，食欲缺乏少寐，尿少色黄，大便干结。舌淡红少苔，脉弦细或沉细。

病机：阴精亏耗，肾水衰少，水不涵木，肝肾失于滋养，则眩晕目涩，腰酸膝软，食欲缺乏少寐，舌淡红少苔，脉弦细或沉细；阴虚火旺，虚火扰动，则五心烦热，咽干口燥，尿少色黄，大便干结。

治法：滋养肝肾，益阴涵阳。

方药：杞菊地黄丸化裁。方用地黄、山茱萸滋养肝肾，山药补脾固精，茯苓、泽泻渗湿，丹皮凉肝泄热，枸杞子、菊花滋补肝肾，平肝明目。肝肾阴虚，肝阳偏亢，易引动肝风，可配伍钩藤、夏枯草、牛膝、石决明平肝潜阳，降泻虚火，以防虚风内动。本病兼夹湿热浊毒，用药不宜滋腻，以免滞邪碍胃。

5. 肝风内动　如下所述。

症状：头痛眩晕，手足搐搦或肢体抽搐，食欲缺乏泛恶，尿量减少，皮肤瘙痒，烦躁不安，甚则神昏痉厥癫痫，尿闭，舌抖或卷缩，舌干光红或黄燥无津，脉细弦数。

病机：关格末期，肾病及肝，肝肾阴虚，肝阳上亢，则头痛眩晕，舌干光红或黄燥无津，脉细弦数；浊毒阻闭心窍，则舌抖卷缩；浊毒泛溢，虚风内动，则肢体搐搦，皮肤瘙痒；阴分耗竭，阴不敛阳，阳越于外，故见烦躁不安，甚则神昏痉厥。

治法：平肝潜阳，息风降逆。

方药：镇肝息风汤化裁。方用龙骨、牡蛎、代赭石镇肝降逆；龟板、芍药、玄参、天门冬柔肝潜阳息风；牛膝引气血下行以助潜降；合茵陈、麦芽清肝舒郁。若出现舌干光红，抽搐不止者，宜用大定风珠，方用地黄、麦门冬、阿胶、生白芍、麻仁甘润存阴；龟板、鳖甲、牡蛎育阴潜阳；五味子配甘草，酸甘化阴，滋阴息风。

6. 痰瘀蒙窍　如下所述。

症状：小便短少，甚则无尿，胸闷心悸，面白唇暗，恶心呕吐，痰涎壅盛或喉中痰鸣，甚则神志昏蒙，气息深缓。舌淡苔腻，脉沉缓。

病机：脏腑衰惫，浊毒壅塞，气机逆乱，瘀血阻滞经脉，以致痰浊瘀血上蒙，清窍闭阻，神机失用，则诸症蜂起。

治法：豁痰化瘀，开窍醒神。

方药：涤痰汤化裁。本方适用于痰瘀蒙窍而偏于痰湿者，方中半夏、陈皮、茯苓健脾燥湿化痰；胆南星、竹茹、石菖蒲化痰开窍。若属痰瘀蒙窍而偏于痰热者，用羚羊角汤。该方以羚羊角、珍珠母、竹茹、天竺黄清化痰热；石菖蒲、远志化痰开窍；夏枯草、丹皮清肝凉血。以上二方化瘀力稍嫌不足，宜酌情配伍丹参、赤芍、蒲黄、桃仁、三七等化瘀之品。痰瘀浊毒内盛，上蒙清窍而致神昏者，治宜利气开窍醒神。可用醒脑静或清开灵静脉滴注或鼻饲苏合香丸。关格进入神昏危笃阶段，小便不通，治以开窍急救时，尤应注意禁用含毒药物，以免药毒蓄积，危害肾脏。

7. 浊毒入血　如下所述。

症状：烦躁或神昏谵语，尿少或尿闭，呕吐臭秽，或见牙宣、鼻衄、咯血、呕血、便血、皮肤瘀斑，或有发热，大便秘结。舌干少津，脉细弦数。

病机：关格病进入危笃阶段，肾病及心，邪陷心包，或脾败肝竭，浊毒入营动血，络破血溢，以致吐衄便血，烦躁神昏。

治法：解毒化浊，宁络止血。

方药：犀角地黄汤、清宫汤化裁。适用于痰浊化热，热入血分而致鼻衄、咯血等出血证。组方宜以水牛角、生地黄、赤芍等解毒清热、凉血止血为主药或酌情配合应用至宝丹或紫雪丹。治疗血证，要掌握"治火、治气、治血"基本原则，酌情选用收敛止血、凉血止血、活血止血药物。严密观察病情变化。

8. 阳微阴竭　如下所述。

症状：周身湿冷，面色惨白，胸闷心悸，气急倚息不能平卧或呼吸浅短难续，神昏尿闭。舌淡如玉，苔黑或灰，脉细数，或结或代，或脉微细欲绝或沉伏。

病机：肾者元气之根，水火之宅，五脏之阴非此不能滋，五脏之阳气非此不能发。肾阳衰微，阳损及阴，阴耗血竭，阴不敛阳，虚阳浮越，终至阳微阴竭，气脱阳亡，阴阳离决。

治法：温扶元阳，补益真阴。

方药：地黄饮子化裁。方用附子、肉桂、巴戟肉、肉苁蓉、地黄、山茱萸温养真元，摄纳浮阳；麦门冬、石斛、五味子滋阴济阳；石菖蒲、远志、茯苓开窍化浊。若出现呼吸缓慢而深，肢冷形寒，汗出不止，命门耗竭者，急宜温命门之阳，参附注射液静脉滴注。若正不胜邪，心阳欲脱，急用参麦注射液静脉滴注敛阳固脱。

凡浊邪侵犯上焦心肺或下焦肝肾，为关格进入末期危重阶段，口服药物无法受纳者，应采用中西医结合的方法进行抢救。

五、其他

1. 单方验方　如下所述。

（1）冬虫夏草：临床一般用量3～5g，水煎单独服用或另煎兑入汤剂中，亦可研粉装胶囊服用。20

日为一个疗程，连服3～4个疗程。

（2）地肤子汤：地肤子30g，大枣4枚，加水煎服，每日1剂，分2次服完。具有清热利湿止痒功效，适用于关格皮肤瘙痒者。

2. 针灸治疗　主要选穴为中脘、气海、足三里、三阴交、阴陵泉、肾俞、三焦俞、关元、中极、内关。每次选主穴2～3个，配穴2～3个。可根据病情需要选择或增加穴位。虚证用补法，实证用泻法，留针20～30分钟，中间行针1次，每日针刺1次，10次为一个疗程。

3. 灌肠疗法　降浊灌肠方：生大黄、生牡蛎、六月雪各30g，浓煎200～300mL，高位保留灌肠。2～3小时后药液可随粪便排出。每日1次，连续灌肠10日为一个疗程。休息5日后，可再继续一个疗程。适用于关格早中期。

4. 药浴疗法　药浴方：由麻黄、桂枝、细辛、附子、红花、地肤子、羌活、独活等组成。将药物打成粗末，纱布包裹煎浓液，加入温水中，患者浸泡其中，使之微微汗出，每次浸泡40分钟，每日1次，10～15日为一个疗程。

（张鸿婷）

第七节　耳鸣、耳聋

一、定义

耳鸣是指患者自觉耳内鸣响，如闻蝉声或如潮声。耳聋是指不同程度的听觉减退，甚至丧失听力。耳鸣可伴有耳聋，耳聋亦可由耳鸣发展而来。两者临床表现和伴发症状虽有不同，但在病因病机上却有许多相似之处，均与肾有密切的关系，故合并为一篇论述。

二、病因病机

耳鸣、耳聋的病因主要是风热、肝火、痰火、血瘀以及脾肾亏虚、气血不足，病位以肝肾为主，与心脾有关。病理因素主要是虚、风、火、痰、瘀五方面。

1. 体虚肾亏　素体不足，或病后精血衰少，或恣情纵欲，肾精耗伤，均可引起本病。因耳为肾之外窍，为十二经宗脉所灌注，内通于脑；肾藏精而主骨髓，脑为髓海，肾精充沛，髓海得濡，则听觉正常；若肾精耗损，则髓海空虚，发为耳鸣、耳聋。

体虚而致耳鸣、耳聋，亦可由于劳累过度或病后脾胃虚弱，气血生化之源不足，经脉空虚，不能上奉于耳，或脾虚阳气不振，清气不升，导致耳鸣、耳聋。

2. 外邪侵袭　若感受风邪或风热，壅闭清窍可致耳鸣、耳聋；或因耵聍塞耳，复感风热亦可发病。外邪侵袭常因肾虚之故，因肾与膀胱互为表里，外邪侵袭太阳经后，里传于肾，表现在肾之窍，则为耳鸣、耳聋。

3. 肝火上扰　情志抑郁，肝气失于疏泄，郁而化火，清窍被蒙，往往引起耳鸣、耳聋。因足少阳经脉上入于耳，下络于肝而属于胆，肝胆之火循经上壅于耳，因而发生耳鸣或耳聋。肝火上扰亦常因肾虚所致，因肾水不足，而致水不涵木，肝火偏亢，循肝胆之经而上扰；亦因肾水不足，可使相火偏亢，妄动于上而致耳鸣、耳聋。

4. 痰浊阻耳　形体素胖，多食厚味，痰浊内盛，上阻清窍而致耳鸣、耳聋。或因素有湿热，蕴聚成痰，郁久化火，痰火上升，壅塞清窍。

痰火为患常有两种情况，一是素有痰浊而又复为恼怒所伤；一是痰火兼有胃热，痰火因膏粱胃热上升。

5. 瘀阻耳窍　耳是宗脉之所聚，经脉瘀阻，经气不通于耳，致使耳失于经气的滋养，而失润、失聪，产生耳鸣、耳聋；或因血瘀阻于耳道，亦可致耳鸣、耳聋。

三、诊断与鉴别诊断

(一)诊断

1. 发病特点　耳鸣、耳聋的诊断主要根据患者的主诉和病史。兼有外感症状、病程短者,多属暴鸣、暴聋;兼有全身虚弱症状、病程长者,多属久鸣、久聋;有的耳聋、耳鸣则与长期受噪声影响或使用某些药物或长期嗜烟酒有关;50岁以后出现原因不明的高频耳聋、耳鸣则多为老年性耳聋、耳鸣。

2. 临床表现　如下所述。

(1) 耳部症状:耳鸣的表现是经常或间歇性地自觉耳内鸣响,或如蝉声,或如潮声,或如雷鸣,难以忍受。耳聋的表现为听力减退,甚至完全消失,不闻声音。

除此以外,尚可出现耳道阻塞感、疼痛、奇痒、流脓等症状。检查耳部,可有局部压痛,红肿,外耳道有脓血等体征。但亦有耳部无任何改变,一如常人者。

(2) 外感症状:突然发生的耳鸣、耳聋,可伴有发热、畏寒,甚则寒战、头痛、咽痛;或有项背强急不舒,甚则角弓反张;或有全身红斑,脱皮脱屑;或有腮颌肿大,连及耳根等。

(3) 全身症状:和耳鸣、耳聋同时出现的全身症状有面色萎黄,唇甲苍白;或有两颧潮红,头晕目眩而痛;甚则泛恶呕吐;或有腰酸腰痛,阳痿早泄,四肢无力;或有头痛,偏瘫,步履不稳等。

(4) 其他:了解有无经受爆震或噪声刺激,有无服用奎宁、水杨酸钠,注射链霉素、卡那霉素、庆大霉素以及长期嗜烟或饮酒史,对诊断有一定的帮助。

(二)鉴别诊断

1. 聋哑　耳鸣、耳聋多发生于成年人,耳虽聋而无口哑。聋哑多发生于幼儿,因热病后遗,亦有先天所致者;一般先耳聋而后口哑,口哑必有耳聋。

2. 耳菌、耳痔、耳挺　耳鸣、耳聋可兼有耳道疼痛或流脓,而无肿块阻塞耳道或突出耳外。耳菌、耳痔、耳挺均属于肿块阻塞耳道而致耳鸣、耳聋,因肿块的形态不同而有不同的病名。形如蘑菇者,名耳菌;形如樱桃、羊乳者,名耳痔;形如枣核者,名耳挺。

四、辨证论治

(一)辨证要点

1. 区分暴聋久聋　暴聋是突然出现耳聋,亦称卒聋或称卒耳聋,多属外感或痰热。久聋是指逐渐地出现听觉减退或由耳鸣转化而来,多属肾虚。

2. 审察病变虚实　耳鸣、耳聋有虚实之分,一般暴起者多实,渐起者多虚。实证宜分风、火、痰、瘀。头痛发热,耳内作痒者为风;心烦易怒而耳鸣、耳聋加重者属火;形体肥胖,耳鸣重浊如塞,苔腻者属痰;面色黧黑,耳聋闭塞,舌黯者属瘀。虚证宜分气、血、肝、肾。无力倦怠、面色㿠白耳鸣者属气虚;皮肤甲错、唇白耳鸣者属血虚;耳聋、耳鸣伴有胁痛者属肝;耳鸣、耳聋伴有腰酸者属肾。

3. 注意标本缓急　耳鸣、耳聋虽以肾为本,风火痰瘀为标,但在临床上往往标本互见,如肝肾不足,可使肝火偏亢,既表现为面部升火,心烦易怒,又表现为腰膝酸软等症。辨证时既要分辨标症,是否兼夹肝火、痰火,同时又要分辨本症,区分肝虚、肾虚或肝肾同虚。一般而论,耳鸣、耳聋暴起以标症为主,耳鸣、耳聋长久不愈以本虚为主。久聋、久鸣而又突然加重,则多属本虚标实。

(二)治疗原则

根据耳鸣、耳聋的基本病机变化,肾虚是本,风火痰瘀是标。因此,耳鸣、耳聋的治疗原则,急则治标,缓则治本;若肾虚而兼风火痰瘀,则标本同治;正虚治本,治本以治肾为主。

（三）分证论治

1. 实证 如下所述。

（1）风邪外袭

症状：卒然耳鸣、耳聋，头痛恶风或有发热，骨节酸痛，或耳内作痒，苔薄白，脉浮数，或耳聋并见耳根及牙龈肿痛，或有寒热，咳嗽，口干，耳中疼痛、出血、流脓等症。

病机：风邪所乘，搏于经络，随血脉上入于耳，正气与邪气相搏，故卒然耳鸣、耳聋；风邪束于肌表，故有头痛、恶风或有发热、骨节酸痛；脉浮数、苔薄白为外感风邪之证。或因风热上袭，阳明少阳两经受病，而致耳聋，并见耳根及牙龈肿痛；或耳中忽然大痛，如有虫在内爬行，或出血，或流脓，均属风热为患。

治法：祛风解表。

方药：清神散。方中防风、荆芥、羌活、菊花疏风解表；石菖蒲、木通通窍开闭。若风热上袭，可选用防风通圣散加减；若耳中疼痛，流脓或出血水，可加用黄芩、天花粉、大青叶、板蓝根、浙贝母等或用蛇蜕烧存性，吹入耳内；若有发热、咽痛者，加用金银花、连翘、大青叶、板蓝根等；若项背强急不舒，宜加葛根等解肌药。

（2）肝胆火盛

症状：郁怒之后卒然耳鸣、耳聋，头痛面赤，口苦咽干，心烦易怒，或夜寐不安，或有胁痛，大便秘结。舌质红，苔黄，脉弦数。

病机：暴怒伤肝，肝胆火逆，上壅于耳，清窍失灵，故卒然耳鸣、耳聋；头痛面赤，口苦咽干，心烦易怒，皆肝胆之火上逆之症；怒则火升，耳鸣、耳聋因而加重；肝火亢盛，扰动心神，故心烦而夜寐不安；壅遏肝经，故胁痛；大便秘结，舌质红，苔黄，均为肝胆之火灼伤阴津之征。

治法：清肝泄热。

方药：龙胆泻肝汤或当归龙荟丸。方中龙胆草、栀子、黄连、大黄、芦荟等苦寒泻火；柴胡、黄芩平肝胆之邪热；川木通、车前子、泽泻导热下行，以平肝胆之火。

（3）痰火郁结

症状：两耳蝉鸣，有时闭塞如聋，头昏沉重，胸闷，痰多。舌苔薄黄而腻，脉象滑数。

病机：痰火上升，郁于耳中，壅阻清窍，故耳闻蝉鸣，头昏沉重，甚则气闭而失聪；痰火郁结，故见胸闷、痰多、口苦、二便不爽等症；苔黄腻，脉滑数，皆为痰火郁结之征。

肝胆火盛和痰火郁结既可以互相转化，亦可以互相兼夹，如肝气郁滞，而素有痰火之体，当肝气上升，可以挟痰火而上阻肾窍，则为耳鸣、耳聋；又如肝胆火旺，可熬煎津液而为痰，肝火上亢，挟痰上逆，亦可致聋。

治法：化痰清火，和胃降浊。

方药：常用礞石滚痰丸或用二陈汤加黄芩、黄连、柴胡、枳壳、石菖蒲、竹沥、姜汁等。礞石滚痰丸中大黄、黄芩、沉香清火下气，礞石重坠下痰，适用于体壮邪实者；二陈汤化痰，加黄芩、竹沥、黄连、枳壳、石菖蒲等泻火行气，化痰开闭，用于痰火证。

（4）瘀阻耳窍

症状：多因头部外伤或强烈爆破声震伤所致，多突发耳鸣、耳聋如塞，日久面色黧黑，耳流陈血；或见耵聍与陈血胶结。舌质紫暗或有瘀斑，苔薄，脉涩。

病机：十二经脉均上络于耳，耳为宗脉之所系，伤及宗脉，经脉瘀阻或与耵聍胶结，阻塞耳道，则耳聋如塞；瘀阻络脉，则见面色黧黑；舌质紫暗或有瘀斑，脉涩，皆属瘀血之征。

瘀阻耳窍而致的耳鸣、耳聋，亦可由于肝气郁滞，日久化瘀，瘀随气逆，阻于耳络所致。痰瘀互结者，亦为临床所常见。

治法：通窍活血。

方药：通窍活血汤。方用赤芍、桃仁、红花或加当归、丹参、川芎、泽兰等活血祛瘀；老葱、麝香通窍。在临床上往往瘀痰互结，因此，在活血化瘀通窍方中应加入象贝母、海藻、昆布等化痰软坚之品。

2. **虚证** 如下所述。

（1）中气不足

症状：耳鸣，或如蝉噪，或如钟鼓，或如水激，久则耳聋，劳而更甚，耳内有空虚感，面色㿠白，倦怠乏力，神疲纳少，大便易溏。舌质淡，有齿痕，苔薄，脉细弱或大而无力。

病机：素有脾胃虚弱，中气不足，气血生化乏源，经脉空虚，不能上奉于耳；或脾虚阳气不振，清气不升，导致耳鸣。神疲纳少，大便易溏，均为脾气虚弱，中气不升的表现。

治法：益气健脾，升提中气。

方药：益气聪明汤或补中益气汤。方用黄芪、人参、升麻益气升提；葛根、蔓荆子引药而至耳部。若兼有肾气不足者，可加用熟地、山药、菟丝子、杜仲等品；若兼有心气不足者，可加用五味子、远志、酸枣仁、柏子仁等；若兼有肝胆之火者，当加栀子、丹皮、车前子等。

（2）气血亏损

症状：耳鸣音调低而细，甚则耳聋，面色苍白无华，头晕心悸，气短乏力。舌质淡，苔薄，脉细无力。

病机：气血素亏，耳失濡养或劳伤气血，宗脉空虚，不能滋养耳窍，而致耳鸣音调低而细，听觉失聪。面色无华，头晕心悸，气短乏力，舌质淡，脉细无力，均为气血亏损之征。

治法：补益气血。

方药：八珍汤或人参养营汤。方用人参、黄芪、白术、甘草健脾益气，当归、熟地、芍药、川芎养血补血；或加血肉有情之品，如鹿角、龟板等补阳益阴、滋生血液。若心血不足者，当加龙眼肉、益智仁、酸枣仁、麦门冬等；若肝血不足者，当加木瓜、女贞子、旱莲草；血虚有热者，加用柴胡、栀子等品。

（3）肾精亏虚

症状：耳鸣、耳聋日渐加重，兼有头晕目眩，腰酸遗精，舌质偏红，脉细数或弱；或兼有肢软腰冷，阳痿早泄，舌质偏淡，苔薄，脉沉细。

病机：肾精不足，精血衰少，或因恣情纵欲，耗伤肾精，不能上充于清窍，以致耳鸣或耳聋；肝血不足，不能上荣于目，则目眩；肾阴亏虚，相火妄动，干扰精室，则腰酸遗精；若肾阳不足，则肢软腰冷，阳痿早泄。

治法：补益肾精。

方药：耳聋左慈丸或补肾丸。左慈丸中六味丸补肾，柴胡、磁石疏肝、镇肝以治耳鸣、耳聋；若肝阴亏损明显者，可加枸杞子、女贞子、墨旱莲等。补肾丸用肉苁蓉、菟丝子、巴戟肉、羊肾，以补肾；归、芍补血；参、芪益气；生地、石斛益阴；附子、肉桂补阳。临床应用时，应视具体情况予以加减变化，兼邪实者，可在此基础上加用防风、细辛以祛风；黄连、黄柏以泻火；半夏、陈皮以化痰；桃仁、红花以化瘀；菖蒲、木通以通窍。标本同治。

五、其他

1. **单方验方** 如下所述。

（1）吹耳方：可用麝香末，以葱管吹入耳内，后将葱管塞耳，治经气厥逆之耳聋。或用小蛇皮（头尾全者，煅灰成性）、冰片、麝香各0.9g，共研细，鹅管吹入耳内，治暴聋。

（2）黄芪丸：黄芪30g，白蒺藜15g，羌活15g，附子10g，羯羊肾1对。研为末，蜜丸，如梧子大，每服8g，食前服，煨葱盐汤送，治肾虚耳鸣。

（3）通耳再聆汤：石菖蒲6g，路路通6g，皂角刺6g，龟板10g，龙齿10g，远志5g，水煎服。适用于听力下降不久的耳聋。

2. **针灸** 风邪外袭，可针刺风池、翳风、太阳、迎香、曲池、外关、听宫、听会、耳门等；肝胆火盛，可针刺风池、耳门、听宫、翳风、中渚、听会、侠溪、太冲、丘墟等；痰火郁结可针刺风池、耳门、听宫、翳风、中渚、听会、颊车、合谷、外关、曲池、足三里、丰隆等；瘀阻耳窍可针刺耳门、听宫、翳风、中渚、听会、合谷、三阴交、太冲等。根据不同的疾病加用治疗该病的穴位或加用灸法，并可单灸悬钟。因药物中毒以及急性传染病引起的耳聋、老年性耳聋、职业性耳聋，可取耳区的穴位以及配合膏肓、足三里、曲池、悬钟、神门、三阴交、中渚、外关、风市等穴。

（涂元宝）

第八节 腰痛

一、概述

腰痛是指以腰部疼痛为主要症状的一类病证，可表现在腰部的一侧或两侧。现代医学中腰部肌肉风湿、腰肌劳损、脊椎病变、局部外伤等以腰痛为主时，均可参照本病施治。

二、临床表现

腰背拘急，走窜疼痛为风湿所伤；腰部冷痛沉重为寒湿所伤；腰部弛痛胀坠为湿热所伤。外伤血瘀腰痛剧烈，如刺如折，固定不移；肾虚劳损腰痛则绵绵作痛，遇劳则甚。腰痛常有反复发作史，其发病与居位寒湿、气候改变、闪挫扭伤等因素有关。

三、鉴别诊断

腰痛应与伴有尿痛、尿急、尿血或发热的泌尿系统疾病、伴有月经不调、带下较多的妇科疾病等相鉴别。

四、辨证论治

（一）辨证要点

1. 病因分内外　外邪侵袭，跌仆损伤，腰部过度劳累，常表现为瘀血阻滞经脉，为外伤腰痛；年老体虚，或后天烦劳过度，七情内伤。气血亏乏，使腰府失养，多表现为肾虚的证候，属内伤腰痛。

2. 辨标本虚实　慢性腰痛多虚实夹实，一般以肾精不足，气血亏虚为本；邪气内阻，经络壅滞为标，治当标本兼顾。

（二）分证论治

1. 寒湿腰痛　如下所述。

主症：腰部冷痛，酸胀重着，转侧不利，静卧痛势不减，阴雨天发作或加剧，苔白腻，脉沉迟或缓。

治法：散寒行湿、温经通络。

方药：甘姜苓术汤（甘草、干姜、茯苓、白术）。

若寒邪偏胜，腰冷痛拘急，加制附片、制草乌、温经祛寒止痛。湿邪偏胜，痛引下肢，酸重无力，加生苡仁、防己、五加皮。风湿相合，腰痛引及肩背、腿膝，加防风、独活、秦艽，祛风通络。病久不愈，面色无华，腿软无力，肝肾气血不足，宜更方用独活寄生汤，标本同治。

2. 湿热腰痛　如下所述。

主症：腰部弛痛，痛处伴热感，雨天或热天疼痛加重而活动后或可减轻，小便短赤，苔黄腻，脉濡数或弦数。

治法：清热利湿，舒筋止痛。

方药：四妙丸（苍术、黄柏、牛膝、苡仁）。

若舌质红、口渴、小便短赤、脉弦数则是热象偏重，加木通、泽泻、栀子清利湿热。湿热之邪，蕴蓄日久或热象偏重，亦能耗伤阴津，兼见腰酸咽干，手足心热，治当清利湿热为主，以补肾阴加女贞子、旱莲草等。

3. 瘀血腰痛　如下所述。

主症：腰痛如刺、如折，痛有定处，日轻夜重，痛势轻重俯仰不利，重者不能转侧，痛处拒按，或伴血尿，舌质紫暗或有瘀斑，脉涩，病势急暴，突然发病者，多有闪挫跌打外伤史。

治法：活血化瘀，理气止痛。

方药：身痛逐瘀汤（秦艽、川芎、桃仁、红花、甘草、羌活、没药、香附、五灵脂、牛膝、地龙、当归）。

若血瘀络损大便色黑如漆，加制大黄化瘀活血。尿血、尿色暗红或夹血块，加大小蓟、白茅根，并吞服参三七、琥珀祛瘀止血。兼有风湿者，加独活、秦艽。体位不正，闪扭挫伤者，加乳香、延胡索行气活血。病久肾虚、伴有形体消瘦、腰膝无力者，加杜仲、川断、桑寄生，补肾强筋利腰。

4. 肾虚腰痛　如下所述。

主症：腰痛以酸软为主，喜按喜揉，腰膝无力，遇劳更甚，卧则减轻，常反复发作。偏阳虚者，则少腹拘急，面色㿠白，手足不温，少气乏力，舌淡，脉沉细，偏阴虚者，则心烦失眠，口燥咽干，面色潮红，手足心热，舌红少苔，脉弦细数。

治法：偏阳虚者，宜温补肾阳，偏阴虚者，宜滋补肾阴。

方药：偏阳虚者以右归丸为主（熟地黄、山药、山茱萸、菟丝子、枸杞子、附子、肉桂、当归、鹿角胶、杜仲）。

偏阴虚者以左归丸为主（熟地黄、山药、山茱萸、菟丝子、枸杞子、川牛膝、鹿角胶、龟板胶）若虚火甚者，加大补阴丸送服，若腰痛日久不愈，无明显的阴阳偏虚者，可服用青娥丸。

肾为先天，腰为后天，二脏相济，温运周身。若肾虚日久，不能温煦脾土，或久行久立，劳力太过，腰肌劳损，常致脾气亏虚，甚则下陷，临床除有肾虚见证之外，可兼见气短乏力，语低声弱，食少便溏或肾脏下垂等。治当补肾为主，佐以健脾益气，升举清阳加党参、黄芪、升麻、柴胡、白术等补气升提之药，以助肾升举。

五、其他疗法

1. 温熨疗法　以食盐炒热，纱布包裹温熨痛处，冷则炒热再熨，每日4～6次，或以坎离砂熨患处药用当归37.5g，川芎50g，透骨草50g，防风50g，铁屑10kg，上五味除铁屑外，余药加醋煎煮2次，将铁屑烧红，以上煎煮液粹之，晾干，粉碎成粗末。同时加醋适量拌之，外以纱布包裹敷患处。

2. 药敷疗法　阿魏膏外敷腰部，方由阿魏、羌活、独活、玄参、官桂、赤芍、穿山甲、苏台香油、生地、大黄、白芷、天麻、红花、麝香、土木鳖、黄丹、芒硝、乳香、没药组成。

六、预防与调摄

预防腰痛应避免坐卧湿地，若涉水冒雨或身劳汗出后即应换衣擦身，或服用生姜红糖茶，以便发散风寒或寒湿。暑季湿热郁蒸时，亦应避免夜宿室外，贪冷喜水。若发生急性腰痛，即应及时治疗，适当休息。慢性腰痛除药物治疗外，应使腰部不受损伤，保暖。或加用腰托。

腰痛的调摄，可作自我按摩，活动腰部，打太极拳，勤洗澡，或用热水洗擦，腰痛伴有水肿者，应限制盐和水分。

此外，在《养生方》中提出腰痛的调摄方法有：①进食之后不能立刻平卧，需作散步；因为胃的腐熟，需要肾的温煦，适当活动，可使肾气通畅，不令腰痛。②使大便通畅，每日定时解便，即使大便干燥，也不应该用力过度，否则可引起腰痛。

七、病案选录

王××，女，40岁，2015年10月17日初诊。

病史：腰痛，不能弯腰20多天。患者发病骤然，腰髋疼痛，逐渐加重，以致活动受限，腰呈板直状，月经提前，白带多，色黄，黏稠，有臭味。四月前有扭伤史。

检查：腰向前屈仅10度。四、五腰椎旁有压痛，脉弦滑，舌尖红，苔薄白。

辨证施治：劳累日久伤肾，又受湿邪侵袭，结合过去有扭伤史，致血瘀湿滞，脉络瘀阻。根据急则治标，缓则治本的原则，先予活血祛瘀，除湿清带之法，而后再予补肾以缓缓图之。

处方：独活12g，秦艽9g，当归9g，川芎6g，牛膝15g，桃仁9g，红花6g，制乳没各6g，黄柏6g，芡实30g，车前子9g，甘草6g。水煎服。

二诊：服药二剂，腰痛减轻，腰能下弯，两手触及膝盖，白带减少，唯两下肢发木，脉舌如前。照上方加续断12g。二剂。

三诊：腰痛大减，已能弯腰，两手触及脚背，白带少，仍右腿发麻，伸屈不利，苔白，脉沉。

原方去乳没，加续断12g、茯苓9g、白术9g。

四诊：腰已不痛，稍感痿困，弯腰活动自如，白带不多，脉舌如前。

上方再去芡实、黄柏，茯苓改12g，续断改15g。

五诊：自就诊来，共服药8剂，腰痛已愈，腰部俯仰自如，一般情况良好，偶尔右腿麻木，脉沉、苔薄白。另投益气养血，除湿壮腰之剂，以巩固疗效。

（郭琪钰）

参考文献

[1] 刘敏如. 中医妇产科学. 北京：人民卫生出版社，2011.
[2] 张伯礼，吴勉华. 中医内科学. 第十版. 北京：中国中医药出版社，2017.
[3] 李德新. 中医基础理论. 北京：人民卫生出版社，2011.
[4] 周仲瑛. 中医内科学. 北京：中国中医药出版社，2013.
[5] 张伯臾. 中医内科学. 上海：上海科学技术出版社，2016.
[6] 王行宽，陈大舜. 中医基础理论学. 北京：中国中医药出版社，2011.
[7] 王永炎，晁恩祥. 今日中医内科. 北京：人民卫生出版社，2010.
[8] 田德禄. 中医内科学. 北京：人民卫生出版社，2006.
[9] 陈志强. 中西医结合内科学（第十版）. 北京：中国中医药出版社，2016.
[10] 梅全喜，曹俊岭. 中药临床药学. 北京：人民卫生出版社，2013.
[11] 马融. 中医儿科学. 北京：中国中医药出版社，2017.
[12] 韩成仁. 中医证病名大辞典. 北京：中国古籍出版社，2010.
[13] 曾聪彦，梅全喜. 中药注射剂不良反应与应对. 北京：人民卫生出版社，2010.
[14] 彭清华. 中医眼科学. 北京：中国中医药出版社，2012.
[15] 罗颂平. 中医妇科学. 北京：高等教育出版社，2008.
[16] 王国强，王永炎，陈可冀，等. 中医治未病丛书肺胃病的中医养护. 北京：北京科学技术出版社，2009.
[17] 王永炎，鲁兆麟. 中医内科学. 北京：人民卫生出版社，2011.
[18] 姜良铎. 中医急诊学. 北京：人民卫生出版社，2011.
[19] 刘昭纯，郭海英. 中医康复学. 北京：人民卫生出版社，2017.
[20] 李梅. 中医六大名著. 北京：光明日报出版社，2013.
[21] 谈勇. 中医妇科学. 北京：中国中医药出版社，2017.
[22] 蔡业峰. 缺血中风诊断与治疗. 北京：人民军医出版社，2012.
[23] 王勇，龚守会. 病毒性脑炎早期诊断方法探讨. 浙江临床医学，2010，7（12）：700-702.
[24] 彭胜权，林培政. 温病学. 北京：人民卫生出版社，2011.